毛德西用药十讲

（第2版）

毛德西　编著

毛峥嵘　整理

北京科学技术出版社

图书在版编目（CIP）数据

毛德西用药十讲 / 毛德西编著 . —2 版 . — 北京：北京科学技术出版社，2019.1

ISBN 978-7-5304-8805-8

Ⅰ.①毛… Ⅱ.①毛… Ⅲ.①中草药—用药法 Ⅳ.① R28

中国版本图书馆 CIP 数据核字（2018）第 022250 号

毛德西用药十讲

编　　著：毛德西
策划编辑：刘　立
责任编辑：张　洁　周　珊
责任印制：李　茗
封面设计：异一设计
出 版 人：曾庆宇
出版发行：北京科学技术出版社
社　　址：北京西直门南大街 16 号
邮政编码：100035
电话传真：0086-10-66135495（总编室）　0086-10-66113227（发行部）
　　　　　0086-10-66161952（发行部传真）
电子信箱：bjkj@bjkjpress.com
网　　址：www.bkydw.cn
经　　销：新华书店
印　　刷：三河市国新印装有限公司
开　　本：710mm×1000mm　1/16
字　　数：234 千字
印　　张：15.25
版　　次：2019 年 1 月第 2 版
印　　次：2019 年 1 月第 1 次印刷
ISBN 978-7-5304-8805-8/R·2460

定　　价：59.00 元

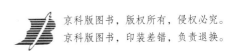

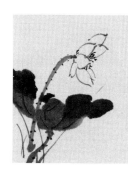

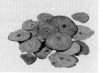

内容提要

国家级名老中医毛德西教授从医五十多年，对临床用药的规律性和灵活性颇有体会，既有对经方应用的深刻体悟，又有对时方、验方的实践心得。本书从十个方面对毛老五十多年来的用药心悟进行了整理与总结：经方真谛、时方妙用、临证心悟、三味成方、对药选用、名人传授、中原怀药、杏林采撷、用药抉微、读书拾偶。本书内容独到，贴近临床，实用性强，语言简练，不尚空谈，是中医临床医生、中医院校学生与中医爱好者的必读之作。

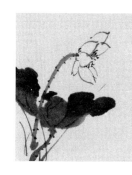
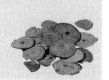

自序

谈到用药，人们会想到徐灵胎的《医学源流论》，书中有一篇文章"用药如用兵论"，说道："兵之设也以除暴，不得已而后兴之；药之设也以除疾，亦不得已而后用之，其道同也。"这里所说的"道"，乃指用药之规律。用药是为了"除疾"，如果对疾病不了解，那用药就是无的放矢；若对药物性能不了解，那治起病来犹如将之用兵而无纪律也。可见认识疾病与了解药物都是不可或缺的，这就是中医辨证论治的整体观。

用药讲究规律性与灵活性。所谓规律性，就是必须在中医药基本理论的指导下去遣方用药；所谓灵活性，就是必须因人、因时、因地及根据疾病的变化去治疗。只求规律性，不求灵活性，处方就显得呆板不灵活；只求灵活性，不求规律性，用药就会杂乱无章。用医圣张仲景的话说，就是要"观其脉证，知犯何逆，随证治之"。

规律性，是人人必须遵循的法则；而灵活性，则有个人的体验与教训，这就是经验。经验包括两个方面，不单指成功的，实践中的失误也是一份"财富"。虽然经验因人而异，但它的宗旨是一致的，即为病人的健康服务，为病人的生命负责。

《济生拔萃·序》说："医生不精于药，难以成良医""医不专于药，而舍药无以全医"。遣方用药是关系病人身心健康的大事，不可有一点马虎。清代程钟龄《医学心悟》中有一篇"医中百误歌"，他在其中谈到"医家误，药不中，攻补寒温不对证，实实虚虚误非轻，举手须知严且慎"。文中还谈到"药不称""药姑息""药过剂""药轻试"等弊端，直言"劝君举笔须留意""严且慎"，切不可孟浪投药。

我从事中医内科临床已有五十余年，回忆往昔岁月，谈不上什么成绩，只是在繁忙的把脉看病中，积累了一点经验。每临证处方，脑海里总萦绕着一句告诫之语："其审药性，至精至当。其察病情，至真至确。"人的经验，离不开经方的规范，离不开时方的稳健，也离不开民间验方的启迪。

临床上常常见到大方，少则十几味，多则二三十味；还有一种方是"西医思维，中药堆砌"，这些方可以叫"唯辨病方"；更有一些医生，开的方是"跟风方"，不管什么病，方方都有附子、干姜，少则10克、20克，多则60克、90克，甚至更多。如此药方，徐灵胎称之为"不通不典之方"。

本书所叙述的既有对经方应用的体会，又有对时方、验方的实践。我虽然年过七旬，但总感到有很多没有学完的东西。不但对经方我要学习一辈子，对时方与验方也要恭敬地学习，每年还要背诵百十首新方，以备不时之需，期待为病人减去更多的痛苦。

本书自2016年出版以来，受到了广大读者的热烈好评，尤其被认为颇有临床价值！为进一步满足读者的需求，我在第1版基础上，对错漏之处进行了全面的修订。

本书内容，既是讲稿，又是随笔，有长有短，随心所发，宗旨是实事求是，不尚空谈，以冀读者从中获得真实的东西，并使中医药这块瑰宝永远散发着她的芳香和热量！

毛德西

2018年10月

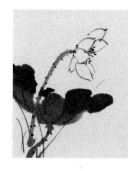

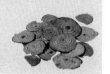

前言

　　毛德西教授从事中医临床工作已有五十余年，他对中医事业的执着和喜爱是坚定不移的，他曾说道："中医学术博大精深，四十岁前学个入门，六十岁学个登堂，八十岁也只是一知半解，一辈子也只能学个大概！"他常常拿《伤寒论·序》讲给年轻人听，说医生的职责是"救贫贱之厄"，而今天的医生，"孜孜汲汲，唯名利是务"的意识太重。他上班为病人谋病，下班为病人谋方。他说，医生的职责应当是手托健康、心系生命，就是为病人送去健康和快乐。他在六十五岁学会了电脑，电脑里记载了他的读书笔记、医学小品、文献择录、病例记录、著作原稿等；虽然他已年过古稀，但每年还要读几十本书，背诵一百多首新方，为病人的健康而努力着。

　　毛教授自担任名医工作室导师之后，感到责任重大，除在临床上带教年轻学员外，还不断地抽出时间为年轻人讲课，授课的内容有的是专题讲述，有的是小品杂谈，有的则是临床体验，还有的是读书感悟。老师讲起课来，有条不紊，思路清晰，夹叙夹议，使年轻人颇受启迪。

　　毛教授对方药的应用非常重视，他说：经方之所以能流传至今，屡用不衰，与经方的结构严谨、组方简练、配伍有序、实用性强是密不可分的。他常说，经方是中医治疗学的灵魂，宋代以后流行的时方，探其本源，仍然有经方的影子。不学习、应用经方，难以登长沙之室。

　　这本书内容来源于毛德西教授关于方药知识与其临床经验的讲稿与部分文章，我们在编著这本书的时候，对老师提供的文稿进行了初步筛选，对部分文稿作了适当的调整和修饰，并征得老师的审阅意见，使其日臻完善。

本书的内容是毛德西教授五十年临床经验的一部分，从中可以看出他对经方、时方及药物应用的纯熟。我们对他孜孜不倦的学习精神更是敬仰备至。本书的出版，既是对老师经验的总结，亦是对后辈学子的鞭策。

　　"读万卷书，行万里路"，这是中国古代知识分子的求学之道，但对中医学子来说，还要加上一句，就是名师指导。毛教授常对我们说，学习中医，关键在于思路，有了辩证法的思路，就抓住了中医的灵魂。希望本书的出版，能为年轻学子开辟一条新思路，为临床医生增添一本临床实用的案头读物。

整理者

2018 年 10 月

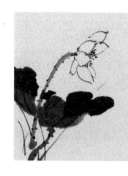

目录

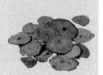

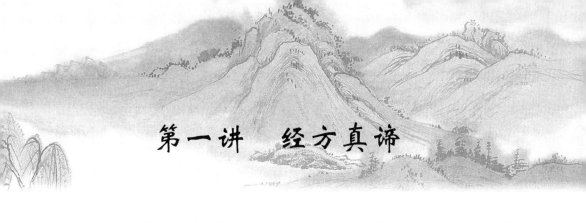

第一讲　经方真谛

经方，为张仲景方剂之代名词。经方之名，虽出自汉代班固《汉书·艺文志》，但作为张仲景方剂之专有名词则起于宋代，这可能与第一位注解、研究《伤寒论》的成无己有关。而宋代由陈师文等编辑成册的《太平惠民和剂局方》，则是时方之代表作。自此才有了"经方"与"时方"两大阵营。所以说，在宋代以后，"经方"这个名称就成为指代张仲景方剂的专有名词了。

经方具有精简不杂、立意明确、配伍恰当、疗效突出、易于使用、惠济于民等特点，被奉为方剂之鼻祖。本讲内容，主要叙述经方之特点与应用思路，并对最常用的半夏泻心汤、小柴胡汤、真武汤的方义与应用方法，展开叙述。文末还记述有夹议夹叙的医案，均为我临证之实录，以供同道参考。

本讲中所涉及经方的组成、用量均以新世纪全国高等中医药院校教材《方剂学》（第2版）（王付，张大伟，吴建红主编）为准。

一、经方的特点与应用心悟

怎样应用经方，这是旧题新作。所谓"旧题"，就是说对经方的研究已有千余年了；所谓"新作"，就是对个人来说，还要从头做起。我个人比较喜欢经方，特别是到了老年，更感到经方的生命活力，体会到只有把经方学好、用好，才能真正掌握方证学的真谛，由此来诊治疾病，就会做到心中有数，驾轻就熟；传承后人，可使年轻人免走更多的弯路。

下面就学习和运用《伤寒论》中的经方（也会涉及《金匮要略》），谈谈自己的体会。

☞ 经方的特点

1.组方简洁，立意明确　经方的结构非常简洁，它的组成少则一味（如甘草汤），多则十几味。在《伤寒论》中，1味药的方剂有15首，2味药的方剂有40首，3味药的方剂有45首，4味药的方剂有30首，5味药的方剂有28首，共计158首，占全方（281首）的半数以上。例如六经的代表方剂，太阳病的桂枝汤仅有5味，麻黄汤仅有4味。阳明病的白虎汤仅有4味，承气汤也不超过4味。少阳病的小柴胡汤仅有7味。太阴病的理中汤仅有4味。少阴病的四逆汤仅有3味，炙甘草汤也只有9味。厥阴病的乌梅丸算是比较多的，但也只有10味。其他如大柴胡汤、小建中汤、五苓散、四逆汤、吴茱萸汤、真武汤、茵陈蒿汤等著名经方，都不超过7味。可见仲景方药之精纯。古云："药过十二三，大夫必不粘，没读圣贤书，何敢把脉参。"此俚语是对经方的肯定，又是对无序方药的否定。经方立意非常明确，《伤寒论》全书397条，选药83味，组方113首，奠定了汗、吐、下、和、温、清、补、消治疗八法，而其所治之证，概括了阴、阳、表、里、虚、实、寒、热八大证候，为中医学创立了辨证论治原则。每首方剂，都有明确的证候范畴，所治病证外及四肢百骸，内及五脏六腑，不仅是内科学方剂之祖，更是临床各科方剂之祖，所以被奉为中医方剂学之圭臬。

2. 主次有序，方证合拍　《伤寒论》的组方药味虽少，但君臣佐使结构明确，特别是"主病者为君，佐君者为臣"的主次关系，一目了然。多数方剂的名称就指明了君药是谁，例如桂枝汤、麻黄汤、小柴胡汤、炙甘草汤、半夏泻心汤、黄连汤等。据统计，《伤寒论》113方，以主药为名的就有102首。一首方剂君药明确了，这首方剂的主干就立起来了。《伤寒论》的方剂，君药一般仅有一味，很少有两味的；而臣药一般是在君药之后，例如桂枝汤中的芍药，麻黄汤中的桂枝，小柴胡汤中的黄芩（或半夏），麻杏石甘汤中的杏仁等。这种主次有序的结构是非常明确的。经方所针对的不是症状，也不是疾病，而是疾病的证候，证候就是疾病的本质。《伤寒论》对于证候的分类，除八纲证外，以方证命名的就有"桂枝证""柴胡证"等，这是中医方证学的滥觞，后世的"归脾汤证""补中益气汤证""八珍汤证"等，都是由此发展而来的。证候是疾病在发生、发展过程中某一阶段本质的"象"，例如发热、汗出、恶风、脉缓，代表了感冒的表虚证，表虚证即是本质，而四个脉症综合起来则是一个表象。拆开来看，仅言发热或恶风等，可能说不清是什么病、什么证，怎样立法都说不清楚，因而也无法遣方用药。而只要符合表虚证这个"象"，不论什么病，都可以使用桂枝汤治疗，这就是经方的魅力。在一个疾病谱内可能有几个证候，每一种证候都会有一个代表方剂；有的疾病虽然名称不同，但均含有一个相同的证候，可以选用同一首方剂治疗。前者为"同病异治"，后者为"异病同治"，这就是辨证论治的本质体现。例如经期感冒，既有小柴胡汤证，又有荆防四物汤证，这就是"同病异治"；而小柴胡汤又可用于胃炎、胆囊炎、肝炎等病，这就是"异病同治"。这里所说的"治"，是立足于"证候"，证候同即可同治，证候不同就不可以同治。

3. 定量取效，惠及于民　经方的定量是非常严格的。"汉方之秘在于量"，这是历代医家对经方所以取效的揭秘，也是国外汉方医家所碰到的最主要的难题。例如桂枝汤原方中的桂枝与芍药均为三两，而桂枝加芍药汤原方中的芍药是六两，前者是太阳病的方剂，而后者则是太阴病的方剂。又如治疗风寒感冒，或者体弱易感冒者预防用药，我们会立刻想到桂枝汤，那就要"照本宣科"，处方为：桂枝 10 克，白芍 10 克，生姜 10 克，炙甘草 6 克，大枣 4 枚（擘）。如果是用于脾虚腹痛，用桂枝加芍药汤，其白芍就要用到 20 克。假若用桂枝汤治疗风寒感冒，白芍也用 20 克，其调和营卫的作用就会大打折扣。所以学习经方，在初学的阶段，必须认真按照经方的原貌、原量去使用，不要一上来就随意改动经方的用量及其配伍，然后标之为"经方"。这种使用经方时随意改动的现象在临床中并不少见，例如有这样的文章——《桂枝汤加味治疗经期感冒》，实际组方是桂枝汤加四物汤又加柴胡、黄芩二味，这已经失去了经方原义。应用经方，对于君臣药之分量，应当遵循原书之比例，与证相应，在应用过程中，可以依据证候之变化和自己的经验体会，酌定药物分量之增减。

经方是"实打实"的惠民方，以王绵之教授《方剂学讲稿》的药量和当时的物价计算，常用的半夏泻心汤一剂仅 8.32 元，小柴胡汤一剂仅 8.82 元，桂枝汤一剂仅 2.11 元。开出这样精练的处方非一朝一夕可以学得到，只有具有"仁心仁术"和高尚的学风才能办到。而观现今之处方，动辄几十元、上百元，甚至治疗一个感冒就开出上千元的处方。这样的处方离经方的原义已经很远，更谈不上"大医精诚"、惠及于民了。要开出合格的经方，必须要有扎实的功底。有的学生问，老师为什么能开出便宜的经方？我说这种自信心来源于对经方的理解，来源于临床的反复实践，更来源于对基层百姓的理解与同情。同情心是第一位的，具有这种同情心的人，在"大医精诚"篇里，谓之"苍生大医"。"仁术"是靠积累的，积累多了，自然就有了自信，就有了把握。"熟能生巧"，看似一句平常语，但做起来要有反复实践的功力，否则用起甘草汤、桂枝汤这样简单的经方也会变味。

4.灵活多变，守而不泥　《伤寒论》第16条云："观其脉证，知犯何逆，随证治之。"这句话是辩证的，也可以理解为"观其脉证，随证治之"与"知犯何逆，随证治之"。前者为"常"，后者为"变"。常与变，是任何疾病发生与转化的自然规律。常者，在人们的正常思考范围之内，如太阳病之后为少阳病，少阳病之后为阳明病；变者，超出人们的正常思维，如太阳病里出现真武汤证，少阴病里出现承气汤证，这些都是随时可能出现的。正如一个患上呼吸道感染的病人，稍微不注意就会转变为急性病毒性心肌炎一样。这句话整体上讲，关键词是"脉证"，有人说："伤寒从脉不从症，杂病从症不从脉"，这种说法有点偏颇，但也说明伤寒外感病的脉诊是不可忽视的。举个例子说，对于发热恶寒脉浮者，大家都会想到用桂枝汤或麻黄汤，而对于发热恶寒脉沉者，大家就不会随意用桂枝汤、麻黄汤了，而会想到麻黄细辛附子汤了，这就是由表及里的变化。这里边就包含有"常"与"变"的不同状态。张仲景在《伤寒论》中描述了许多错综复杂的证候，在三阳病篇有三阴病证候（如真武汤证在太阳病篇出现），在三阴病篇有三阳病证候（如桂枝加大黄汤证在太阴病篇出现），有上热下寒证候（如第173条黄连汤证），有外寒里热证候（如第38条大青龙汤证），还有寒热虚实错杂证（如厥阴病篇的乌梅汤证）等，这些都说明证候是变动不拘的，因此，经方的应用也不是一成不变的。经方的应用，有常有变：方证合拍的，就可以用原方治疗；方证有变的，则可以随证加减。而随证加减的依据，要注意到体质因素、气候因素、药物因素、心理因素、饮食因素等。我们在应用经方的时候，必须把这些因素综合考虑进去，没有一张方子是可以一成不变地用到底的。

5.阴阳协和，以平为期　以《伤寒论》而言，83味药，113个方子，流传至今，疗效不随时间的推移而减，反而显露出更多的治疗效果。这里面有什么奥秘？有什么法宝？其实都没有，有的是张仲景的思路及张仲景的辩证法（这里用"辩证法"三字，其义要比"辨证法"更富有哲理），那就是遵循古代哲学（阴阳学说）的思维，力求药物性能的阴阳协和，以平为期。依据《黄帝内经》（以下简称《内经》）理论，凡病者皆阴阳失和所致，而药物的作用就是纠正人体阴阳之偏，使之恢复到生理状态，这是拟定方药的基本思维方法。

《素问·至真要大论》云："谨察阴阳所在而调之，以平为期。"又说："谨守病机，各司其属，有者求之，无者求之，盛者责之，虚者责之，必先五胜，疏其气血，令其调达，而致和平，此之谓也。"这是中医学治疗的总原则。张仲景遵循《内经》之旨，拟定出"不偏不倚""偏中求正"的治疗大法。在《金匮要略》首篇提出"若五脏元真通畅，人即安和"的意境，随而提出"五脏病各有所得者愈"的治疗目的。在《伤寒论》序中，又批评那种"进不能爱人知人，退不能爱身知己"的庸医世俗，要求医生"勤求古训，博采众方""多闻博识"，这样才能"保身长全，以养其生"。由他拟定的113方，尽显平和之思维。陈修园说《伤寒论》方以"存津液"三字为主，《金匮要略》方大旨是"调以甘药"四字。后人则以"保胃气，存津液"总结之。如果我们细细分析六经的代表方剂，更可以看出其处处显露"平和"之气。桂枝汤和平解肌，麻黄汤发汗和营，白虎汤保津液，承气汤"急下存阴"，小柴胡汤和解表里，理中汤温里和胃，炙甘草汤扶阳和阴，乌梅丸调理寒热，四逆散阴阳顺接等。假如我们要从经方中汲取些什么，我想首先是思维方式。这种思维方式的核心就是调和阴阳，使之平和。在拟定方药时，寒不伤阳（如白虎汤），热不伤阴（如桂枝汤）；补不壅塞（如炙甘草汤），攻不泄气（如承气汤）；活而不破（如桂枝茯苓丸），益而不腻（如理中汤）；升不生火（如小柴胡汤），降不泄气（半夏泻心汤），如此等等，都是临床上要处处考虑到的。否则，就会出现寒之而伤阳，热之而伤阴，活之而伤血，攻之而伤气等偏差，阴阳偏颇的局面就不会得到纠正，何谈阴阳之平衡！

☞ 应用经方心悟

1.抓住证候性质 《素问》提出"阴阳者，天地之道也，万物之纲纪，变化之父母，生杀之本始，神明之府也，治病必求于本"。辨证论治的精神就是求本，什么是"本"，证就是"本"，代表病的本质。任应秋老师说："一个名医的临床，关键在于思路。"治疗疾病是用辨证的思路？还是用辨病的思路？这是用好经方的关键。用经方必须用辨证的思路，即整体观的思路，用把人与大自然界联系起来的思路，要把一个病作为人体功能失调来对待。如冠心病，中医叫胸痹心痛病，在西医看来其是由冠状动脉粥样硬化引起的，着眼点在"冠状动脉"的"硬化"。而中医名为"胸痹"，用张仲景的话说，它的病位在"胸"，病性是"痹"，病机是"太过"与"不及"。中医认为，"胸"中不但有心脏，还有肺脏，心主血脉，肺主宗气，还有"胃之大络，名曰虚里，出于左乳下"等。可见胸痹不是单纯的心脏病变，还有肺脏病变；不单纯是血脉之病，还有宗气之病，还涉及胃腑等。而引起"痹"的原因也不单纯是"太过"，还有"不及"。再说"太过"，西医将"太过"仅限于"硬化"，而将"硬化"只限于"血瘀"。但在中医学家眼里，"硬化"还有气滞、痰阻、寒凝、食气等诸多因素，这就涉及肝、脾（胃）、肾等脏器。用这样的思路去考虑冠心病，就将冠心病看成整体疾病在心脏的局部反应。张仲景治疗"胸痹"，并不单单看重活血化瘀，而是运用宽胸、化痰、通痹、理气、扶阳等诸多方法。诸如宽胸宣痹的瓜蒌薤白剂，扶阳散寒的乌头赤石脂丸，心胃同治的橘枳姜汤，心肺同治的茯苓杏仁甘草汤，温阳利水的真武汤，益阴扶阳的炙甘草汤等。我在诊治冠心病的时候，首先想到的是《金匮要略·胸痹心痛短气病脉证并治》及《伤寒论》的有关篇章。前者以"夫脉当取太过不及，阳微阴弦，即胸痹而痛，所以然者，责其极虚也……"为宗旨，并以瓜蒌薤白剂为主方。后者以"三阴病"篇的扶阳益阴方药（如炙甘草汤、真武汤、四逆汤等）为急救方，以备即时取用。

2. 明确证候主症 《伤寒论》里的证候，已不是病人自述的原始症状，而是医者对所掌握到的症状、体征及其有关病情，通过逻辑思维，上升到理性认识的概括。一种疾病起码有两个证候，证候的数目随着疾病的复杂性增强而增多。无论何种疾病，其证候的性质都包括病位、病性、病势，并为治疗提出了明确的指导路线。当代著名中医学家岳美中说过："《伤寒论》言证候不言病理，证候是客观存在的，至今已一千五百多年，证候不变；出方剂不言药性，由实践而来，有是证，用是药。"他这段话的意思是说，证候是客观存在的，不以人的意志为转移，后人对其进行了大量的临床实践，总结出许多有益于临床遵循的证候规律，如太阳表虚证、太阳表实证、太阴虚寒证、少阴热化证及寒化证等。中医证候不是单一症状，也不是单一病理现象，而是综合了病因、病位、病性等诸多因素，如太阳表虚证，里边包含了太阳病三个字，包含了一个表字，包含了一个虚字。这些带有疾病本质的证候，给后人的辨证论治带来了诸多方便，但也引起了不少纷争。怎样理解这些证候，我的体会是在实践中去理解和综合。因为"证候"一词是概念化的，它代表的是一组症状群，而我们在临床上所碰到的是活生生的病人，这就要求你要掌握证候的本质，即临床表现的主题，即代表方剂的主症是什么。如桂枝汤证的"恶风，脉缓"，麻黄汤证的"恶寒，无汗，身痛"，白虎汤证的"高热汗出"，小青龙汤证的"咳喘，痰液稀薄"，大青龙汤证的"高热，恶寒，无汗"，五苓散证的"小便不利"，柴胡桂枝汤的"发热恶寒，肢节烦痛"，炙甘草汤证的"脉结代，心动悸"，真武汤证的"恶风寒而身动"，厚朴麻黄汤证的"咳喘，心悸，夹杂干湿啰音"，理中汤证的"脐腹痛而下利"，半夏泻心汤证的"痞满腻苔"，黄连汤证的"热呕寒痛"，柴胡加龙骨牡蛎汤证的"胸满烦惊"，栀子厚朴汤证的"心烦腹满，卧起不安"，乌梅丸证的"腹痛，烦躁止而安宁"等。还有小柴胡汤的"但见一证便是，不必悉俱"等。只有抓着主症（即代表证候的主要症状），才能有的放矢地去遣方用药。

3. **辨析药物配伍** 《伤寒论》的配伍大致可以分为两大类：一是相辅相成配伍，一是相反相成配伍。前者好理解，即现代医学所谓协同作用，性味、功效近似。如桂枝配麻黄，石膏配知母，大黄配芒硝，柴胡配黄芩，附子配干姜等。而不好掌握的是相反相成配伍，即现代医学所谓拮抗作用。如寒热互济的大黄配附子，黄连配干姜，麻黄配石膏；散收平调的桂枝配白芍，柴胡配白芍；升降有序的栀子配淡豆豉，代赭石配人参；补泻兼施的甘遂配大枣，厚朴配人参，当归、白芍配通草、细辛等。这种配伍是《伤寒论》的精髓，多用于复杂证候，如寒热夹杂、热寓湿中、升降失序、阴阳俱虚、大实有羸状、至虚有盛候等。张仲景将这些药性及作用相反的药物配伍在一起，是借其长而避其短，是一种激化作用。老子在《道德经》中有一句名言："反者道之动。"此正彼负，此阴彼阳，阴性药物在阳性药物的作用下，变得活跃而有生机；阳性药物在阴性药物的作用下，变得柔和而绵长。这就是后来明代医学家张景岳所说的："善补阳者，必于阴中求阳，则阳得阴助而生化无穷；善补阴者，必于阳中求阴，则阴得阳升而泉源不竭。"相反相成的配伍主要取决于证候的性质，证候性质的相互对立，决定了药物组合的相反相成。配伍之药通常是指在一张方子内起主要作用的药物，即解决主要矛盾的药物，也即前人所说的君药和臣药。把疾病中的各种证候搞明白了，将药物性能搞明白了，加上自己的细心琢磨，反复总结，自然会掌握经方的配伍。如果我们把一张处方上写满字，几十味药，何谓君，何谓臣，你辨不清，其间的配伍也不可能说得清，即使"有效"，也是广络原野，幸得其中了。

4. 经方的发挥应用　经方是否可以发挥？当然可以。近代伤寒学大家曹颖甫说道："足见治危急之症，原有经方所不备，而借力于后贤之发明者，故治病贵具通识也。"六味地黄丸就是对金匮肾气丸的发挥，复脉汤就是对炙甘草汤的发挥，达原饮是对小柴胡汤的发挥，清暑益气汤是对半夏泻心汤和小柴胡汤的综合发挥，黄龙汤及宣白承气汤、牛黄承气汤、导赤承气汤等，就是对承气汤的发挥，温胆汤是从小半夏加茯苓汤加味而来，叶天士的椒梅汤、连梅汤就是乌梅汤的变方。要熟练地应用经方，并有所发挥，就必须大量地阅读前辈的著作。我的体会是，临床医生要更多地阅读近现代医家的著作。

读哪些书可以走"捷径"呢？有三本书要读，一是《岳美中医学文集》（其中《岳美中医案集》《岳美中医话集》尤为重要），二是《蒲辅周医疗经验》，三是《赵锡武医疗经验》，这三位老前辈对经方的理解与应用至精至微，"精"是理说得很透、很明白，"微"是用得很巧、很灵活。例如岳美中老师对炙甘草汤的解读，赵锡武老师对真武汤的解读，蒲辅周老师对六气致病的解读，解决了我多年来在理解与实践上的困惑。还有两本书，一本是曹颖甫的《经方实验录》，一本是赵守真的《治验回忆录》。前者为曹氏运用经方的经验总结："用方规矩本仲景，应变无穷于临床。"后者为赵氏对疑难杂病的治验回忆，百例中应用经方治验者 57 例，其行文之精练，方证之合拍，堪为同类医案中之佼佼者。

疑难病的证候多是复合证候，二合一、三合一的证候比比皆是，而经方的应用也可以二合一、三合一。如治疗痰瘀互结腹腔包块用苓桂术甘汤合当归芍药散，治疗肺源性心脏病（以下简称"肺心病"）心衰用小陷胸汤合葶苈大枣泻肺汤，治疗肿瘤放疗化疗后用桂枝汤合黄芪桂枝五物汤合小柴胡汤等。对经方的发挥是建立在对方证学深刻理解的基础上，并经过反复实践得来的。当今许多有效方药，多数是在经方的基础上发展而来的。清代伤寒大家柯韵伯在《伤寒论注》自序中说："夫仲景之道，至平至易，仲景之门，人人可入。"掌握了《伤寒论》中的方证学，就可以纲举目张，"虽未能尽愈诸病，庶可以见病知源"。

5. 经方与时方的关系　经方与时方的关系应当是源与流、纲与目的有序联系，而不是分割的、各自独立的关系。但只有学习、熟悉经方，才能正确地理解时方与创新时方（即经验方）。传承的时方是否与经方毫无关系呢？不是的！例如大家所熟悉的《医林改错》《医学衷中参西录》，里面多数方剂的制方、用方思路都与经方有关。《医林改错》中的诸多逐瘀汤，都含有四逆散的成分；《医学衷中参西录》中的石膏阿司匹林汤，就是对《伤寒论》白虎汤的大胆发挥，其他如参赭培气汤、加味苓桂术甘汤、通变白头翁汤、通变大柴胡汤等，都是以经方为主的著名时方。当然我们不能要求历代医家一代一代地全部都用经方，那不是停滞不前吗！学习经方不是仅仅学习前人的方药，更重要的是学习创新思路，学习怎样将药物"君臣佐使"地配伍在一起，学习怎样与病证有机地结合在一起，学习怎样用简练的方药去治疗复杂疾病。要研制新的中成药，就必须熟悉经方，并在此基础上经过临床反复实践、反复总结，如此研制的新方就具有生命力，这就是"方虽是旧，唯命维新"！

二、半夏泻心汤应用十八法

半夏泻心汤［半夏9克，黄芩6克，干姜6克，人参6克，炙甘草6克，黄连3克，大枣4枚（擘）］是《伤寒论》中最为常用的经方之一。我常用半夏泻心汤治疗消化系统疾病，其使用率约占治疗此类疾病的所有方剂的三分之一。根据《伤寒论》条文，并结合诊治实践，我总结出半夏泻心汤应用指征十六言：胸脘痞满，纳呆气逆，苔腻舌红，脉象弦滑。具体症状为：上腹部不适，或痞满，隐痛，或呃逆，嗳气，或反酸，胃灼热；舌苔腻，或白腻，或黄腻，舌质暗红；脉象弦滑，或有数象。本方常用于慢性胃炎、食管炎、胆汁反流性胃炎、慢性胆囊炎、慢性消化性溃疡、慢性结肠炎等。半夏泻心汤的作用机制在于：寒热互用以除湿热，辛开苦降以序升降，补泻同施以扶正祛邪。简言之：升清降浊，平调阴阳。现依据门诊病例，总结出临床应用十八法，供同道参考。

1. 半夏泻心汤加吴茱萸（或肉桂）　主治慢性胃炎伴有反酸、呕恶者，方中黄连与吴茱萸（3克）配伍，为左金丸，有抑肝和胃制酸之功效。具体应用时，黄连与吴茱萸的用量比例为2:1。若改为肉桂（3克），与黄连相伍，为交泰丸，有交通心肾、清心安神之效。应用时，黄连与肉桂的用量比例亦为2:1。如果是少年，吃东西不消化，还可加6克胡黄连，以助消除积滞。

2. 半夏泻心汤加夏枯草　主治慢性胃炎伴有头痛、失眠者，方中半夏与夏枯草（12克）为对药，半夏五月而生，夏枯草五月而枯，阴阳交替，引阳入阴，颇宜失眠症。夏枯草还可解肝经郁热之头痛。国医大师朱良春在此基础上加入珍珠母，以入肝安魂，用于多种肝病所致之顽固性失眠。

3. 半夏泻心汤加藿香三味　藿香三味，即藿香10克、佩兰10克、砂仁6克（后下），此三味均有芳香气味，具有醒脾开胃、化湿进食之功。合用之，主治湿浊中阻，阻遏纳运，五谷不馨，口腻而黏，或时有黏沫吐出，舌苔细腻。具体应用时，藿香三味以后下为宜，特别是砂仁不宜久煎，煎煮几分钟即可。

4. 半夏泻心汤加四神丸　四神丸，即补骨脂16克，肉豆蔻8克，五味子4克，吴茱萸4克。与半夏泻心汤合用，主治慢性胃肠炎，湿热中阻，寒湿下注，上见痞满，下见泄泻，并见腹部隐隐作痛，舌苔白腻而滑。具有清上温下、除寒止泻之功。五味子用量宜小，量大有作酸之虞。

5. 半夏泻心汤加木香、九香虫　取木香、九香虫各6克，木香可以醒脾祛湿，九香虫善于散郁止痛，两味配伍，又有通络开窍之效，有人以此代替麝香，用于中风，也是经验一得。此两味加入半夏泻心汤中，主治湿热中阻，胃气不降，郁而作痛者，亦可用于痰湿阻络之中风后遗症，症见语言謇涩、神志蒙昧者。

6. 半夏泻心汤加三花　三花即厚朴花 10 克，玳玳花 10 克，佛手花 10 克（均宜后下）。三花具有辛香开胃、健脾化湿的功效，主治慢性胃炎，湿热阻中，气机不利，引起胃脘不舒，时时胀满，尤以午后为甚，或伴有呃逆，舌面有淡白腻苔，脉象沉滞者。

7. 半夏泻心汤加防风、荜茇　防风 10 克，荜茇 6 克，此二味具有整肠、理气、除腐、化浊之功效，对于腹部痞满，矢气频频者，乃为对应之举。与半夏泻心汤合用，主治慢性胃肠炎，伴有腹部气机不舒，时有肠鸣，口气秽浊，或矢气多，大便不通畅。

8. 半夏泻心汤加鸡矢藤、鸡内金　取鸡内金 10 克，鸡矢藤 10 克，鸡内金消食化积力强，鸡矢藤药性和缓，有明显的健脾和胃功效，主治慢性胃炎之纳呆食积者，特别宜于小儿和老人消化不良者。二味合用，既可增进食欲，又可健脾消积，配入半夏泻心汤中，能明显提高消食助运功效。

9. 半夏泻心汤加三芽　即加生麦芽 15 克，谷芽 15 克，稻芽 10 克。三芽具有疏肝健脾、开胃进食之功效。合用之，对于肝郁克脾（胃）、肝脾俱郁之证候，如见胃脘及两胁胀满，进食后呃逆频频，口淡乏味，精神疲惫者，多有疗效。

10. 半夏泻心汤加乌贝散　乌贝散由海螵蛸（乌贼骨）15 克、贝母 10 克二味组成，具有燥湿制酸之作用，是医家常用的健胃制酸剂。两方合用，对于消化性溃疡之胃灼热、吞酸、胃脘隐痛，或口中泛泛流涎者，常能收到"覆杯"之效。

11. 半夏泻心汤加百部、黄芩　取百部 15 克，黄芩 10 克，此为清热止咳对药，具有清而不寒、止而不塞的功效。加入半夏泻心汤中，主治胃食管反流性咳嗽。本病主症为胃灼热、反酸及胸痛、恶心等，咳嗽是本病最常见的食管外症状之一，常被人忽视，多为刺激性干咳。

12. 半夏泻心汤加丹参、赤芍、降香　取丹参 15 克，赤芍 10 克，川芎 10 克，此三味为"小冠心 2 号方"，具有活血化瘀、理气止痛的作用，用于"心胃同病"者，即患慢性胃炎伴有心肌缺血者，常有胸闷、胃痞、舌质暗淡、时时呃逆等症状。此时，必须"心胃同治"，取半夏泻心汤和解胃气，

"小冠心 2 号方"通心之络脉，使气机升降有序，心脉通畅无阻，心、胃自然各得其安。

13. 半夏泻心汤加封髓丹　封髓丹即砂仁 8 克（后下），黄柏 8 克，甘草 10 克，原为坚阴止遗而设，而蒲辅周先生将其用于口腔溃疡，效佳。我读蒲老之文，颇受启发，遂将本方用于脾胃不和常犯口腔溃疡者，每获良效，但其舌苔必黄腻或白腻。两方合用，具有清热化湿、培土伏火之效，多发者可加川牛膝、淡干姜（或肉桂），以冀引火归原，平衡阴阳。

14. 半夏泻心汤加牡丹皮、栀子　取牡丹皮 15 克，栀子 6 克，加入半夏泻心汤中，主治由于脾胃湿热积滞所引起的牙龈肿痛，或夜间睡眠时磨牙，咯咯作响。牡丹皮清热散血分之瘀；栀子生用以清气分热郁，炒用以清血分热郁，临床随证选用。栀子用量宜小，以免苦寒太过伤及中气。

15. 半夏泻心汤加枳术汤（丸）　枳术丸由枳实 10 克、白术 10 克组成，是健胃消食之名方，由张仲景所创，张洁古发挥。枳实消积滞，白术补脾元，一缓一急，一补一消，与半夏泻心汤配伍，主治脾胃湿热，虚中夹积，胃脘痞满，食而不化之慢性胃病者。

16. 半夏泻心汤加黄芪、三七粉　黄芪 15~30 克，三七粉 3 克（冲服），加入半夏泻心汤中，主治消化性溃疡，症见胃脘隐痛，吞酸，胃灼热，或有黑粪，身体日渐消瘦。黄芪补脾健胃，益气摄血，助血运行，为医治溃疡之要药；三七粉乃祛瘀血生新血之良品，冲服为宜，两味合用，可促使溃疡愈合。

17. 半夏泻心汤加白术、杏仁、火麻仁　生白术 30 克，炒杏仁 10 克，火麻仁 15 克，主治慢性结肠炎所致之便秘。生白术健脾促运化，杏仁降肺气以润肠，火麻仁润肠通便，其取效之妙在于生白术用量，一般成年人须 30 克或更多，顽固便秘者，可用 60 克或 90 克。血压、血脂偏高者，加生决明子 30 克，其效更佳。

18. 半夏泻心汤加扁鹊三豆饮　扁鹊三豆饮由白扁豆 30 克、赤小豆 30 克、绿豆 30 克、金银花 15 克组成，有利湿、清热、解毒的作用，是治疗皮肤痤疮、青春痘之主方。对于脾胃湿热引起的胃脘胀满，不思饮食，舌苔偏腻，伴有面部生痘、生疮、生斑者，两方合用是首选的复合方剂。

三、小柴胡汤应用二十法

小柴胡汤〔柴胡半斤（24克），黄芩三两（9克），人参三两（9克），半夏半升（12克），炙甘草三两（9克），生姜三两（9克），大枣12枚（12枚）〕是《伤寒论》中较为常用的经方之一。常用于消化与呼吸系疾病，以及妇、儿、五官等科病证。

由于小柴胡汤独有"和解"的功能，故历代医家对其颇多重视。有的经方医家所用处方竟有二分之一是小柴胡汤类方。结合自己五十年之临床体验，我总结出小柴胡汤应用指征为：时发寒热，胸胁痞满，纳呆呕逆，月经失调，病发无序，苔白脉弦。具体症状为：容易感冒（妇女经期感冒尤宜），时发低热，或胸胁痞满，两胁胀痛，或食欲减退，干呕恶心，或月经周期失序，或经量时多时少，或所患之病时有发作，难以捉摸，或病虽不重，但常年缠绵不愈，舌苔薄白，脉象弦细或弦滑等。这些症状常见于感冒、上呼吸道感染、慢性胃炎、慢性食管炎、慢性胆囊炎、慢性肝炎、过敏性鼻炎、口腔溃疡、神经性耳聋（耳鸣）、神经症（头痛、头晕）、自主神经功能紊乱、围绝经期综合征及亚健康状态等。

小柴胡汤的作用机制是：和解表里以平衡营卫，疏散胆热以顺和胃气，攻补兼施以扶正祛邪，寒热并用以除瘀滞。药虽7味，总以柴胡为主药；以黄芩、半夏为臣药（在具体应用时，热势重者，以黄芩为臣药；寒气重者，以半夏为臣药）；人参、大枣为佐药，以扶助正气；甘草、生姜为使药，以调和诸药。现将本人应用小柴胡汤的经验总结如下，供同道参考。

1. 小柴胡汤加藿香三味　藿香三味即藿香10克，佩兰10克，砂仁6克（后下）。此三味有醒脾开胃、化湿和中之功效，合用之，主治胆胃不和，湿浊不化，症见脘腹痞满，饮食不馨，口淡乏味，舌苔黏腻。慢性胃炎、慢性胆囊炎等，多见此证。藿香三味以后下为宜。

2. 小柴胡汤合葶苈大枣泻肺汤　葶苈大枣泻肺汤见于《金匮要略·肺痿肺痈咳嗽上气病脉证并治》，主治"喘不得卧"之肺痈，具有泻肺利水之效，方取炒葶苈子10~15克，大枣10枚（擘）。两方合用，对控制呼吸道炎症，如结核性胸腔积液、肺部感染等，起效迅速，若加入半枝莲15克，鱼腥草30克，效果更好。

3. 小柴胡汤加玉屏风散　玉屏风散见于《世医得效方》，由黄芪30克、防风10克、白术15克三味组成，主治风邪久留不散，以及卫虚自汗不止，是常用的固表止汗、预防感冒的良药。与小柴胡汤合用，增强了护卫御风的能力，对有慢性肝炎、慢性胆囊炎、慢性胰腺炎等疾病且常患感冒者，具有预防与治疗的双重作用。

4. 小柴胡汤加四物汤　即柴胡四物汤，见于刘河间《素问病机气宜保命集》，由小柴胡汤与四物汤合成，取生地黄10克，白芍10克，川芎6克，当归10克。原方主治月经期感冒，特别是虚劳日久、时发寒热女性之月经期感冒，又可用于治疗"热入血室"证。经期服用可除寒热，亦不会留滞经血，影响月经运行。

5. 小柴胡汤加止痒三味　止痒三味为地肤子15克，白鲜皮15克，蛇床子15克，具有祛风燥湿、解毒止痒的功效。与小柴胡汤合用，对某些"发作有时"的皮肤瘙痒症，如荨麻疹、风疹及过敏性皮炎等，具有和解表里、调和营卫、祛风胜湿、快速止痒的作用。

6. 小柴胡汤加苓桂术甘汤　苓桂术甘汤为健脾除湿之主方，取茯苓12克，白术6克，桂枝9克，生、炙甘草各6克。两方相合，具有和解表里、健脾渗湿的功效。凡患慢性胆囊炎、慢性胃炎及妇女白带较多者，可以考虑选用此类方治疗。白带多者，要加入生薏苡仁、黄柏、败酱草等，以增强健脾祛湿的作用。

7. 小柴胡汤加二仙汤　二仙汤组成为知母10克，黄柏6克，当归10克，巴戟天10克，仙茅10克，淫羊藿（仙灵脾）10克，主治女子围绝经期综合征之阴阳失调、阴虚火旺证。两方合用，具有清解血热、调节营卫、解郁安神的作用，可治疗女子在围绝经期患月经先期，时时眩晕，经期伴有低热者。

8. 小柴胡汤加五苓散　俗名"柴苓汤"，出自清代《沈氏尊生书》，由小柴胡汤与五苓散（茯苓9克，猪苓9克，泽泻15克，白术9克，桂枝6克）组成。原方主治阳明经疟疾，后世医家用于普通感冒之小便不利、寒热往来等症。用于小儿急性肾小球肾炎之水肿，亦有良好效果。如果加入玉米须、白茅根，效果更好。

9. **小柴胡汤加四消饮** 四消饮为民间验方，由神曲 10 克、山楂 10 克、麦芽 15 克、鸡内金 15 克组成，加入小柴胡汤中，增强了消食化痰的作用，是治疗小儿伤风感冒夹食夹痰证之良方。中岳名医耿彝斋先生生前曾指出，小儿痰饮多由伤食而致，消食是治疗小儿咳痰之大法。此后，余每遇小儿伤风夹食夹痰证，即用小柴胡汤合四消饮，多获良效。

10. **小柴胡汤加桂枝汤** 即《伤寒论》之柴胡桂枝汤。小柴胡汤和解少阳之邪，桂枝汤［桂枝 9 克，白芍 9 克，炙甘草 6 克，生姜 9 克，大枣 3 枚（擘）］解除肌表之邪，正如明代卢之颐所说："小柴胡复桂枝汤各半，凭枢叶开，并力回旋，外入者内出，上下者下上矣。"此方除常用于感冒之寒热外，还用于小儿癫痫、小儿多动症。

11. **小柴胡汤加升陷汤** 升陷汤出自张锡纯《医学衷中参西录》，方由黄芪 15 克、知母 10 克、柴胡 6 克、升麻 6 克、桔梗 10 克组成，主治气短不足以息之大气下陷证，常见于大病之后，元气未复，或素体虚弱，尤以肺脾之气虚馁为主者。与小柴胡汤配伍，对于患有慢性消化系统疾病者，如慢性胃炎、慢性胆囊炎、慢性肝炎、慢性肠炎及慢性支气管炎、肺气肿等，具有升清降浊、恢复元气、理顺气机之功效。

12. **小柴胡汤加二神丸** 二神丸，即补骨脂 10 克，肉豆蔻 10 克，出自《普济本事方》，主治脾肾虚寒之食后腹泻或五更泻，临床上常常用于慢性腹泻，中焦又有肝胆郁滞证，如表现为胁肋胀满，纳呆欲呕，腹痛隐隐等，必见舌苔滑腻，脉象弦细。

13. **小柴胡汤加小建中汤** 小建中汤出自《伤寒论》，由白芍 18 克、桂枝 9 克、炙甘草 6 克、生姜 10 克、大枣 4 枚（擘）、饴糖 30 克组成，主治虚劳腹痛。小建中汤与小柴胡汤合用，适于肝胃不和、虚劳里急、腹部隐隐作痛者，如慢性胃炎、消化性溃疡，有明显气滞、寒凝者。有血亏之象者，可加入阿胶粉冲服。

14. **小柴胡汤加良附丸** 良附丸由高良姜、香附二味（各等份）组成，出自《良方集腋》，主治胃脘痛，气滞者加倍香附，寒凝者加倍高良姜。小柴胡汤与之合用，对于肝郁气滞、寒凝胃腑之肝胃不和，表现为脘腹疼痛，胁肋胀满，喜温喜按，或痛经者，有疏肝和胃、散寒解郁之效。

15. 小柴胡汤加三金汤　三金汤即郁金 10 克，金钱草 10~30 克，川楝子（金铃子）10 克。三金汤为中医临床家常用的清肝利胆止痛剂，加入小柴胡汤中，主要用于胆囊炎、胆结石等疾病。而慢性胃炎、消化性溃疡属于虚寒证者，不宜用此组合方。

16. 小柴胡汤加丹参饮　丹参饮（丹参 30 克，檀香 5 克，砂仁 5 克）出自陈修园《医学三字经》，主治心腹诸痛，即临床上常见的心胃并痛者（或叫作胃心综合征）。两方合用，具有行气解郁、化瘀止痛之效，常用于患有冠心病合并慢性胃炎或慢性胆囊炎者，表现为胸脘隐隐作痛，食欲不振，呃逆，心下痞满。

17. 小柴胡汤加消瘰丸　消瘰丸出自《医学心悟》，由玄参、贝母、生牡蛎等量制成，具有软坚散结、清火解毒之效。而瘰疬又多生于少阳经，故取小柴胡汤合消瘰丸，消散少阳之热结，软化少阳之痰核，若加夏枯草一味，清火散结作用更为突出。

18. 小柴胡汤加三白散　三白散即白附子 6 克，白僵蚕 10 克，白芷 10 克。三白散具有搜络风、通络脉、止痉挛的功效。与小柴胡汤配伍，具有搜风通络、和解营卫、防止病邪深入的作用，用于面神经麻痹初期，面肌痉挛或拘急，或如蚁行，时发时止，或时重时轻。

19. 小柴胡汤加当归芍药散　又叫作"柴归汤"（当归芍药散由当归 9 克、芍药 15 克、茯苓 6 克、白术 6 克、泽泻 18 克、川芎 18 克组成），具有和解营卫、养血祛湿、清热养颜的作用。主要用于女性围绝经期月经量少，皮肤干燥，头发脱落，面色黄褐，精神疲惫，性冷淡，或用于女性慢性自身免疫性甲状腺炎（桥本甲状腺炎）等，可以说是女性围绝经期的保健方药。

20. 柴胡温胆汤　由小柴胡汤与黄连温胆汤组合而成。黄连温胆汤（黄连 9 克，半夏 9 克，陈皮 9 克，茯苓 12 克，生甘草 9 克，生姜 6 克，竹茹 9 克，枳实 9 克）具有清热和胃、降逆止呕、除烦安神之效。小柴胡汤与之合用，可以使肝胆舒利、脾胃安和、神志安宁。用于肝胆不舒、湿热内扰之证，如慢性肝炎、慢性胆囊炎、慢性胃炎、围绝经期综合征及抑郁症，随证加减，可以收到比较满意的效果。

四、真武汤治疗心力衰竭的临床体会

心力衰竭是各种心血管疾病发展中的病理过程，也是心血管疾病死亡的主要原因。其病变表现属中医"心水""水肿"等范畴。水肿之病，根本矛盾是心功能不全，而心功能不全的形成，以心肾阳虚为关键。《伤寒论》中的真武汤，正是取"壮火制水"之意，乃是治本之大法。下面就真武汤之方义及配合"治水三法"的临床体会，叙述如下，以冀交流，提高中医治疗心衰的水平。

☞ 真武汤组方特点

真武汤在《伤寒论》中有 2 条：一条是太阳病篇第 82 条，"太阳病发汗，汗出不解，其人仍发汗，心下悸，头眩，身动，振振欲擗地者，真武汤主之"；另一条是少阴病篇第 316 条："少阴病，二三日不已，至四五日，腹痛，小便不利，四肢沉重疼痛，自下利者，此为有水气。其人或咳，或小便不利，或下利，或呕者，真武汤主之"。前者为发汗过多，损伤阳气，外则不能解太阳之邪，内而伤及少阴之气；后者是少阴本经自病，阳虚水气内停证也。太阳经与少阴经互为表里，太阳虚即是少阴虚，少阴实即是太阳实。太阳经为什么出现少阴证？乃是太阳经误汗伤及少阴经之阳气，使其骤然失去温煦作用，它与少阴篇的真武汤证不同，是治疗外感过程中汗出过多的骤然恶化证候。

少阴肾为水火之脏，而水的气化、统摄、输布等，主要依赖肾中阳气之蒸腾，如果肾中阳气虚弱，不能温化水气，则水便会成为致病因素而充斥于三焦，出现头眩、心下悸、气短、浮肿、畏寒肢冷、身痛、咳、呕等水湿泛滥之证。真武汤正是为阳虚水泛而设，其方药不外乎扶阳与散水，即扶少阴（心）肾之阳，摄失约之水。方中用大辛大热之炮附子为主药，壮肾中之阳，使水有所主；辅以白术之苦燥，建立中气，使水有所制；佐以生姜温散水邪，更以芍药酸敛和营，使阳气归附于内，并可缓解附、姜之辛温，不使其伤阴。诸药相合，共奏温阳利水之功效。方名真武，真武者，北方神也，有固摄之力，盖取固肾之义。

☞ 真武汤"治水三法"

"治水三法"来源于《素问·汤液醪醴论》，原文为："平治于权衡，去菀陈莝……开鬼门，洁净府。"原中国中医研究院（现中国中医科学院）心血管病研究室主任赵锡武先生，将其名为"治水三法"，对中医治疗心衰，有针对性的指导意义。

1.开鬼门法　鬼门，即汗孔。开鬼门，即宣肺透表，乃汗法也。此法可使肺气得宣，营卫因和，以求"上焦得通，濈然汗出"。以真武汤为主方，配伍越婢汤（《金匮要略》）；肺热明显者，配麻黄杏仁甘草石膏汤（《伤寒论》）。今举一例，以资说明。

邓某，女，48岁。因浮肿半年，加重1周于1963年6月15日入院。入院时见咳嗽吐白痰，气短心悸，下肢浮肿。查体：端坐呼吸，颜面浮肿，唇轻发绀，颈静脉怒张，心界向左扩大。心率100次/分，律齐，心尖瓣区可闻及Ⅱ级吹风样收缩期杂音。两肺满布细湿啰音。其他：略。诊断：慢性气管炎、慢性肺心病、阻塞性肺气肿、心力衰竭、心功能不全Ⅲ度。中医辨证：心肾阳虚，痰湿阻遏，肺气壅塞。宜温阳宣肺，豁痰利湿，以真武汤加开鬼门法治之。炮附子6克，杭白芍9克，炒白术9克，茯苓12克，甘草9克，麻黄8克，生石膏12克，生姜9克，杏仁9克，白茅根30克，车前子15克（包煎），大枣5枚（擘）。服3剂，尿量显著增加。5剂后，肿退。后加入厚朴、陈皮宽肠理气之品。6剂后，心率减慢。后又以厚朴麻黄汤清肺泻热，豁痰平喘。服药1周，诸证均除，出院返家。

2.洁净府法　净府，指膀胱。意在行水利尿，使水邪从下消散，作用在膀胱。若右心衰竭，见腹水，严重小便不利，可配合五苓散（《伤寒论》）加车前子30克（包煎），沉香10克，肉桂10克。此法的变通方是清代陈修园的消水圣愈汤（《时方妙用》），即仲景桂甘姜枣麻辛附子汤加知母一味，为治水名方。下面病例，以佐证之。

张某，男，54岁。因咳喘5年，加重2周于1961年11月入院。原患肺心病心力衰竭，经治疗已控制。本次因感冒咳喘发作，痰多黏稠，肢肿尿少，心下痞满，腹胀不适入院。查体：重病容，息促不能平卧，唇发绀，两肺中下闻及湿性啰音。心率100次/分，律齐，心界略向左扩大。其他：略。诊断：慢性气管炎、阻塞性肺气肿、慢性肺气肿、心力衰竭、心功能不全Ⅲ度。中医辨证：心肾阳虚，痰湿阻滞。宜用温阳利水、蠲饮化湿法，方以消水圣愈汤治之。桂枝9克，甘草9克，麻黄4.5克，黑附片9克，知母9克，防己12克，生姜9克，杏仁9克，大枣6枚（擘）。服后尿量增多，水肿渐消。住院13天，腹水征转阴性，遂改用益气养心、清肺化痰之剂。3剂后，咳喘虽减，但尿量显著减少，浮肿又显，因此继用消水圣愈汤加入茯苓30克、车前子30克（包煎），尿量再次增多而浮肿消退，咳喘亦减，精神食欲均好，心率84次/分，临床可见心衰已控制。

3. 去菀陈莝法　日久为陈，瘀积为菀，去与莝，乃为动词。有人提议，去菀陈莝，应为"去菀莝陈"，即去掉瘀血与沉积的杂草之义。心力衰竭有发绀、肝大、静脉压增高、下肢浮肿、舌质紫暗等表现，均提示有瘀血存在。"血不利则为水"（《金匮要略·水气病脉证并治》），有血瘀的地方，很可能亦有痰积。故必须在真武汤基础上，佐以去菀陈莝法，宜选桃红四物汤（《医宗金鉴》），去生地黄，加藕节30克，苏木10克等。或配以血府逐瘀汤、膈下逐瘀汤（《医林改错》）等。请看下面病例。

游某，男性，24岁。3年来心悸气短，近7个月尤甚。于1964年4月29日入院。1962年曾诊为风湿性心脏病（以下简称"风心病"），近期病情加重。查体：唇发绀，巩膜黄染，咽红，颈静脉怒张，两肺底可闻干湿性啰音。心界向左右扩大，心尖区闻及Ⅲ级吹风样收缩期杂音及Ⅳ级隆隆样舒张期杂音，心律失常。其他：略。诊断：风心病、二尖瓣狭窄关闭不全、房颤、心源性肝硬化、心力衰竭Ⅱ度。中医辨证：心肾阳虚，兼有瘀血，选用真武汤合去菀陈莝法。炮附子9克，杭白芍30克，茯苓18克，白术15克，生姜9克，肉桂6克（后下），沉香6克（后下），当归12克，红花12克，白茅根30克，藕节10枚。服5剂后，尿量增加，心衰明显好转。后因附子缺药，病情出现波动。继用原方，病情已趋好转。出院时一般情况尚佳，活动后未见明显心悸，浮肿消失，说明本次心衰已得到控制。

上述 3 例是赵老单纯用中药控制心衰的验案。3 例均表现为心肾阳虚证，故皆取真武汤为主方。例 1 肺气壅塞明显，故兼用开鬼门法，加用麻杏甘石汤；例 2 由于肢肿尿少较重，故直接用消水圣愈汤温阳利水，洁其净府；例 3 瘀血指征明显，故兼用去菀陈莝法，加用当归、红花、藕节等。心力衰竭病情复杂，其正气虚极难以维系生命，而水瘀互结又难以利之散之。赵老权衡虚实，大胆选用真武汤维护真阳，"治水三法"消水散结，故能挽生命于危急之中。像心力衰竭这样危重的病证，前辈治疗起来亦然得心应手，效如桴鼓，可见经义不可丢，经方不可弃，经方仍然是治疗大病危症的有力武器。

☞ 学习体会

经临床研究证实，真武汤有改善血液循环，增加肾血流量，增强心肌收缩力，兴奋中枢神经，调节胃肠功能等作用。我在学习赵老经验的基础上，将真武汤应用于其他疑难杂病，疗效也较满意。

1. 肺心病　治疗肺气肿、肺心病应从"虚寒"二字入手，特别是肺心病，有明显的心肾阳虚、水湿停滞证候。我对于急性发作期呈现水气凌心证的肺心病，常用真武汤合麻杏石甘汤加鱼腥草 30 克，葶苈子 15 克取效。而在缓解期，则常用真武汤加黄芪 30 克，桃仁 10 克，赤芍 15 克等益气活血药收功。在具体应用时，可同时静滴复方丹参注射液，疗效甚为理想。

2. 风心病　风心病多有明显的阳虚浮越兼血瘀证。由于阳虚浮越，血瘀水停，故见颜面绯红、心悸、浮肿、咳喘、发绀、肝肿大等症状。我曾用真武汤加水蛭 6 克，鳖甲 15 克，三七粉 3 克（冲服），桂枝 10 克，细辛 3 克，鸡内金 15 克等，治疗 5 例风心病心律失常伴见下肢浮肿的病人，其心律均有不同程度的改善，1 例扩大的心脏有所回缩，浮肿均有减轻。

3. 慢性肾炎　对于慢性肾炎水肿型，益火消阴为治疗大法，而真武汤则是此类治法的代表方剂。我于 1992 年秋会诊一例慢性肾炎高度浮肿的男性病人，每日用呋塞米（速尿）800 毫克，尿量仅 1000 毫升左右，我用真武汤合防己黄芪汤（炮附子用至 45 克）治之，病人服用 3 剂，尿量增至 2500 毫升，浮肿明显消退，坚持服用 15 剂，病情得到控制。

4. **胃肠病**　这里指胃炎、胃下垂、肠炎、消化性溃疡、消化不良等。日本汉医学家曾用真武汤治疗上述疾患。他们认为，表现为新陈代谢功能低下、水气留滞肠胃诸证者，即可用真武汤治疗。我的体会是：凡肠胃病见腹痛下利、脉沉、舌滑者，用之尤佳。曾治疗 2 例慢性肠炎病人，每晨腹痛下利溏薄，服用四神丸（汤）、理中汤、连理汤多剂，有小效，无显效。我用真武汤加炮干姜 10 克温阳利水，均 3 剂而愈。

5. **耳眩晕**　中医学认为，本病是由阳气失煦、水湿停聚所形成的"眩晕"症，与西医所说的"内耳膜迷路水肿"相一致。基于这种认识，不少医家曾用真武汤化裁治疗。受到启发，近年来我用真武汤加入泽泻 30 克，川芎 6 克，细辛 3 克，桂枝 10 克等，治疗内耳性眩晕 6 例，结果治愈 4 例，好转 2 例。提示真武汤对本病的治疗机制可能是通过调节肾上腺皮质功能，调节醛固酮代谢水平，维持内耳的内环境恒定，恢复内耳功能，从而使异常的病理变化得到改善。

五、经方治验杂谈

☞ **大青龙汤治疗"体若燔炭"**

大青龙汤在《伤寒论》太阳病中占有非常重要的地位。仲景论伤寒表证，一曰桂枝，二曰麻黄，三曰青龙（主要指大青龙汤而言）。或曰风伤卫者用桂枝，风伤营者用麻黄，风伤营卫者用青龙。我的理解是风寒感冒轻者用桂枝汤，重者用麻黄汤，更重者用大青龙汤。

大青龙汤的组成是麻黄六两（18 克），桂枝二两（6 克），炙甘草二两（6 克），杏仁十枚（7 克），石膏鸡蛋大（45 克），生姜三两（9 克），大枣十枚（10 枚）。如果大便不通，可加大黄 6 克；呕吐甚，可加半夏 10 克；小便不通，可加川牛膝 10 克，泽泻 15 克；烦躁甚，可加栀子 10 克，淡豆豉 10 克。其主要功效为解表清里，清宣肺热。用于风寒感冒之重症，如见发热恶寒、头痛、身痛、无汗而烦躁，脉浮而紧，舌苔白滑缺津。它的原始证候为"太阳中风，脉浮紧，发热恶寒，身疼痛，不汗出而烦躁者，大青龙汤主之；若脉微弱，汗出恶风者，不可服之，服之则厥逆，筋惕肉，此为逆也"（《伤寒论》第38条），附注证候是第39条："伤寒，脉浮缓，身不疼，但重，乍有轻时，无少阴证者，大青龙汤发之"。

形成大青龙汤证的原因是表寒不解，里热郁结，表寒里热，不得外解，故形成外寒内热证候，即使脉浮缓、身不痛、乍有轻时，只要见到"发热、恶寒、无汗、烦躁"，就可用大青龙汤解之。是方为麻黄汤倍用麻黄，加石膏、生姜、大枣而成，为发汗之峻剂。方中麻黄、桂枝、生姜辛温发汗，以散在表之风寒；石膏辛寒以清里热；且麻黄配石膏，可使在里之郁热向外透发；甘草、大枣和中，以资汗源。外散里清，达到表里双解之功。

我在治疗风寒感冒时，对于体质强壮，高热无汗，烦躁不得汗解者，首先想到的是大青龙汤。由于风寒郁闭，内热不得外解，使得体温持续升高，出现高热无汗之重症。但在临床上所见到的大青龙汤证，多是脉浮紧，特别是高热病人，很少有脉浮缓的。据文献统计，大青龙汤的脉象，以浮、数、紧出现频率较高，至于为什么《伤寒论》第39条会出现浮缓脉，有待进一步研究。今举病例一则，以资佐证。

张某，男，26岁，农民，于1976年夏季就诊。

病人收麦后，用凉水洗身，当风纳凉，至夜半身寒肢冷，随之发热，并有寒战，急邀医疗队诊治。余至其家中，只见病人覆被而卧，面赤身热，心烦不宁，唇舌干燥，口渴而饮，脉浮数有力。测体温39.6℃，扪之通身干热无汗。综合脉症，此系外寒郁闭，暑热内蕴，为表寒里热实证，急以大青龙汤解表清里，少加生津清肺之品治之。方药：生麻黄10克，桂枝10克，炒杏仁10克，生石膏30克，生甘草10克，生姜10克，大枣5枚，芦根30克。当时到乡卫生院急取1剂，水煎2次，每次约500毫升，4小时内将两次药汁服完，服后汗续出，渐至大汗，翌日晨，体温降至38.2℃，精神稍安，但时时索饮。于上方减麻黄为5克，桂枝为5克，加麦冬30克。服用1剂，体温已至36.8℃，诸症消失。嘱多食稀粥以滋润营卫，恢复体力。

大青龙汤证多见于形体壮实之人，病在太阳经，所以寒热症状明显，但由于表寒郁闭较重，使里热难以外透，故呈现"体若燔炭"、无汗烦渴之症。这正如蒸馒头的蒸笼一样，要想散其里热，必须揭开锅盖，这也反映正邪交争之势正炽。若是体虚之躯，寒邪可能直入三阴，而出现急性呕吐、泄泻之患。仲景为使后人明确此方奥义，特指出其适应证候"不汗出而烦躁者"，其中"不汗出"尤为重要，故治疗当以汗法为宜。《素问·生气通天论》云："体若燔炭，汗出而散。"大青龙汤乃为对证之举。有人会问，既然是无汗之感冒，用西药复方氨基比林发汗解热不可以吗？既简单，又取效快，何乐而不为呢！庶不知其副作用使人望而生畏。而大青龙汤既有发汗解热之桂麻石膏，又有调和营卫之枣姜甘草，祛邪扶正，几无副作用。为防汗多伤阳，仲景于方后告诫："一服汗出，停后服。若复服，汗多亡阳，遂虚，恶风，烦躁，不得眠也。"就是说发汗要适量，不可大汗不止。本例有暑热伤阴之症，故先后加入芦根、麦冬，以滋填肺胃之阴，不使汗出而致气阴两伤之虞。

有人在用大青龙汤时，随意去掉生姜与大枣，这是不正确的。大青龙汤是发汗峻剂，而方中的生姜与大枣正是调脾胃、资化源的，有了这两味，发汗就不会出现"厥逆，筋惕肉"，甚至亡阳之危局。这是由许多实例所证明了的。

☞ 瓜蒌薤白宣痹通阳疗胸痹

瓜蒌薤白剂，是指瓜蒌薤白白酒汤、瓜蒌薤白半夏汤、枳实薤白桂枝汤三方，方中白酒一味，根据病人的体质或可选用。这三方在治疗胸痹心痛病时是首选。也就是说，不了解瓜蒌薤白三方，就不可能通晓治疗这类疾病的方药。

按照《金匮要略·胸痹心痛短气病脉证并治》的原文，三方拟定分量为：全瓜蒌一枚（15克），薤白半斤（24克），半夏半升（12克），桂枝一两（3克），枳实四枚（4克），厚朴四两（12克）。其加减法为：大便不通，可加重全瓜蒌、厚朴的用量；胸背闷痛，可加重薤白、枳实的用量，并加入降香15克；舌质紫暗者，可加丹参30克，赤芍30克。这张综合性方子的功效为宽胸理气，化痰通络。主要用于胸痹心痛病的痰浊瘀阻证。由于痰浊瘀阻，使得胸阳不振，少了阳气的振奋，心脉也就不那么通顺了。正如陈修园所言："胸为阳位似天空，阴气弥沦痹不通"。该方证的主要表现为：胸痹隐隐痛，咳唾喘息，短气，舌苔白腻，脉象沉弦。原文叙述最具代表性的是："胸痹之病，喘息咳唾，胸背痛，短气，寸口脉沉而迟，关上小紧数，瓜蒌薤白白酒汤主之"，还有"心痛彻背"等。

瓜蒌薤白剂方证的形成，与个人的体质状况与饮食习性有关。痰湿体质，加之饮食中膏粱肥厚比较多，到了中老年这个年龄段，就易患胸心痛这类病了。这类疾病包括冠心病、高血压心脏病、心血管神经症及围绝经期综合征等。

这三方共有药物六种，均有瓜蒌、薤白，说明这两味药是宣痹通阳、宽胸散结之主药；半夏降逆化痰、枳实宽中理气，为方之臣药；桂枝温阳化气，为之佐药；厚朴理气消胀，为之使药。这样宣痹通阳与理气降逆化痰相结合，使得该方成了心胃同治的复合方。只有胃气降，上焦之浊气才能散而降之，这样组合后的方剂比三个方中任何一个方的功效都好。原中国中医研究院副院长赵锡武先生，对瓜蒌薤白剂的应用，体验颇丰，他善于将瓜蒌薤白半夏汤与瓜蒌薤白白酒汤合为一方，脏冷者合枳实薤白桂枝汤，并随证加减，其疗效远比单一方剂效果好。原方有白酒，临床上用黄酒，若能饮酒者，可兑入黄酒煎煮，这样能使药物的作用发挥得更快更好。

我在内科门诊，经常遇到"胸痹心痛"这类疾病。病人会用"胸闷""心痛""心口憋闷""心胸好像有块砖压着一样难受"等话语告知。更有人直截了当地说"我有冠心病"。这个时候，医者在中医四诊之后，要看一看心电图及心脏影像的检查结果，以便了解更多更细的信息。每临此病，我的脑海里，很自然会浮现出《金匮要略》中有关"胸痹心痛病"的条文："夫脉当取太过不及，阳微阴弦，即胸痹而痛，所以然者，责其极虚也……"明了这些条文，在辨证论治上就不会犯明显的错误。举治验一则，供同道参考。

崔某，男，58岁，1981年4月就诊。

病人近2个月来，常感胸闷胸痛，痛甚则牵涉背部，每次发作由家属拍打胸背而后舒。舌质略暗，舌苔薄腻，脉弦细而缓。心电图示：心肌下壁及外侧壁缺血。此为胸阳痹阻、血脉不畅。治宜宣痹通阳为主，佐以化痰。用瓜蒌薤白剂加味，方药：全瓜蒌12克，薤白12克，法半夏12克，枳实10克，赤芍10克，郁金10克，秦艽10克，桂枝6克，生姜3克。水煎服。服6剂，胸闷减轻。后加冠心苏合丸1粒（包煎），服12剂，闷痛间或发作，且不牵引背部，自述胸部较舒畅。后因食肉饺，闷痛增剧，于上方去秦艽、冠心苏合丸，加生山楂15克，鸡内金30克，炒莱菔子10克。服6剂，闷痛减轻，脉象转为弦滑而缓，上方去鸡内金，加陈皮10克，赤芍改为15克，服12剂，闷痛基本消失。

瓜蒌薤白剂三方的主药是瓜蒌、薤白。瓜蒌辛润，是通络开结之良药。古人指出瓜蒌能使人心气"内洞"，"内洞"就是畅快。但瓜蒌的另一个作用是润肠通便，解除六腑之郁，前人曾说："腑气不通，必犯五脏"，故患胸痹心痛者常有便秘之虞，而腑气不通也是本病复发的常见因素。瓜蒌一味，上可宽胸通络，下可通腑通便，是解除胸痹心痛之良药。若有便秘之患，可以加大瓜蒌的用量。薤白这味药不可小觑，古人认为此药滑利，有"助阳道、散结"的作用（李时珍语）。我在治疗胸痹心痛病时，凡言"心胸闷痛"者，即用上薤白这味药，薤白为对证之药，故闷痛很快就会缓解。薤白一般用量可以掌握在15~30克。本例有胸闷痛并欲使人拍打，这是胸阳不得宣通的表现，故选用具有疏通胸中阳气，使气血得以流通的瓜蒌薤白剂，随症增入通络的秦艽、桂枝，活血化瘀的赤芍、郁金等，这样就使瓜蒌薤白剂的通阳宣痹作用由气分透入到血分，气行则血行，气脉血络一活，痹阻之心胸自然舒畅。

☞ 炙甘草汤益气复脉疗心悸

炙甘草汤是《伤寒论》中著名的补益之剂，成无己说它："益虚补血气而复脉"，尤在泾说它："阴阳并调"，喻嘉言则说："此仲景伤寒门中之圣方也"。而近人胡辞超则说："炙甘草汤建阳益气，补阴生血，血气内充，阴阳自和。"总之，它在《伤寒论》治疗八法中是补法的代表方剂。

炙甘草汤的原方组成为炙甘草四两（12克），生姜三两（9克），人参二两（6克），生地黄一斤（30克），桂枝三两（9克），阿胶二两（6克，烊化），麦冬半升（10克），火麻仁半升（10克），大枣三十枚（5~10枚，擘）。若气虚可加黄芪15克，红参10克，白术10克；血虚可加当归10克，何首乌15克，龙眼肉10克；阴虚可加沙参15克，玉竹10克；阳虚可加鹿角胶10克（烊化），肉苁蓉10克，巴戟天10克等。

《伤寒论》第177条云："伤寒，脉结代，心动悸，炙甘草汤主之。"依据《伤寒论》原文，炙甘草汤证的主要症状是心悸，动惕不安，脉象结代。何谓结代脉？第178条解释为："脉按之来缓，时一止复来者，名曰结。又脉来动而中止，更来小数，中有还者反动，名曰结阴也。脉来动而中止，不能自还，因而复动者，名曰代阴也。得此脉者，必难治。"这一段文字在"结""代"之后，都有一个"阴"字，说明结脉、代脉都与阳气、阴津不足有关，结脉主正气不足（含气血阻滞），代脉主脏气衰微和气血亏损，结脉代脉同时出现，则是脏器功能衰竭、气滞血瘀所呈现的脉象。阳气失煦、阴津失充，乃是结脉、代脉形成的基本要素。所以治疗的法则应当是双补气血，燮理阴阳，通调血脉。

凡出现结代脉，必然有心动悸之证。而治疗这种脉证，也必须照顾到气血、阴阳的多寡，以及气血的流通与否。炙甘草汤有两组药，一组是炙甘草、阿胶、生地黄、麦冬、大枣，为纯甘壮水之剂，为滋补阴血而设；一组是桂枝、生姜、人参，为辛甘化阳之剂，为温阳益气而设。另有火麻仁一味，有人要去掉它，认为是误写，不如用酸枣仁代之，我倒认为这种说法有点偏颇，若对心悸一症，加上酸枣仁未尝不可，但不可随意去掉火麻仁。张景岳说："麻仁性滑利，能润心肺，滋五脏，利大肠风热结燥，行水气……凡病多燥涩者宜之。"本证脉结代，与气血不足有关，与血脉涩滞亦有关，而火麻仁正有滑利血脉之力，去之反嫌不妥。经临床研究认为，炙甘草汤主要应用于心之阴阳、气血两虚所致的心动悸、脉结代，现代医学多用于循环系统疾病的治疗，如冠心病、心肌炎、风心病、心律失常等。

凡遇到心悸的病人，诊脉是第一位的。如果诊到结脉、代脉，脑海里首先出现的是炙甘草汤方证："炙甘草汤参姜桂，麦冬生地大麻仁，大枣阿胶加酒服，虚劳肺痿效如神。"今举一例，以说明之。

甘某，女，38岁，2004年1月就诊。

因胸闷、心悸，脉结代2年，加重月余来诊。面黄少华，语音低微，气不接续，脉有结代（期前收缩5~10次/分），舌体小，质嫩薄。查：脉搏62次/分，血压105/60毫米汞柱，心律失常，无病理性杂音，心电图提示：频发性室性期前收缩。此系心气不足，血行不利，致胸中络脉不和，形成胸痹。

方用炙甘草汤加味治之，方药：炙甘草30克，党参15克，麦冬15克，生地黄30克（先煎），阿胶10克（烊化），火麻仁10克，桂枝10克，大枣5枚（擘），另加赤芍10克，苦参10克，水煎服。服药10剂，胸闷、心悸减轻，结代脉减少。后在上方基础上随症加入浮小麦、山萸肉、橘红、石菖蒲等药，服药月余，结代脉偶见。后改以生脉散为主的方药，服药20余剂，结代脉消失。

炙甘草汤为益气复脉之方。考原方阴药用量大（如生地黄一斤、麦冬半升），而阳药（如人参二两、桂枝三两）用量反而不及其半，如此怎能使血脉通畅？这是阻碍许多人（包括我）理解、使用炙甘草汤的主要因素。后来看到《岳美中医案集》，有一篇"炙甘草汤治心动悸脉结代"验例，岳老指出："阴药非重量，则仓猝间无能生血补血，但阴本主静，无力自动，必凭借阳药主动者以推之换之而激促之，方能上入于心，催动血行，使结代之脉去，动悸之证止。"岳老讲的意思是说：滋阴补血药多一些，目的是把血脉中的阴血很快补起来，所以用量要大，但滋阴补血药的药性比较缓慢，主静，如果没有温阳益气的药难以迅速发挥作用，所以要用一些温阳益气药，来激活阴性药物。这就是"阳主动，阴主静；阳化气，阴成形"在方药学上的具体应用。但应用起来仍会有这样那样的问题，如生地黄、麦冬用量大了，会出现腹痛、腹泻、胃胀、纳呆等不适。为了避免这些不适的出现，我在用生地黄30克，麦冬30克以上时，除先煎30分钟外，常配入山楂一味同煎，则可收心律复而腹泻无的效果。至于山楂用多少量，要以病人的体质和病情而论。

另外，炙甘草汤原方在用法上，还有"以清酒七升、水八升"煮之的记载。对于方中的清酒究竟是何物，医家有不同看法。有人认为是白酒，有人认为是黄酒，还有人认为是江米甜酒，依据当时由于战乱导致民不聊生的情况，用白酒不大可能，用黄酒可能性大一点。黄酒为民间食用酒，南阳地区自古就有饮用黄酒的习惯，加之黄酒酒精度数低，又有通血脉的作用，所以加一点黄酒煎煮，有利于改善脉结代的状态。如果病人对酒精过敏，还是不用为好。

☞ 加减木防己汤治疗湿热痹

加减木防己汤出自吴鞠通的《温病条辨》，原文为："暑湿痹者，加减木防己汤主之。"但这个方子是从《金匮要略》木防己汤化裁而来的，《金匮要略·痰饮咳嗽病脉证并治》原文为："膈间支饮，其人喘满，心下痞坚，面色黧黑，其脉沉紧，得之数十日，医吐下之不愈，木防己汤主之。"可见它是用来治疗痰饮喘息病的。但到了吴鞠通手里，经过化裁，变为治疗暑湿痹的名方。由于此方由经方化裁而来，所以放于经方治验中探讨之。

《金匮要略》木防己汤原文是治疗支饮的，支饮是水饮停留于胸胃部。就病种而言，水饮与暑湿痹好像是风马牛不相及的事，但水饮与暑湿痹的致病因素，都包含有湿邪，水饮是湿邪，暑湿更是湿邪。介于此，吴鞠通将治疗支饮的木防己汤移植于暑湿痹上。《金匮要略》中的木防己汤由木防己、石膏、桂枝、人参四味组成，"辛苦寒温各适宜"。吴鞠通去其人参，加入杏仁、滑石、通草、薏苡仁四味，组成加减木防己汤，其用量为：木防己18克，桂枝10克，石膏18克，杏仁12克，滑石12克，通草6克，薏苡仁10克。加入这四味药，目的在于祛湿通痹，吴氏将此方标为"治痹之祖方"。风胜者，加桑叶10克；湿胜者，加萆薢10克、苍术10克；寒胜者，加姜黄10克、海桐皮10克；无汗者，加羌活10克、苍术10克；汗多者，加黄芪30克、炙甘草10克；痰饮明显者，加姜半夏10克、厚朴10克、陈皮10克。

此方所治之痹，以湿痹为主。湿痹与感受湿浊之邪有关。湿邪郁于经脉，久而不去，身体肢节有重着困痛之苦，他如舌苔白腻或灰腻，面色萎黄少华等。吴鞠通说："痹证总以宣气为主，郁则痹，宣则通也。"此方是辛温与辛凉结合的宣通之剂，以防己为主药，防己辛凉，可通行十二经，被人称为"行经之仙药也"（《本草蒙筌》）；石膏辛凉，清泄里热；桂枝辛温化气以利湿邪的温化；杏仁开肺气，肺气开，则水闸通，湿邪自然导下而行；滑石、白通草、薏苡仁，均为淡渗利湿之品。由此可知，加减木防己汤重在利湿，"湿去热孤"，暑热自无稽留之地。这是对经方发挥的代表方剂之一，《温病条辨》中还有诸多这样的方剂，可谓后世医家学习经方之典范。今举治验一例，以佐证之。

崔某，男，18岁，于1983年9月就诊。

病人因两下肢关节肿痛2个月，加重1周，于1983年9月入院治疗。2个月前左踝关节扭伤，后用凉水洗足，次日左踝关节肿胀，相继左膝关节肿痛。经用青霉素、醋酸泼尼松（强的松）、阿司匹林、吲哚美辛（消炎痛栓）等治疗，未见好转。入院前在某医院查左膝关节腔穿刺液，黄色混浊，李凡他试验（++），白细胞 $17.1×10^9/L$（$17100/mm^3$），多核细胞 0.48，淋巴细胞 0.45，单核细胞 0.05，嗜酸性粒细胞 0.02；类风湿因子强阳性；血沉 52mm/h。以"急性类风湿关节炎"收入病房。查体温 37.7℃，恶风汗出，口干喜饮，膝与踝关节胀痛有热感，小便短赤，舌尖红，苔白少津，脉细数。诊为风湿热痹，用加味木防己汤加减治之。防己 20 克，桂枝 10 克，生石膏 30 克，炒杏仁 12 克，滑石 30 克，通草 6 克，生薏苡仁 30 克，苍术 10 克，黄柏 10 克。水煎服。服药 8 剂，关节热痛减轻，但体温未降，左膝关节肿痛如故，舌脉同前。此为风邪虽去但湿热稽留，再加利湿清热之品以退热。上方增入青蒿 15 克，萆薢 15 克，秦艽 15 克。服药 6 剂，体温正常，关节肿痛止，下肢活动自如。查血沉 23mm/h，继服 7 剂，痊愈出院。

考《吴鞠通医案》，痹证医案共 16 例，而用加减木防己汤者竟达 11 例。吴鞠通在《温病条辨》加减木防己汤下写道："该方的加减为：风胜加桂枝、桑叶；湿胜加滑石、萆薢、苍术；寒胜加防己、桂枝、姜黄、海桐皮；胃热重加石膏、知母；无汗加苍术、羌活；汗多加黄芪、炙甘草；兼痰饮加半夏、厚朴、陈皮。"本案系风湿热痹，病程较短，湿热症状明显，与加减木防己汤方义合拍，故选用之。我在应用时，喜加二妙散清热祛湿；加青蒿以使热邪从里达外；萆薢善走下肢，不论湿热或寒湿，皆可应用；秦艽有"风药中之润剂"之称，祛风而不燥，故为医家所喜用。

☞ 桂枝芍药知母汤治疗顽痹

桂枝芍药知母汤是治疗顽痹的要方，清代魏念庭称："此方乃通治风寒湿三邪之法。"当代焦树德、朱良春等名家，亦喜用此方治疗顽痹。我在遇到难以治疗的痹证时，也会自然想到这个方子。这个方子药力大，散寒通络力强，对于久治不愈的痹证，有克敌制胜的效果。

《金匮要略·中风历节病脉证并治》曰："诸肢节疼痛，身体尪羸，脚肿如脱，头眩短气，温温欲吐，桂枝芍药知母汤主之。"你看，这种病在形体上就与众不同，许多顽痹病人关节疼痛感明显，身体消瘦，而且他的瘦不是一般的瘦，是"尪羸"，瘦得光有骨头没有肉了，这就叫"尪痹"。它的脉象应当是沉细而弱，不会有数象；舌苔白腻略滑，很少有黄腻苔，显示出一派风寒湿三邪内聚的征象。

桂枝芍药知母汤的原方组成是桂枝四两（12克），芍药三两（9克），甘草二两（6克），麻黄二两（6克），生姜五两（15克），白术五两（15克），知母四两（12克），防风四两（12克），炮附子二枚（5~10克）。如果汗出恶风明显，可加黄芪30克，浮小麦30克；疼痛甚，可加乳香10克，没药10克；肢体不利，可加伸筋草、老鹳草、豨莶草各15克。

形成桂枝芍药知母汤证的因素与风湿浸淫是分不开的。风湿着于筋骨，流注于肢节，阻碍气血流通，故肢节疼痛而肿大。但风湿具有游走性，犯上则头眩短气，犯中则温温欲吐，流注于下则脚肿如脱。治疗此证，必须祛风湿，而要祛风湿，就必须温通阳气。故方取白术、附子通阳祛湿（白术合附子为术附汤）；桂、麻、防三味祛在表之风湿；芍药与甘草为芍药甘草汤，有缓急解痉的作用；生姜和胃，并有散湿的功效；知母一味有点特殊，乍看起来是养阴的，实际是清热消肿，其对于膝关节肿大者，尤为重要。原方中知母与桂枝、防风都是用到四两，可见它在方中是非常重要的一味药。中医将类风湿关节炎和风湿性关节炎通称为痹证，细分起来，大体有风寒湿性与风湿热性两种。本方证适用于前者，其功效为通阳行痹、祛风胜湿。如果遇到风湿热性的痹证，也可以用，但是要加一些清热通痹的药。今举例如下。

桑某，男，45岁，于2003年8月就诊。

近5年来，两膝关节疼痛，逐年加重，伸屈不利，遇冷则甚，秋冬加剧，有时发寒热，气短难续。2个月前又出现两踝关节肿痛，须扶杖行走。查类风湿因子阳性，抗"O"833U，血沉36mm/h。刻诊见两膝关节红肿疼痛，扪之灼热，行走痛甚，舌薄黄而腻，脉弦数。曾用黄芪桂枝五物汤治疗，痛无改善。诊为类风湿关节炎，属风湿化热伤阴之历节病。法当通阳行痹、祛风除湿、和营止痛，宜桂枝芍药知母汤治之。方药：桂枝15克，生白芍15克，知母10克，防风10克，麻黄10克，制附子30克（先煎2小时，后纳他药），炒白术15克，生甘草10克，生姜10克。水煎服，每日1剂，分2次服用。服用10剂后，自觉症状好转。加入生黄芪15克，海风藤15克，服药15剂后，症状基本消失，可以自由活动。查类风湿因子阴性，抗"O"400U，血沉 8mm/h。随访 1 年未再复发。

桂枝芍药知母汤为治疗历节痛风之要方，与乌头汤同出自《金匮要略》历节病篇。本方所治以感受风湿、化热伤阴之历节病为宜；而彼方所治以感受寒湿、阳虚寒凝之历节病为宜。其共同点为关节剧痛，不得屈伸；而不同处为本方见痛处红肿灼热，彼方见痛处畏寒喜热。故本方除用桂枝、麻黄、防风祛风散寒，白术、附子助阳除湿祛寒外，另取芍药柔和筋脉，知母清热消肿。如此配伍，还可抑制桂枝、麻黄、白术、附子辛燥伤阴之弊。本案风湿蕴积日久，深入筋骨，绝非黄芪桂枝五物汤所治范畴，且等闲小剂殊难胜疏风祛湿活络之重任，故取桂枝芍药知母汤犁庭扫穴之计。我喜加入黄芪、海风藤，意在加强益气行血通络的作用。关于方中知母一味，有人不知用意如何？其实知母在方中并非单一清热，而是在清热的基础上达到消肿止痛的作用。考《神农本草经》，知母列为中品，有"除邪气、肢体浮肿"之功效。仲景深明其意，设桂枝芍药知母汤主治肢节疼痛，身体尪羸，脚肿如脱，可知仲景之方药多从《神农本草经》来也。

☞ 百合知母汤合百合地黄汤润燥安神

提起百合知母汤诸方，人们就会想起百合病，随之脑海里就浮现出《金匮要略》关于百合病的原文："百合病者，百脉一宗，悉致其病也，意欲食不能食，常默然，欲卧不能卧，欲行不能行，饮食或有美时，或有不用闻食臭时，如寒无寒，如热无热，口苦，小便数，诸药不能治，得药则剧吐利，如有神识之疾，而身形如和，其脉微数……"这一段经文，让你看起来有点如坠云雾之中，会认为这样的病人一定是"神经病"。说"神经病"有点过分，但其与现代医学的神经症是相符的。由于这种病是百脉失和，又加之以百合为主药治疗，故名"百合病"。

百合知母汤与百合地黄汤是治疗百合病的主要方剂，其他还有百合鸡子黄汤、百合滑石汤等。我常将百合知母汤与百合地黄汤合二为一，其原方组成为：百合七枚（30克），知母三两（9克），生地黄一升（20克）。原方先将百合浸泡一宿，第二天去其水，再用泉水煎煮，去渣，加入生地黄汁、知母，再煎煮后取液，温服。现在可以将百合、知母、生地黄三味一同煎煮，取液温服。若口渴甚，可加北沙参30克，天冬15克；失眠严重者，可加首乌藤15克，莲子心6克；汗出过多，可加浮小麦30克，地骨皮15克；情志不舒，可加合欢皮15克，佛手花10克；心烦意乱，可加炙甘草15克，大枣5枚（擘），小麦30克。

百合病是由于身体虚弱，余热未尽，干扰百脉而为病。究其原因，多与伤寒大病之后，余热未解，百脉不和，或平素思虑忧愁不解，暗耗阴津；或猝临异境，精神恍惚，阴血渐亏，百脉失其所养，故有如是之证也。临床上的主要症状为：神志恍惚，头晕目眩，心悸少眠，如寒无寒，如热无热，口渴，烦躁不宁，小便短赤而数，舌红少苔，脉象微数。此时宜养阴清热，润燥宁心。若医者将"如寒无寒，如热无热"误认为是表证而用汗法，将导致阴津更加耗伤。

肺朝百脉，百脉皆会于肺，肺病则心病，故方取专入心肺之经的百合，平缓不峻，养心润肺；另取知母养阴清热，除烦止渴；生地黄凉血清热，以解余热之干扰。三味合力，可以除余热，养阴津。心肺无干扰，则百脉安和，余热诸恙顿失。

百合知母汤与百合地黄汤二方，仅三味药。二方的方证必须具有"百合病"的特点，如身体虚弱，有虚热象，脉象细数等，只要符合这个特点，就可以考虑用百合知母汤类方治疗，这就是中医学"异病同治"的思维范畴。"百合病"是张仲景所创立的特有病名，而立百合类方，又与病名相符，这在中医病名学里也是非常少见的。今举一例，加以说明。

赵某，女，27岁，农民，于1988年6月就诊。

由于产后出血过多，体质虚弱，低热半月。热退后，遗患口苦咽干，五心烦热，入夜难眠，并有手足汗出，舌质嫩红，苔少，脉细数。脉症合参，显系心肺阴虚，热伏阴分所致。治宜清心润肺，兼除虚热。方用百合知母汤合百合地黄汤加味，方药：生百合30克，知母10克，生地黄15克，青蒿30克，地骨皮30克。初投3剂，汗出已止；又服1周，夜眠5~6个小时，且口苦咽干已无，舌上布津。恐其药物过凉伤其气分，遂去青蒿、地骨皮，加入生山药30克，继服10剂而安。

百合知母汤和百合地黄汤出自《金匮要略·百合狐惑阴阳毒病脉证并治》，原文并未言及治疗失眠症，但历代医家用于治疗失眠症者不乏其例。其原因有二：一是百合病有"欲卧不能卧，欲行不能行"的"躁不得卧"症（成无己语）；二是百合是一味清心润肺的良药，本身就有安神的作用。因此，用百合类方治疗失眠症是顺理成章的事。我对百合知母汤类方的应用，多基于心肺阴虚津伤之候，或温热病之后，或化疗、放疗之后，或产后阴血未复，或围绝经期阴虚火旺之体等，凡见到心烦不得眠，而具备脉细数、舌质红赤者，均可考虑用百合知母汤类方加减治疗。本例因产后失血而使心肺之阴受损，导致心脉失养，肺阴失润，加之热伏阴分，使心火浮越于上，所以会出现失眠症。国医大师何任先生说："余遇患热性病之后阶段，有口苦，尿黄或赤，并有某些神经系统见证者，往往先考虑分析其是否符合本证（指百合知母汤证）。"这是从心与小肠邪热下迫而考虑应用指征。由此可以看出，经方的使用范围不能局限于文字层面，而应从证候的角度去分析选用。

☞ 桂枝甘草龙骨牡蛎汤疗心悸

桂枝甘草龙骨牡蛎汤是《伤寒论》桂枝汤类方之一，原文（第118条）云："火逆下之，因烧针烦躁者，桂枝甘草龙骨牡蛎汤主之。"就症状而言，仅有"烦躁"二字。但医学家由此而体悟出所治疗的症状包括神志痴呆、表情淡漠、烦躁、失眠、汗出、苦笑无常，甚则发狂等。

为什么会出现这些神志异常呢？从《伤寒论》原文来看，是由于医者误用下法，伤其元气，又复用"烧针"，使已经损伤的元气为火邪（烧针）所迫。从现代治疗学来说，可能是误用苦寒清热药引起泻下，又用温灸法想纠正因误治而引起的里寒，这样一寒一热，使得心经的阳气不能内守，所以会出现神志异常的症状。

桂枝甘草龙骨牡蛎汤的原方组成是：桂枝一两（3克），炙甘草二两（6克），牡蛎二两（6克），龙骨二两（6克）。加减法为：失眠严重，加酸枣仁30克，柏子仁15克；心悸出汗，加五味子6克，山萸肉10克，浮小麦30克；烦躁甚，加焦栀子5克，莲子心3克；大便干结，加生大黄10克（后下），生地黄15克。

这张方子的功效为扶助心阳、镇潜安神。方取桂枝、甘草以复心阳之气，龙骨、牡蛎以安烦乱之神。有人认为桂枝与甘草是补充心气的，龙骨与牡蛎是镇静安神的，或者说前者扶正，后者祛邪。药虽四味，但功效明显，这就是经方的特点："方小而力大"。刘渡舟先生曾治疗一例具有代表性的桂枝龙骨牡蛎汤证。刘老一位年轻朋友，有一天突然心悸、心慌，而且因为心慌而坐卧不安。刘老摸他的脉弦缓无力，舌淡少华，判断他为夜作耗神，心阳虚衰而神不守舍，给予桂枝甘草龙骨牡蛎汤：桂枝9克，炙甘草9克，龙骨12克，牡蛎12克。服用3剂就好了。凡符合心阳外越，神不守舍所致之病证，均可考虑用此方治疗。试看我所治疗的一例，以资说明。

安某，女，32岁，职员，于1981年10月就诊。

半月前下班较晚，待骑车行至城郊时，突然被人从后摔倒，欲行不轨，后被人救下，送回家中。自此心悸、怔忡，睡眠不安，夜梦不断，总有恐惧之感。休息1周后症状如故，后到医院诊治，心电图检查：心率87次/分，窦性心律失常。心肺听诊：无异常。给予普萘洛尔（心得安）、谷维素及天王补心丹等治疗，效果不显，遂到我院就诊。刻诊：慢性病容，精神不振，叙述病情不连贯，语音低微，时手汗出，舌质淡暗，薄白苔，脉象弦细。从病因和症状分析，为心阳虚馁，神不守舍。治宜温阳宁心，收敛神气。方选桂枝甘草龙骨牡蛎汤加味，方药：桂枝10克，生龙骨20克，生牡蛎20克，炙甘草20克，麦冬15克，五味子6克，水煎服。二诊：服药3剂，夜眠渐安，恐惧感明显减退，表情有所振作，上方加酸枣仁30克。三诊：继服5剂，心悸、怔忡近无，心电图检查：心率76次/分，窦性心律。继服5剂，巩固疗效。

桂枝甘草龙骨牡蛎汤仅四味药，但却是使用率比较高的经方之一。《伤寒论》原文所述甚简，唯突出"烦躁"一症，但根据临床观察，应用范围还包括心悸易惊、失眠、汗出不止、气短乏力、遗精、精神恍惚等。我还将其用于小儿夜惊、不时眨眼、时发抽搐等儿科杂症。根据"异病同治"的原则，凡心阳不振、心气不敛、心神不守的病证，如心悸、怔忡、健忘梦多及眼肌痉挛等，均可以本方为主要方剂加减治之。本例因惊恐而心阳涣散、神不守舍，故取桂枝、甘草扶心阳，龙骨、牡蛎敛心神；因手心汗出，故加麦冬、五味子滋养心阴，以补充失散之阴津，亦有利于收敛心神。依据原方用量，桂枝应小于其他三味，这是因为桂枝辛温，为动性药，以鼓舞心阳为务，而其他三味为静性药，以镇静心神为主。若桂枝量大，会使心神外越，不利于发挥其他三味药的安神作用，导致心悸、怔忡加剧，这是经方在用量方面的真谛，切不可忽视之。

☞ 麻黄细辛附子汤治疗面部痛风

麻黄细辛附子汤是《伤寒论》中大辛大温的代表方剂之一，又是表里同治的唯一方剂。我认为，这个方子既可温里，又可透表；既可通大经，又可通细络；既可在表辛散太阳之寒，又可在里温养少阴之阳。是治疗疑难杂病的常用方药。

麻黄细辛附子汤的原方组成为：麻黄二两（6克），细辛二两（6克），炮附子一枚（5克）。若痰湿盛者，加陈皮10克，杏仁10克；血瘀者，加当归10克，丹参15克；有表邪者，加荆芥10克，白芷10克，桂枝10克。《伤寒论》第301条云："少阴病，始得之，反发热，脉沉者，麻黄细辛附子汤。"少阴病一般是不发热的，为什么这里有发热呢？可以理解为虚阳外越所致，非外邪袭表直接使然，其证据为"脉沉"。

这种证候主要见于阳虚体质，不慎感受外寒，寒邪入里，迫虚阳外越，故而出现"反发热，脉沉"的症状。随之会出现恶寒，肢冷，头痛，身痛，精神不振，舌质淡白，脉象沉细。

前人讲，这一条（第301条）是太阳与少阴合并病，即既有太阳病之发热，又有少阴病之脉沉，表里同病。要解太阳病之表邪，须有麻黄之辛温解表，要温少阴经之"脉沉"，须有附子之温肾壮阳，故方选走表之麻黄与入里之附子。而细辛则有通达表里、温通上下、沟通太阳与少阴两经之作用，如同"中介"之位，非此莫属。具体地讲，麻黄达表，附子温里，细辛通络；麻黄得附子，助阳解表，祛邪而不伤正；附子得细辛，温阳通络，使经气通利而不滞。三药配伍，可温可散，可表可里，可上可下，可升可降，对于寒象比较明显且有疼痛症状者，最为贴切。应用此方的重要指征是脉象沉细，舌质淡白；非此脉象与舌质者，当审慎选用此方。今举一例三叉神经痛病例说明之。

于某，男，37岁，于1998年5月就诊。

3年前患右侧颊部并及右上齿连及右眼剧痛，痛如电击，发作无定时，发作时寒温不适，影响吃饭、说话与表情，曾用针灸、药物注射、外敷贴剂及维生素、中药汤剂等治疗，均无显著效果。在多家医院均诊为三叉神经痛（第1、2支）。近月来，发作频繁，每日发作一次或数次，说话困难，张口痛甚，伴有面肌抽颤。刻诊：表情痛苦，患部有凉风吹样感，时有流涎，脉象沉细弦，舌质淡白，苔薄白而滑。辨为风寒袭络，卫阳被遏，久而不出，每遇风寒或气郁即发。治以温经通络，调和营卫，佐以祛风止痛。方取麻黄细辛附子汤加味。方药：生麻黄6克，炮附子6克，细辛3克，白附子10克，全蝎6克，炒白芥子10克，白芷10克，生甘草10克。水煎服。二诊：上方服7剂，疼痛发作明显减少，一日或两日发作1次，但右面颊仍感拘急不舒，张口不利，上方加蜈蚣3条，研末，分2次冲服。三诊：上方继服14剂，疼痛消失。改用散剂，以巩固疗效。方为：生麻黄30克，炮附子15克，细辛15克，白附子30克，全蝎30克，白芷30克，生甘草30克。共研细末，每次3克，每日3次，温开水送服。半年后随访，病未复发。

在我学习的时候，老师教我们，麻黄细辛附子汤是"太少两感"之方。当时只是从字面上理解为治疗太阳与少阴两感的方子，而在临床上遇到这样的外感病很少，所以对于它的真正用途比较模糊。到了临床上，经过实例观察方才知道，"太少两感"就是少阴阳虚的体质患了风寒感冒，既要治疗风寒感冒，又要照顾他的阳虚体质，所以就不能用麻黄汤、桂枝汤类方治疗了，张仲景设立了一首麻黄细辛附子汤，这种既治本又治标的思路，应当是我们学习的真谛。

前人对麻黄、附子、细辛三味药的应用都比较谨慎，如麻黄易于发汗亡阳，附子毒性明显，"细辛不过钱，过钱胜人言"（即胜过砒霜之毒，人言者，信也），经过临床实践反复应用，才对它有了较为明确的认识。我的体会是，凡是寒性疼痛，都可以考虑使用这个方。三叉神经痛是非常痛苦的疾病，由于它发作突然，痛如电击，而且没有特效镇痛药，所以给病人带来很大的痛苦。中医学认为，本病属于"面痛"和"头风"范畴，是由反复感受风寒，外邪潜伏于面部经络，久而不散所致。因风性动而不拘，每因外邪或情绪激动而诱发，故治疗应以温经散邪解郁为法。而《伤寒论》中的麻黄细辛附子汤即具有这种独特的功效。方中三种药物均为辛温流动之品，既可以外散风寒，又可以温通解郁；另外所加药物如全蝎、蜈蚣等动物药，搜风止痛作用更强；他如白芷、白芥子，也是辛温通络的药物，白芷为阳明经药，尤适宜于祛除面部风寒之邪，白芥子善于搜皮里膜外之风痰，且辛温走窜之力非常显著，余常用来治疗顽固性疼痛、麻木、震颤、抽搐等。由于所服药物多为辛温之药，若有伤阴耗津之弊，可加麦冬、沙参、玉竹等药以润之。

☞ 葛根黄芩黄连汤清热降压

葛根黄芩黄连汤是临床上常用的经方，《汤头歌诀》云："葛根黄芩黄连汤，甘草四般治二阳，解表清里兼和胃，喘汗自利保平康。"这里说的"二阳"即太阳与阳明二经，但实质是以治疗阳明经热邪不解为主的，并不是治疗太阳经病。只是说阳明经的热邪是由太阳经病邪不解，随之传入阳明经而发病的。临床表现为：发热，略恶风寒，汗出、口渴，气促，下利，脉以数象为多见，舌苔黄腻。

葛根黄芩黄连汤的原方组成为：葛根半斤（15克），炙甘草二两（6克），黄芩三两（9克），黄连三两（9克）。若热盛者，加金银花15克，连翘15克；下利甚者，加白头翁15克，马齿苋30克；口渴者，加天花粉15克，知母10克，北沙参15克；小便短赤者，加白茅根30克，车前子15克（包煎）。先煮葛根，后入余药。煎煮600毫升，每服200毫升，3次服尽。

我们回过头来看一看《伤寒论》的原文（第34条）："太阳病，桂枝证，医反下之，利遂不止，脉促者，表未解也；喘而汗出者，葛根黄芩黄连汤主之。"此证的形成路线是：太阳病，桂枝证，当用桂枝汤治之，医者反用下法，估计是用了大黄类方药，使外邪陷入阳明经（以手阳明大肠经为主），引起下利不止。这里的下利，是指大便稀薄、次数多。热邪内陷迫肺，会出现汗出、气促如喘诸症。后人总结本方证有五个典型症状，即发热、恶风寒、下利、汗出、喘息，但主要是发热、下利、恶风寒三症，其中以发热、下利为其主要症状。个别病人会有脓血便，肛门处灼热，夏秋季发生这样的病证比较多。舌苔必然是黄腻，脉象弦数。若是水滑苔，或无苔，那就不是葛根黄芩黄连汤证了。经临床观察，此方主要用于热性腹泻、急性痢疾。但近年来有用本方治疗高血压者，亦有如期效果。今将我所治一则高血压病例介绍于后，以示此方之灵活性。

樊某，男，49岁，干部，于2001年春季就诊。

患高血压2年，曾用复方罗布麻、卡托普利等药物治疗，血压由170/95毫米汞柱降至140/87毫米汞柱，但头晕、颈项不舒（如落枕感）、口干黏苦的症状未见减轻。刻诊时舌质暗红，苔薄黄，脉象沉弦细紧。脉症合参，诊为痰火上扰、经脉失柔证，拟葛根黄芩黄连汤加味，方药：葛根15克，黄芩10克，黄连10克，赤芍30克，天竺黄10克，生甘草5克。服用7剂，头晕有所减轻，但颈项不舒等症仍存。上方葛根加至30克，并加用芦根30克。服5剂，头晕已去大半，颈项舒展自如，血压已趋平稳。继服7剂，症状如失。

近人根据葛根汤治疗外感病"项背强"的记述，将其扩展应用于高血压的项背紧痛证。由此深入研究葛根的药效，证实葛根确有良好的温和降压和改善脑及冠状动脉血液循环的作用。主含葛根总黄酮的愈风宁心片就是近年来研制出的具有降压作用的新中成药。我受其启发，着意用解表清里的葛根黄芩黄连汤治疗高血压并具项背紧痛者。方中黄芩、黄连既是清心降火的良品，又有显著的降压作用；加赤芍以活血化瘀，加天竺黄以清化热痰。全方组合可收舒展经脉、清脑降压，对于痰火上攻、头颈血瘀的高血压有良效。应用此方治疗高血压之眩晕，需注意有无内热指征，如脉数或苔黄，若无则不可用之，不可一见项背紧痛便用此方，以免以药误证。

☞ 柴胡加龙骨牡蛎汤除烦解惊

柴胡加龙骨牡蛎汤出自《伤寒论》第107条，原文谓："伤寒八九日，下之，胸满，烦，惊，小便不利，谵语，一身尽重，不可转侧者，柴胡加龙骨牡蛎汤主之。"日本汉方医家大塚敬节在《汉方诊疗三十年》一书中云："该方（指柴胡龙骨牡蛎汤）可应用于神经病、血道病（类似于循环系统疾病）、精力衰退、阳痿、心脏肥大、心脏瓣膜病、高血压、动脉硬化症、失眠、神经性心悸、癫痫、毒性弥漫性甲状腺肿等疾病。"由此可见，该方所治疗疾病的范围比较广泛，尤以精神与神经系统疾病为宜。

柴胡加龙骨牡蛎汤的原方组成为：柴胡四两（12克），龙骨、黄芩、生姜、铅丹、人参、桂枝、茯苓各一两半（各5克），半夏二合半（3克），大黄二两（6克），牡蛎一两半（5克），大枣六枚（3枚）。方中铅丹的化学名为四氧化三铅，有一定毒性，味辛性寒，有坠痰祛邪的功效，主治癫痫、癫狂诸症。在具体应用时，一般不用铅丹，可用磁石30克或生铁落30克（均先煎30分钟为宜）代之。若时时苦闷，可加甘麦大枣汤缓解，取炙甘草30克，小麦30克，大枣5枚（擘）；用于癫痫，可加赤芍30克，双钩藤15克（后下），黄连8克；若有血瘀指征，可加当归12克，丹参30克；有抽搐者，可加全蝎粉3克（冲服），僵蚕10克；其他祛痰安神药，如郁金、石菖蒲、胆南星、天竺黄等，均可适当选用。

柴胡龙骨牡蛎汤证是怎样形成的呢？从经文上看，与治疗不当有关。按一般规律，外感病应该八九天就痊愈或向愈了。可是医者却用了下法，估计还不是一次用，而是反复用。另一方面，历代医家还认为，其病证的形成与病人自身受到精神刺激或心情不好也有关系。所以出现的症状多与神志有关，其主要临床表现为：精神不安或呆滞（包括急躁易怒、悲伤欲哭、哭笑无常、郁郁寡欢、目瞪不顺、自言自语等），失眠多梦，胸胁满痛，心悸，便秘，脉象一般是弦数，而舌苔黄腻的比较多。提示这些病证的依据，就是原文所言的"烦、惊"与"一身尽重，不可转侧"。据报道，一四岁男童，患脑炎后遗症一年，全身瘫痪，面色苍白，印堂、目下、鼻头青暗，卧不能动，犹如死人，不会吞咽食物。医者依据"一身尽重，不可转侧"句，投以柴胡龙骨牡蛎汤原方，治疗1个月而愈。

柴胡加龙骨牡蛎汤即半量小柴胡汤去甘草，加龙骨、牡蛎、桂枝、茯苓、铅丹、大黄。方以小柴胡汤和解少阳，宣畅气机，加桂枝通达阳气，大黄泄热和胃，铅丹、龙骨、牡蛎重镇安神，茯苓宁心安神，去甘草者，防其甘缓之性有碍祛邪也。本方既然是小柴胡汤的变方，其证就与少阳证有关。吴谦的《医宗金鉴》指出："是证也，为阴阳错杂之邪；是方也，亦攻补错杂之药。"在《伤寒论》六经证候中，唯少阳证为半表半里、阴阳错杂之证，如寒热往来，胸胁苦满，口苦，咽干，目眩，默默不欲饮食等。因用下法使其热邪内陷，故加大黄以泄热；因肝胆之气不宁，心神被扰，故加龙牡、铅丹以重镇安神。总之，本方证必有神志错乱或不宁之证，临床见此才可投之。

柴胡加龙骨牡蛎汤作为小柴胡汤的变方，它在具有小柴胡汤功能的基础上，必然有其变化之证与变化之药。这里说的变化之证，就是"烦、惊"，而针对"烦、惊"的药，一般人自认为是龙骨、牡蛎与铅丹，殊不知还有两组药对是不可忽视的，那就是桂枝与茯苓、桂枝与大黄。桂枝与茯苓在张仲景的方中是很常用的，它的作用是温阳化气利湿。少阳经气不利了，三焦的气化作用就会降低，这样水湿就会郁结，就会有"一身尽重，不可转侧"。桂枝温阳化气，茯苓健脾利湿，乃是温阳化气利湿的最佳配对。桂枝与大黄的配伍，也是张仲景常用的药对，它的作用是活血祛瘀，可以说是针对"烦、惊"而设的，这一药对在桃核承气汤里也用，由于"烦、惊"涉及血分病变，所以必须有入血分的药，桂枝可以活血，大黄既清热，又可活血，在这里不是通下药，而是入于血分搜热邪外透之药。全方具有和解少阳、散郁降逆、清热搜邪、镇惊安神的功效。今举一例，以资说明。

彭某，女，59岁。2013年3月初诊。

病人自诉每晚彻夜不寐，白天也无困乏之感，曾服中草药（不详）和西药（氯硝西泮）半年，症状未有明显减轻。刻诊：烦躁不安，声高语急，昼夜不寐，焦虑不安，胡思乱想，胸胁胀满，大便干燥，舌质红，苔薄黄，脉弦数。证属：阴阳不和，肝胃内热。治以通阳和表，泻热清里，除烦镇惊。方以柴胡加龙骨牡蛎汤加减，方药：北柴胡10克，生牡蛎15克，黄芩10克，生龙骨15克，茯苓15克，莲子心5克，大黄5克，灯心草5克，生姜8克，大枣6枚（擘），半夏10克，桂枝10克，党参10克。二诊：服10剂后，病人心烦满闷明显减轻，较前安静一些，睡眠得到改善。上方又加小麦30克，炒酸枣仁30克以养心除烦安神。后又连续服药1个月，病人睡眠正常。

我对此方的认识，源于日本汉方医家龙野一雄的著作，他在所著《中医临证处方入门》一书中，指出了柴胡加龙骨牡蛎汤的应用指征："运用一：以

烦、惊的神经症状为目标；运用二：用于身重、不可转侧的症状。"特别是
"运用一"，是应用此方的关键。后世医家认为，原文中"胸满、烦惊"之烦
与惊二字，不可忽视。烦，包括烦恼、急躁；惊，包括惊悸、失眠、谵语等。
后来又读到大塚敬节的书，印象更为深刻。本例所用方药，柴胡、桂枝、黄
芩和解表里，以治胸胁烦满；龙骨、牡蛎重镇安神，以治烦躁焦虑；半夏、
生姜和解降逆；大黄泻里热，茯苓安心神；人参、大枣益气扶正祛邪；又加
莲子心、灯心草清心热，除烦躁。另外，安抚病人与其家属，令其心无杂念，
亦是治愈的重要前提。

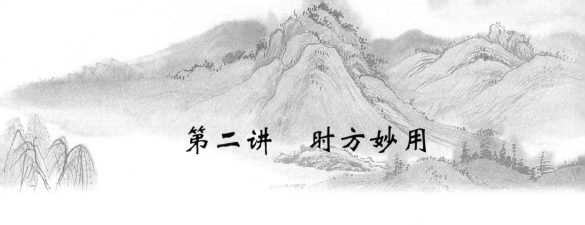

第二讲　时方妙用

时方之名，出自宋代陈师文等所著的《太平惠民和剂局方》。戴良《九灵山房集》一书中，朱丹溪曾云："时方盛行陈师文、裴宗元所定大观二百九十七方，丹溪昼夜习读，悟道：'操古方以治今病，其势不能以尽合。'"自此，始有经方、时方之分，但真正以时方命名的可能是清代陈修园所著的《时方妙用》与《时方歌括》，而后世医家将经方以外的通用名方皆称为时方。时方是对经方的继承与发挥，具有贴切实践、方证明确、组合简要等特点，如常用的逍遥散、六味地黄丸、资生丸等。今择其中常用的几首，讲述如下，以彰显其效验。

一、逍遥散

逍遥散出自宋代陈师文等所编著的《太平惠民和剂局方》，为后世医家最为常用的时方之一。

逍遥二字，最早见于《庄子·逍遥游》。逍遥，亦作"消摇"，它是指悠然自得的样子。"逍遥游"就是自由自在，没有任何约束地活动。人不能逍遥，病在"有为"，如果一个人每日都在为功、为名、为己而忙碌，这样就不可能逍遥。而"圣人无名，神人无功，至人无己"。一个人如果能达到"无名""无功""无己"的境地，自然就无为了，也就可以逍遥了。

《逍遥游》全篇讲的就是逍遥自在，超脱于名利之外，任自然之理，运行无穷。清代王子接说："逍遥，《说文》与'消摇'通。《庄子·逍遥游》注云：如阳动水消，虽耗不竭其本；舟行水摇，虽动不伤其内。譬之于医，消散其气郁，摇动其血郁，皆无伤其正气也。"

逍遥散原方的组成、剂量与服法为："柴胡、当归、白芍、白术、茯苓各一两，炙甘草五钱。共为粗末，每服二钱，水一大盏，烧生姜一块切破，薄荷少许，同煎至七分，去渣热服，不拘时间。"现代用法：参照原方比例，酌定用量，作汤剂煎服；亦有丸剂，每日2次，每次6~9克，但散剂现在很少见到了。本方名曰逍遥，乃指方中柴胡疏肝解郁，以顺其条达之性，使肝气发挥正常作用；当归、白芍养血柔肝，补肝体而和肝用；白术、茯苓健脾益气，脾强则不受肝侮；炙甘草缓肝急以止痛；薄荷少许助柴胡疏肝解郁。诸药合用，肝脾同治，气血兼顾，实为疏肝扶脾的良方。

明代赵献可的《医贯》很重视逍遥散，他说："予以一方治其木郁，而诸郁皆因而愈。一方者何也，逍遥散是也。"这里说的木郁，即肝郁，肝郁为诸郁之首。清代王旭高在说到逍遥散时云："郁虽有六思虑多，思虑伤脾肝作恶。此方舒达肝与脾，无伤正气逍遥却。"六郁者，气、血、痰、火、湿、食也，这是以病因分类。若以五行而论，以木郁为多，木郁则火郁，火郁则土郁，土郁则金郁，金郁则水郁，五行相因，自然之理也。"一方治木郁，而诸郁皆解，逍遥散是也。"而木郁（肝郁）多由思虑不遂所致，思则气结，气机不畅则伤肝，木郁解了，其他诸郁就会随之而解。此方可以疏达肝、脾二经，使气郁得解，血瘀得活，气血畅通，情志自然逍遥无伤。

逍遥散所治，原文为："血虚劳倦，五心烦热，肢体疼痛，头目昏重，心忪颊赤，口燥咽干，发热盗汗，减食嗜卧，及血热相搏，月水不调，脐腹作痛，寒热如疟。又疗室女血弱阴虚，荣冲不和，痰嗽潮热，肌体羸瘦，渐成骨蒸。"看起来所治之症，多为阴虚劳症，后段文字又多涉及妇科疾病，其实这一段文字所描述的是肝郁脾虚久治不愈，导致气血生化障碍，使肝藏之血越来越少，逐渐形成了肝郁夹阴虚劳症。所述症状颇多，在具体应用时，应当依据病情，随证加减。

由于逍遥散组方简练，用药不多，所治之病证，又为大众百姓所常患，故被历代医家所常用。清代江笔花说："女科除外感内伤外，不外血虚与肝郁，所以治疗女科病，四物、逍遥二方，首当考虑。"他把逍遥散作为妇科病的首选方之一。这是对逍遥散功效的推崇，而不是划定范围。但当前社会上却流传着这种说法："逍遥散只治妇科病，不治男子病"，这种说法与原文所说、历代医家的用法是不一致的。

自宋以后，历代医家对逍遥散的功效进行了不断探索，其应用指征大致可归纳为：胃脘胀满，食欲不振，胸闷气促，两胁胀痛，善太息，咽部异物感，或往来寒热，头晕目眩，口咽干燥，经前乳房胀痛，痛经，舌质偏暗，苔薄白，脉弦或滑。这些症状可以归纳为肝郁脾虚、血虚气滞等，其病种常见于消化、神经、内分泌、血液等系统及五官、妇科等。

清代程钟龄治疗暴发性耳聋时，认为其病机是"气火上冲"，选用逍遥散，加蔓荆子、石菖蒲、香附治之。若是风热相搏，津液凝聚，耳内有脓水流出者，其认为是肝经风热所致也，选用逍遥散去白术，加荷叶、木耳、贝母、香附、石菖蒲治之。

国医大师王绵之教授认为，逍遥散具有从三个环节调整脏腑功能的特点，其方证既有肝郁，又有血虚，还有脾虚。是先血虚还是先肝郁，是由血虚导致肝郁，还是由肝郁导致血虚，都有可能。所以在逍遥散的方证中，三者的关系是互相影响的，治疗时照顾不到任何一方都是不行的。本方中当归为第一君药，白芍为第二君药；白术和茯苓是臣药，健脾利水。要注意白术与茯苓的用量比例：两者用量相平时，侧重的是健脾气、助运化；如果茯苓大于白术，就侧重于利水健脾。逍遥散在后世的发展，临床上最常用的就是加味逍遥散。即原方加入牡丹皮与栀子，以治疗血热相搏，月经不调。

中医学家秦伯未先生在谈到肝硬化的治疗时说，最基本的方剂当推逍遥散，逍遥散的作用，一面养血，一面健中，用柴胡调气主持其间，虽能疏散，但主要还是调养肝脾，秦老认为这与改善肝功能有一定关系。

后世医家还对逍遥散的原方进行了加减，表现出方剂实用的灵活性。

逍遥助孕汤：逍遥散加香附、郁金、合欢皮、娑罗子、路路通、陈皮，主治肝气郁滞型不孕症。

逍遥降糖饮：逍遥散加生地黄、知母、枸杞子、香附、川芎，主治肝郁气滞型糖尿病。

变通逍遥散：逍遥散加香附、佛手、煨姜，主治肝郁脾虚之痛经。

丹栀逍遥散加墨旱莲，主治乳头溢液症；丹栀逍遥散加木瓜，主治髋关节滑膜炎；丹栀逍遥散加丹参，主治功能性低热；丹栀逍遥散加菊花、石菖蒲，主治肝郁型急性视神经炎；丹栀逍遥散加生地黄、石菖蒲、桃仁，主治肝郁脾热型萎缩性鼻炎。

日本汉医学家矢数道明以逍遥散加荆芥、地骨皮、薏苡仁，治疗一例患特异性皮炎 10 年之久的病人，后病人皮炎完全好转。

大塚敬节认为，逍遥散为小柴胡汤的变方，广泛应用于月经病、神经衰弱、癔症、失眠症、肩部发酸、月经不调、肺炎和皮肤病等。

国医大师王绵之的经验是：用逍遥散调理痛经，用当归尾；腰酸比较厉害者，加川续断；心悸者，加生脉饮或党参、酸枣仁；睡眠不好者，加首乌藤；眼睛干涩者，加枸杞子。

二、六味地黄丸

当前社会上流传着一种说法，说六味地黄丸是成年人用的药，青少年学生不宜服用。这种说法对吗？差矣！考六味地黄丸的出处，此药乃出自宋代著名儿科医学家钱乙的《小儿药证直诀》一书，原文说："地黄圆（即六味地黄丸）治肾怯失音，囟开不合，神不足，目中白睛多，面色白等方。"到了明代，薛己承用此方，并在其所著的《正体类要》中，将其更名为"六味地黄丸"，使其成为直补真阴的主方。

此方药物组成及用法："熟地黄八钱，山萸肉、干山药各四钱，泽泻、牡丹皮、白茯苓皮各三钱，上为末，炼蜜圆，如梧子大，空心，温水化下三丸。"这种药物剂量的排列已被青年学子概括为"八四四三三三"而记诵。

从上文可知，六味地黄丸是钱乙用来治疗小儿发育不全的，由于先天肾气不足，小儿有点胆怯，说话声音也不响亮，头上的囟门还未闭合，精神亦不振作，眼睛白眼多，面色白，不那么红润。你看，这不是小儿发育不良吗！这种病证，正是六味地黄丸的适应证，焉有六味地黄丸不宜小儿之道理呢！

清代末年河南名医龙之章写了一本立足启蒙的医学书，名为《蠢子医》，他认为学生阴虚者多，正是适合服用六味地黄丸的年龄。为此他写了一首歌诀，名为"学生之病以六味地黄丸为主药"。歌诀原文如下。

六味地黄最好汤，一切阴虚它为王。

年幼学生多犯此，舍了此汤总惆怅。

我尝治些阴虚证，多从喉咙知端详。

不是肿来便是拙，不是疼来便是强。

皆因命火坠不住，多在家中少在堂。

一到学中便发作，五更鼓里念文章。

口渴凉风支不住，红红紫紫遍是伤。

看似火兮非真火，皆因命府失元阳。

若要治此证，　　　六味地黄最得当。

宿砂益智少不了，肉桂附子最当行。

二位虽少亦将军，多少虚火尽归降。

不唯此证宜此治，纵有它证亦为王。

此是归根复命大治法，学生之理须要细商量。

你看，他把六味地黄丸（汤）当成滋补阴虚之王。学生所犯阴虚证，多从喉咙开始，由于五更起早读书，易于受风寒侵袭，引起上呼吸道感染，咽喉不是肿痛，就是堵得不舒。他说这是阴火上犯，口渴，一有凉风就支持不住。医生可以看到咽部充血红肿。对于这种阴火证不可用苦寒的泻火药来治疗，而应当用六味地黄汤加砂仁、益智健脾培土，更重要的是要用附子、肉桂二味，引火归原，使上犯的阴火归于下焦命门之地，阴火不上犯了，喉咙的病就会好转。

六味地黄丸是从《金匮要略》肾气丸化裁而来的，钱乙去掉了方中的附子、肉桂，成为"壮水之主，以制阳光"的代表方剂，而肾气丸则为"益火之源，以消阴翳"的代表方剂。青少年正在发育成长，阳气偏旺，活动量大，易于上火。但这种"火"是发育中的火，不可灭，而应当引导之，使之归于原位，即归于肾中之命门。六味地黄丸滋阴补肾，肾水充足，上浮之火就容易归位。但六味地黄丸偏于寒凉，遇到上浮之火，不易下行归肾，所以钱乙就加用砂仁、益智健脾培土，使中焦能正常运化；再用附子、肉桂二味，使所滋之水不寒，"顺其性，守其真"。浮火归位了，肾水充足了，就会自然达到"阴平阳秘，精神乃治"的境地。

国医大师邓铁涛先生用六味地黄丸治疗青年、少年疾患，体验尤多。如用六味地黄汤加党参、太子参治愈某青年的不育症；用六味地黄汤加蛤蚧一只，治愈一例7岁儿童的哮喘症；用六味地黄汤治愈一例15岁女性的雷诺病。还用六味地黄丸治愈一例弱智儿童；用六味地黄汤治愈一例4岁不出牙的儿童等。

我常用六味地黄汤与读书丸加味，配成膏滋剂，在考试前让学生服用，以增强记忆力，稳定神志，收到比较好的效果。所用膏滋剂组方如下。

熟地黄60克，山萸肉60克，怀山药60克，茯苓30克，泽泻30克，牡丹皮30克，石菖蒲60克，炙远志60克，生地黄60克，五味子30克，地骨皮30克，灵芝60克，麦冬60克，生甘草10克。水煎3次，药液混合，500~600毫升，按照正常操作程序，加入枣花蜜与枸杞子蜜各半（一般与药液量相等），收膏约1000毫升。每次10毫升，每日3次，直接服用，也可用沸水冲服。

由上可知，六味地黄丸是青少年学生的良药，用对证了，确能增强体质，益智聪慧。由于此方偏于寒凉，所以不适宜脾胃虚寒之体质。如果确实有肝肾阴虚夹有脾湿不化，那就要加上一些健脾化湿药，如炒白术、薏苡仁、白扁豆、陈皮等，还可以用藿香正气口服液送服六味地黄丸，以防寒凉伤脾。

三、首乌延寿丹

明代著名书画家董其昌（1555—1636年），字玄宰，号思白、香光居士。万历十六年进士，官至南京礼部尚书。到了晚年，服用首乌延寿丹，须发由白转黑，精力旺盛，享年81岁。清代康熙年间有人收藏董氏延寿丹真迹，字带行草，断为晚年所书；遂后许多达官显贵服用延寿丹，每见黄发转黑，腰脚轻健。清代名医徐灵胎为善治老年病之高手，他认为：老人"能长年者，必有独盛之处，阳独盛当顾其阴，阴独盛当扶其阳。然阴盛者十之一二，阳盛者十之八九"，故清火而保阴，当为老年人立方之准。清末著名医学家陆九芝非常推崇徐氏之说，且对董氏所服延寿丹颇为折服，亦取此方自养，古稀之年须发未见斑白，灯下能写细字，并认为此方治疗老年病"最为无弊"，故将其收载于《世补斋医书》"老年治法"篇中，后又被苏州名医苏元庆收录于《良方集腋》一书中。至此，在老年保健药谱上又增添了一份上品——首乌延寿丹。

首乌延寿丹原方组成与剂量为："何首乌七十二两，豨莶草十六两，菟丝子十六两，杜仲八两，牛膝八两，女贞子八两，霜桑叶八两，忍冬藤四两，生地黄四两，桑椹膏一斤，黑芝麻膏一斤，金樱子膏一斤，墨旱莲一斤。"炼蜜为丸。每服 5 克，每日 3 次，白开水送下。

☞ 延年却病之仙方

中医学认为，人过四十，虚象显露，阴阳气血渐失平衡。《素问·阴阳应象大论》曰："年四十而阴气自半也，起居衰矣。"特别是年过花甲之人，阴分多虚而阳气偏旺，所以易发生高血压、高血脂、动脉硬化等，甚则多发脑卒中、心肌梗死等危急病证。故当今中老年人的药食保健，应以滋阴养血为主。延寿丹之制方者，深得《素问》之旨，善于益阴和阳，所选药物，滋而不腻，补而不燥，主于肝肾，重在培根。其主治为肝肾阴精不足引起的头晕目昏，耳鸣重听，记忆减退，夜尿频数，潮热盗汗，腰膝酸软，步履无力，消渴口燥，须发早白，发脱齿落，遗精早泄，大便燥结等。此方问世之后服用者甚多，被称为"延年却病之仙方"。

☞ 何以"首乌"冠名

延寿丹传世之后，后人为何以"首乌"冠名？这要谈到主药何首乌的故事。古时候有位叫何田儿的人，身体虚弱，未老先衰，50 多岁就须发皆白。后来他在山中采得一棵怪模怪样开着白花的草，连根挖下带回家中，用水洗净泡在酒坛中，每天饮上一杯，10 天后，身体渐壮，精力旺盛，头发变黑。后来，他娶妻生子，与儿子常喝这种酒，结果他们父子都活了 160 多岁。这事传到村子里，很多虚弱老人也开始服用，且服用后也均奇验。何田儿为纪念这种使人头发由白变黑且又延年益寿的草药，就给他孙子起名叫"何首乌"。首乌延寿丹就是以何首乌为主药的著名代表方剂。有的为了突出何首乌的功效，就直接以"首乌"为名。目前市场上所见的"首乌丸（片）"就是依首乌延寿丹原方所制成的新中成药。

☞ 滋补肝肾，软化血管

首乌延寿丹以何首乌、生地黄为主药，补肝肾、益精血；桑椹、女贞子、墨旱莲、黑芝麻、菟丝子为辅药，增强滋补肝肾之力；桑叶、忍冬藤清热散风；杜仲、豨莶草、牛膝祛风强筋，皆为佐药；金樱子温肾涩精，为使药。细言之，何首乌养血疏肝，固精益肾，健筋骨，为滋补之品。生地黄禀天一之真阴，能疗水不济火之病；桑椹为益阴妙品，能益血息风；女贞子又名冬青实，凡肾阴虚而有热者宜之；墨旱莲能养阴；黑芝麻益气养血息风；菟丝子既可助阳味以化阴，又能助阴味以化阳；桑叶经霜者佳，下通命门，上合心包，可升阴中之阳，可降阳中之阴；忍冬藤能透筋脉以息风，又通大便燥结；杜仲功补肝肾，温不助火；豨莶草感少阳生发之气，凡热生于湿而腰脚酸软者，此味有专功；牛膝能引药下行，凡四肢无力者不可缺，以其善达木火于金水中也；金樱子涩可治滑，能治脾泄便溏，入夜溲数。全方重在滋养肝肾之阴精，但滋阴之中寓有扶阳，阴得阳助，则阴血得养，血脉得运，绝无腻滞滑泄之弊。方中虽有滋阴腻滞之品，但经九蒸九晒之后，药性得以改造，功能已起变化，阴中寓阳，得生发之性。

现代药理研究表明，何首乌含卵磷脂、大黄酚、大黄素等成分，能降低血清胆固醇含量，缓解动脉粥样硬化，并具有强壮筋脉、降低血糖、强心、促进新陈代谢、抗衰老等作用。生地黄主要含 β-谷甾醇、甘露醇及少量豆甾醇、地黄素等，有明显的强心、利尿、降血压、降血糖及抗炎作用。女贞子含葡萄糖、亚油酸、甘露醇，能提高机体免疫功能，促进人体淋巴细胞转化，增加白细胞含量，延长机体生存时间，并有强心、利尿、保肝作用。其他如杜仲可降压，菟丝子可强心，黑芝麻可降血糖，牛膝可强筋骨等。纵观全方药物，含有丰富的维生素 E、维生素 A、维生素 B_2、维生素 C、叶酸、卵磷脂、亚油酸、葡萄糖等人体不可缺少的营养物质，具有明显的降血压、降血糖、降血脂和抗动脉硬化的作用，非常适宜于高血压、高脂血症、糖尿病、动脉硬化、老年性痴呆、中风后遗症及围绝经期综合征等病人服用。

☞ 名医经验

秦伯未先生指出，首乌延寿丹有四大优点，即不蛮补、不滋腻、不寒凉、不刺激；临床效果是食欲增进，睡眠酣适，精神轻松愉快。他还罗列出首乌延寿丹的六项适应证：①年高稍有劳动即感疲劳；②年高觉头晕、耳鸣；③年高脉搏和血压容易波动；④年高步履乏力，多立则腰膝酸软；⑤年高四肢筋骨不舒，似风湿而实非风湿；⑥年高而无症状，但检查为动脉硬化，或心律失常、心跳强弱不均。

已故名老中医邹云翔认为，延寿丹可用于预防中风。凡老年人血压高，头昏涨痛，手指麻木，烦躁失眠，大便困难，不能用脑，都是中风发生的先兆。如果再有性情不稳定，精神紧张，过度疲劳，或嗜好烟酒，不禁房事，随时就有发生中风的危险。先兆一现，立即服用首乌延寿丸，坚持数月，以使肝肾得到滋养，气血调和，经络疏通，就可以达到预防中风的目的。

我在数十年临床实践中，喜用首乌延寿丹加减防治老年病。凡有中风先兆者，加鱼腥草、槐花；高血压者，加野菊花、罗布麻叶、赤芍；血糖高者，加黄连、知母、生石膏；心绞痛者，减金樱子，加赤芍、红花、降香；脑动脉硬化，反应迟钝者，加石菖蒲、珍珠粉、冰片；颈椎骨质增生者，加鸡血藤、透骨草；半身肢体活动不利者，加桑枝、地龙、水蛭。上述药物，以年龄与病情拟定用量，日日服之，无副作用和毒性反应，其功效一言难以概括。

四、奔走相告话玉泉

湖南省临湘市的一位 71 岁退休教师，于 2011 年 12 月 20 日给我写来一封信，信中写道："去年空腹血糖 9.6 毫摩尔 / 升，采用您推介的玉泉丸，效果良好，（空腹）血糖降到 5.8 毫摩尔 / 升。另有两位同事，血糖分别是 14.3 毫摩尔 / 升及 14.7 毫摩尔 / 升，属 Ⅱ 型糖尿病，每天靠打胰岛素降糖，且注射时间要求极严格，不胜其烦，改上述方法服一个月，（空腹）血糖分别降至 9.4 毫摩尔 / 升与 9.5 毫摩尔 / 升，且消渴症状大为改善。由于效果明显，喜出望外，奔走相告。"

信中所说的"上述方法"，即将玉泉丸由丸剂改为汤剂，方法是：取葛根9克，天花粉9克，麦冬9克，生地黄9克，五味子3克，甘草3克。加水煎煮2次过滤，浓缩为250毫升左右药液，再加糯米一撮（超过9克），煮粥，每日一剂，分数次吃完。

玉泉丸有两个出处，一个载于清代沈金鳌的《沈氏尊生书》，由天花粉、葛根、麦冬、人参、茯苓、乌梅、甘草、黄芪组成；另一个载于清代叶天士的《种福堂公选良方》中，由葛根、天花粉、麦冬、生地黄、五味子、甘草、糯米组成。本文所说的玉泉丸，乃是叶天士所拟定的玉泉丸。

玉泉，乃指口中津液，又名玉液。叶天士所拟玉泉丸的药物以滋肾阴为主，方中生地黄、麦冬为滋阴补肾之要药；五味子可收敛精气，不使耗散；葛根、天花粉均有清热生津之功；糯米补肺气，养胃阴；甘草清热和胃。如此使先天肾阴充足，又有后天胃阴的补充，加上清热之药力，消渴病的"三多"症状就会随之消失。

我国老一辈革命家谢觉哉（1883—1975年），于1959年7月因糖尿病住在北戴河疗养。他采用许多方法，效果不明显。后来服用了玉泉丸，病情明显好转。为此他还写诗赞道："文园病渴几经年，久旱求泉竟及泉。辟谷尝参都试过，一丸遇到不妨千。"诗的意思是说，他患糖尿病多年，用了限制饮食的辟谷术，也服用过人参，效果都不明显，后来服用玉泉丸，消渴症状都消失了。这真是吃药再多，都不如一粒对症的药丸。

今从读者信中可知，玉泉丸治疗消渴效果确切。这真是：喜出望外服良药，奔走相告说玉泉。

现在市场上有玉泉丸出售，其药物组成为叶天士所拟定的方子，我曾介绍给病人服用，本方对轻度糖尿病病人有效，对中重度血糖升高者，单纯用玉泉丸疗效不明显，还是要配用些西药治疗才能见效。

五、"至哉坤元"资生丸

"资生"二字，出自《周易》："至哉坤元，万物资生，乃顺承天。"是说万物的生命是由"坤元"之气而资生的。大地深厚，负载万物，具备无穷的品行。而人之脾胃属土，与自然界的大地同德，为人身之"坤元"。欲资生后天营卫气血，必助脾胃之气方有所得。资生丸正是从健脾益胃入手，脾胃纳谷运化正常，五脏就会从"坤元"大地得到充足的营养。

资生丸出自明代医学家缪希雍的《先醒斋医学广笔记》。

缪希雍，字仲淳（1546—1627年），江苏常熟人，精通医术，治病多奇中，所著《先醒斋医学广笔记》四卷，多为作者对常见病证的治疗心得、验案、效方。资生丸载于该书"妇人篇"，原名"保胎资生丸"，用于妊娠三月，胎元失养。妊娠三月，胎气资生于足阳明，故资生阳明亦为养胎之本。清乾隆年间医家将资生丸收入《医宗金鉴·删补名医方论》中，并增言此药"兼丈夫调中养胃，饥能使饱，饱能使饥，神妙难述"，且删去"保胎"二字，直言"资生丸"。由于《医宗金鉴》是当时中医界最完备的综合性医学巨著，理论精当，公允平正，因此所收方药很快传布于医学界。其后，叶天士、徐灵胎、张秉成等在其著作中均有转录。由此说明，清代中叶以后，资生丸已被医学界广泛使用。

☞ 健脾和胃，滋养营卫

资生丸是在宋代《太平惠民和剂局方》参苓白术散的基础上加味而成。原方药及其分量为："人参三两，白术三两，白茯苓一两半，广陈皮二两，山楂肉二两，炙甘草五钱，怀山药一两五钱，川黄连三钱，薏苡仁一两半，白扁豆一两半，白豆蔻仁三钱五分，藿香叶五钱，莲子一两五钱，泽泻三钱半，桔梗五钱，芡实粉一两五钱，炒麦芽一两。"

上药十七味，共研细末，炼蜜为丸，如弹子大，每丸重三钱。用白汤或清米汤、橘皮汤、炒砂仁汤嚼化下，忌桃、李、雀、蛤、生冷。

方以人参、白术、甘草、白扁豆甘温健脾阳；以芡实、莲子、山药甘平资脾阴，是扶阳多于护阴；兼用陈皮、蔻仁香燥以舒之；茯苓、泽泻、薏苡仁淡渗以利之；山楂、神曲、麦芽助其消导；藿香开胃气；桔梗升清气；黄连清理脾胃之湿热。其功效补中寓消，补消兼施，正如清代名医顾松园所说，其方"健脾开胃、消食止泻、调和脏腑、滋养营卫"。

本方主要用于脾胃虚弱兼有湿热之胃痛、泄泻、呕吐、疰夏、虚劳等病。

其临床应用指征是：脘腹胀满，胃中不适，不思饮食，恶心呕吐，大便溏薄，面黄肌瘦，神疲乏力等。凡慢性胃肠炎、消化不良、慢性胆囊炎、慢性肝病等，或大病之后脾胃困顿，见上述症状者，可考虑用此药治之。

☞ 半消半补，尤宜老人

明代医学家王肯堂称，彼初得缪氏此方时，"颇不信其消食之力，已于醉饱后顿服二丸径投枕卧，夙兴了无停滞，始信此方之神也"。

当代医家对资生丸的应用多有发挥。蒲辅周先生善用此方治疗脾胃病，指征为：食欲不振，消瘦，大便溏。而岳美中先生特撰《资生丸治疗脾胃证》一文，并有治验二则附以佐证。一例 12 岁女童，自幼发育不良，读书片刻即感目抽而痛，因此休学。岳老辨为脾胃不足证，以资生丸培育后天之本，治疗月余，食量大增，视力亦见增强。另一例古稀老人，患肝脾虚证，见腹胀，纳呆，便溏。岳老用资生丸补气健脾，治疗月余，肝功改善，脾虚告愈。岳老云："本方治纳食少而不馨之脾虚证，效果良好，尤宜于老年人。"

1973 年 10 月底，岳美中先生应邀为越南领导人阮良朋治病。阮患有慢性肝炎，腹胀不消，食欲不振，嗳气不止，大便稀溏，中药禁服之品达百余种，形体消瘦，脉象缓弱。岳老认为是脾胃受损太甚，化源不能资生，故停用其他药物，用资生丸一剂，将药物剪成细末，每日煎服三钱，煮取两盅，早晚各一次。服用月余而愈。

资生丸应为半补半消药。数十年来，我常用此方治疗慢性脾虚证或兼有湿热者，所治病例，不计其数。诸如慢性胃肠炎、消化性溃疡、消化不良等，以面色无华、食欲不振、消瘦、腹胀、大便稀溏为主要表现，于老年人与儿童尤为适宜。2004 年，我曾将介绍此方的文章在湖南省《老年人》杂志发表，收到数十封读者来信，特别是湖南省慈利县一位下岗职工的来信让我印象深刻，他患慢性糜烂性胃炎、慢性乙状结肠炎多年，经多方治疗无效。经服用资生丸 4 个多月，"腹胀，腹坠，肠鸣，全身乏力，少气懒言，食欲不振，消瘦，大便溏薄"等症状，已有明显改善和好转。他又将此方介绍给两位患有胃肠病的老年朋友，朋友服用 2 个月后，病情亦有明显好转。

资生丸是明代流传至今的著名中药，现有中成药出售，如同仁堂的健脾资生丸等。现根据临床经验，将资生丸常用三种用法介绍如下。

一是丸剂。处方配制：党参、炒白术各90克；茯苓、陈皮、神曲、生山药、莲子、生麦芽各60克；炒薏苡仁、白扁豆、白豆蔻、芡实、炒山楂各45克；藿香、桔梗、炙甘草各30克；川黄连12克。大便稀薄者，加泽泻60克。上药共为细末，水飞为丸，如梧子大。每日3次，每次2~3克，饭后服用。

二是散剂。处方同上，共研为细末。每次服3克，每日3次，饭后服用。

三是煎剂。处方同上，用剪刀将上药分别剪碎，如豆瓣大，混均匀，分成30包。每日用1包，水煎两次，去汁混合，于午饭、晚饭后一小时左右各服1次。

服用资生丸，不论以何种制剂，均应以1个月为1个疗程。对慢性顽固性疾病，一般3~6个月可获效。我在临床中有如下体会：其一，服药很快出现疗效者，不可停药，要坚持服用1~3个疗程；其二，服用一个疗程效果不明显者，切勿轻易更变处方，应继续服用，疗效会慢慢出现；其三，个别病人初期会出现口干、胃满、便稀等，此乃"瞑眩"现象，可减量服用，或将一日用量分为五六次服用。至于服多少疗程为宜，要视病情而定。"王道无近功，多用自有益"，日日服之，必有效果。

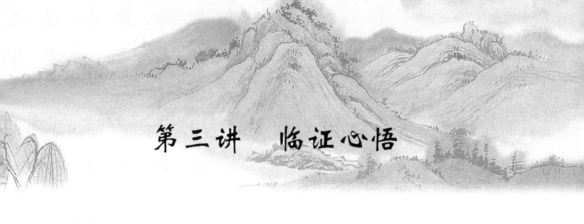

第三讲　临证心悟

"熟读王叔和，不如临证多""脱离病人，就不懂'伤寒论'"，这都是强调临床实践的重要性。我在临床上摸爬滚打五十年，虽谈不上有什么流传后世的"神方"，但经验与教训还是有的。这些经验，是对前人经验的继承，也有一点自己的发挥；而教训却是由自己思路的失误或对方药的生疏所致。本节的内容只能介绍几张常用的方子，以及部分用药体会，希望它能给您增添一把打开疑难病的钥匙，仅此而已。

一、一位远方来的病人谈"神方"

2013年9月的一天，我正在门诊工作室看病，大约十点钟，按照顺序叫进来一位病人，当问及基本情况时，这位病人打开了话匣子。

病人姓杨，男，52岁，吉林省蛟河市人，患心胸闷痛一年余，在当地医院诊为"冠心病"，并患有胆囊炎。初期用西药治疗，但效果不明显。后来由于经济条件限制，很少到医院治疗，而是常用单验方或中成药自我治疗，或能得到缓解。后到书店查看中医经验方书，照着书上的方药自己买来服用，疗效理想的不多。后在一本书上看到一首我的经验方——五参顺脉胶囊，感到比较符合自己的病证，随即按照书上的用量配制一副散剂，大约花了280元。每次5克，每日3次，白开水冲服。一周后，所患病痛明显减轻，胆囊炎症状也有所缓解，比过去所服用的药物效果都好，故认为这是一张"神方"。当时他暗下决心，一定要到河南省中医院拜访我，请我亲自诊治。为此，他省吃俭用，积攒2000多元钱，来到郑州。

听了他的叙述，我及学生都很受感动。在问清病情并诊查舌脉后，给他开了处方，前后诊治2次，共用汤药14剂。所服汤药，价廉效高，每剂汤药仅10元左右。服药后他查心电图显示：窦性心律，无缺血表现。诊查之余，我还给他讲解了冠心病养生知识，杨某异常感激，握住我的手说："您真是中医的活菩萨！"我说："不敢当，不敢当！您这样信任中医，我也感到非常荣幸！"并送给他由我撰写的《老中医话说中药养生》一书。

五参顺脉胶囊，作为河南省中医院传统保留药品，从建院至今，已在临床使用20多年。该方吸取了唐代孙思邈《千金翼方》四参汤的经验，融合了自己临床治疗的体会，经过反复修正，逐步形成了较为有效合理的经验方剂。在研制过程中，也加进了现代药理研究的成果，如苦参纠正心律失常等。本方药以益气养阴为本，活血化瘀为标，避免了单纯活血化瘀的弊端。是方具有扩血管、降血脂、抗缺氧、抗缺血及恢复心律的作用。经临床观察，其强心止痛、纠正心律失常作用突出，部分病人服用后左心室肥大的情况也得到了改善。

今将五参顺脉方介绍如下。

组成：西洋参30克，丹参30克，北沙参30克，三七30克，苦参30克，赤芍50克，川芎30克，降香50克，秦艽30克，冰片15克。共研为细末（个别药物浓缩提取研末），装胶囊，每粒0.45克，每服5粒，每日3次。

加减：若作汤剂，胸闷甚者，加薤白；动则喘息者，加红景天、茶树根；汗多，加地骨皮、五味子；畏寒肢冷，加桂枝、炮附子；便秘，加生白术、全瓜蒌；睡眠欠佳，加黄连、肉桂；舌质紫暗甚者，加桃仁、红花。

全方具有益气养阴、活血化瘀、调整心脉的功效。主治范围为：冠心病、心绞痛、心律失常及脑动脉硬化症属气阴两虚、血脉瘀滞者。症见心慌，气短，心胸闷痛；或头晕目眩，颈项不舒，思维迟钝等；舌质偏暗，舌下静脉纡曲，脉象弦紧或见结代。

关于"五参汤"的名字，最早来源于孙思邈的《千金翼方》，原方名为"五参丸"，由人参、沙参、苦参、玄参、丹参组成，治疗心经虚热，不能饮食，食即呕逆，不欲闻人语等。当代国医大师张镜人有一经验方名为"四参汤"，由太子参、丹参、沙参、苦参等组成，主治心悸，脉结代者。在国医大师李济仁、颜德馨、张学文等的医案里，都有"五参丸"的印记。国医大师的经验方，并非均来源于《千金翼方》，很可能是自己在长期临床实践中摸索出来的。不管是五参、四参，还是三参，乃至六参等，都寓有"攻补兼施"的含义，即补气养阴、活血化瘀。在这个治疗法则的前提下，针对不同病人的证候，去遣方用药，就不会有大的偏差。我所用五参顺脉方之"五参"，也是在临床实践中不断总结出来的。也曾用过玄参，虽有养阴润脉的作用，但考虑到玄参寒凉，偏于清热解毒，且有腻胃阻膈之虞，故以三七（又名三七参）取而代之，以加强活血化瘀的功效。所以一个经验方的形成，不是一朝一夕的事，而是需要反复实践。

方中西洋参与丹参共为君药。西洋参，又名花旗参，源自加拿大与美国，所以说它是舶来品。西洋参的功效是既补气，又滋阴，张锡纯说它"性凉而补"，有点寒凉，可以补心肺之阴，也可以滋补肝肾之阴，但很少用于脾阴不足。它的补气养阴作用，可以称为"气阴双补"。西洋参单纯补气作用不及党参，单纯滋阴作用不及麦冬，但在参类补益药中具有气阴双补作用的唯此而已，这对于心脏病气阴两虚之证候，却是非常适宜的。丹参作为君药，也是当之无愧的。古人言"一味丹参，功同四物"，这是对丹参作用的最高评价。说明它既能补血，又能活血，但两者相比，活血之力大于补血之功。另外丹参是凉性药物，对于心动过速者比较适宜，而对心动过缓者却不大合拍。北沙参、麦冬养心肺、润血脉，赤芍、川芎活血化瘀，此四味共为臣药。降香宽胸理气，为血中气药，苦参为辨病用药，有调整心律的作用，此二味共为佐药。秦艽通络，冰片开窍，共为使药。综合本方的作用为：益气养阴（心肺）、活血化瘀（心与血管）、调整心脉（综合力）。

二、由20个经验方演化而来的咳喘九味方

著名中医学家姜春华教授，虽已经作古多年，但他的学风至今还影响着我。他在学习古代医学家的经验时，非常重视方药的比例。他曾经说到，他的经验方有一些是从《外台秘要》中学来的。怎么学呢？不是泛泛地阅览，而是一个病一个证地学。对于书中的病证，看看用了几张方，几味药；将所用的方子排列起来，哪些药物是十方九用的，哪些药物是十方只用一二的，用简单统计学的方法，可以看出一个病最常用的药物是哪些。将药物按使用率的高低依次排列，就会得出一个优选方，用这个方子去治疗那些原发病，

效果就非同一般。受此启发，我将一本名为《癌症哮喘冠心病秘方选》中的20个治疗咳喘的方子进行了优化选择。其药物使用率排列如下。

20个方子，共用中药32味，按使用率由高到低排前13位的中药依次为：麻黄（10），五味子（8），杏仁（7），半夏（6），橘红（6），前胡（4），桔梗（4），款冬花（4），葶苈子（3），黄芩（3），紫菀（2），石膏（2），旋覆花（2）。

将前9味提出，组成一个新的治疗咳喘的方子，名为"咳喘九味方"，用之临床，疗效如期。我将此方传授给年轻医生，他们使用后，也说效果比一般方子好。

咳喘九味方：炙麻黄10克，五味子6克，炒杏仁10克，姜半夏10克，秋桔梗10克，炙款冬花10克，炙前胡10克，炒葶苈子10~15克，化橘红10克。（以上为成年人用量）

加减：舌苔黄腻，可加百部10克，黄芩10克；哮鸣音明显，可加地龙10克，矮地茶10克；大便秘结，可加生白术30克，炒紫苏子10克；咳痰不爽，可加桑白皮15克，瓜蒌皮15克；咽中干燥，可加北沙参30克，生百合15克；口腻，饮食无味，可加藿香10克，佩兰10克，生麦芽15克；血瘀明显，可加丹参15克，赤芍15克，红景天10克。

适用疾病为：慢性支气管炎、过敏性哮喘等。证候为：痰浊阻肺，肺气不降，壅塞气道。临床表现为：咳嗽，气喘，胸闷，咳痰不爽，大小便不利，舌苔白腻或黄腻，脉象弦滑，两肺或可闻及干湿啰音或哮鸣音。今举病例一则，以资说明。

张某，女，56岁，退休工人。于2013年10月就诊。

该病人患咳喘已有8年，每至秋季发作较甚。症见咳嗽，气喘，胸闷，说话气不接续，舌苔白腻，舌质紫暗，脉象弦滑而数；两肺可闻及细小湿啰音，并有哮鸣音。胸片提示：慢性支气管炎，肺气肿。中医辨证为：痰浊阻肺，肺气失降，络脉瘀阻。治以通络肃肺、降气化痰、止咳平喘。取咳喘九味方，加地龙10克，炒紫苏子10克，丹参15克，赤芍15克，红景天15克。服用15剂，咳喘平息，胸闷缓解，肺部湿啰音和哮鸣音亦有减弱。后以此方加味（主要加香砂六君子汤与玉屏风散的药物），制成蜜丸剂，每次5克，每日3次。一边顾护脾肺，一边肃肺祛痰。至冬季未再发作咳喘，活动时气力亦有增加。

三、病毒性心肌炎用药思路

近年来，病毒性心肌炎的发病率呈增高趋势，对人们的健康造成了较大危害。从中医传统经验中挖掘出的方药，显示出实用可信的优势。今就该病的用药思路结合临床体验，略陈管见，供同道参考。

☞ 病证分析

根据资料分析，本病以脏腑气血阴阳辨证者居多，其次是病因辨证。其证候主要有：心气阴两虚证、心气阴两虚热毒证、心气阴两虚血瘀证、心肝气滞血瘀证、热毒伤心阴证等。就虚实而言，本病急性期以热毒证为主，而慢性期则以气阴两虚证为主。多数学者认为，心气阴两虚是发病的关键，温毒内犯则是发病的必要条件，心气阴两虚贯穿于疾病的始终。初期热毒内犯较为显著，病至中、后期，瘀血证逐渐突出，若治不中鹄或迁延失治，往往形成虚、毒、瘀三者相互交错之证，给治疗带来诸多掣肘。

☞ 治疗法则

本病以虚为本，以实为标，故其治疗应以补虚扶正为主，泻实祛邪为辅。这种补虚与泻实常常是兼备而施，具体方法则以益气养阴为主，或佐以清热解毒，或佐以活血化瘀，或佐以健脾化痰，或佐以凉营解毒，或佐以滋阴降火等，有的还要佐以通便导滞，或淡渗利尿等。

☞ 遣方用药

1.辨证方药　据资料报道，益气养阴的生脉散已成为治疗病毒性心肌炎的首选方药，若虚阳不固者，可用保元生脉散，即生脉散加保元汤（保元汤由肉桂、炙甘草、人参、黄芪组成，为李东垣方）。一般增选药物为：补气加黄芪、山药、黄精等；养阴加玉竹、白芍、沙参、鳖甲等；活血加丹参、赤芍、郁金、葛根等；清热解毒加金银花、连翘、板蓝根、虎杖、贯众等；安神宁心加酸枣仁、柏子仁等；肃肺清咽加山豆根、射干、鱼腥草、金荞麦等。其他如解毒泻火增玄参，扶阳强心增附子，祛水护心增茯苓，通便导滞增决明子，淡渗利尿增玉米须、白茅根等。实验证明，生脉散有显著促进受损心肌 DNA、RNA 合成的作用，其强心、抗休克作用尤为明显，对免疫状态（体液免疫）亦有一定影响。其他辨证方药，如清热解毒多选银翘散，养阴解毒多选当归六黄汤，活血化瘀多选桃红四物汤，豁痰开胸多选瓜蒌薤白半夏汤，益气复脉多选炙甘草汤，主方明确，加减对证，显示出中医辨证用药的灵活性和实用性。

2. 专方专药 临床实践表明，大剂量丹参注射液对病毒性心肌炎疗效肯定。该药具有明显的抗炎、改善免疫功能及保护心肌的作用，且未出现严重不良反应。另如律复康胶囊（红参、麦冬、龙眼肉、北沙参、山萸肉、五味子、酸枣仁、柏子仁、龙骨、牡蛎、丹参、何首乌），为河南省中医院院内制剂。功效为：益气养阴，补血安神。用于心气阴两虚、心血不足而致的心悸气短，身困乏力，心烦急躁，少眠多梦，头晕健忘等。口服，每次 4 粒，每日 3 次。抗病毒颗粒（板蓝根、忍冬藤、山豆根、重楼、鱼腥草、贯众、青蒿、白芷、土知母），有清热解毒之功，适用于痰瘀交阻、痰热上扰者。临床主症为心悸，心烦，胸痞胀满，舌质红赤，苔黄腻。每袋 10 克，口服，成人每服 1 袋，每日 3 次。还有黄芪注射液、参麦注射液、清热解毒口服液、生脉颗粒等，在辨证论治的前提下，选用这些中成药，均有较好的治疗效果。

3. 单味药作用

（1）黄芪。性味甘温，补气生血，为"气中血药"，是治疗病毒性心肌炎的主要药物之一。它的功能用传统的话来说，即"黄芪甘温纯阳，其用有五：补诸虚不足，一也；益元气，二也；壮脾胃，三也；去肌热，四也；排脓止痛，活血生血，内托阴疽，为疮家圣药，五也。"（见《珍珠囊》）现代药理研究证实，黄芪对感染柯萨奇 B 型病毒的心肌细胞有一定保护作用，可减少心肌病变面积，增加心肌细胞的环磷酸腺苷含量，使正性肌力增加，并可抗心律失常，提高机体免疫能力和抗病毒能力。

（2）苦参。味苦，性寒。历来多作为清热燥湿杀虫之药。临床观察表明，苦参对由感染和过度疲劳引起的期前收缩疗效较好，对病毒性心肌炎气阴两虚证及气滞血瘀证的室性心动过速、心房颤动也有一定疗效。有人用苦参 40 克，生地黄 50 克，水煎服，治疗各种期前收缩 108 例，经服用 5~30 剂，全部病例期前收缩均告消失或基本消失。据报道，在辨证组方中加入苦参 10~15 克，则心律失常多在 3~15 天消失，继续用药 4 周，停药后不易复发。

（3）甘松。甘温，无毒。芳香味浓，具有醒脾健胃、理气止痛之功效。近年来研究发现甘松有抗心律失常的作用，这与前人所说甘松有"活络通经""温香行散""入脾开郁"之效相仿。受人青睐的参松养心胶囊，就是由甘松、人参、丹参等组成的，对不同原因引起的心律失常均有良好的效果。

（4）女贞子。20 世纪 90 年代，有报道用女贞子治疗心律失常 43 例，总有效率为 79%。方法是：女贞子 250 克，兑水 1500 毫升，文火煎至 900 毫升，每次 30 毫升，每日 3 次，4 周为 1 个疗程。经观察，此药对快速性心律失常效果较好，对缓慢性心律失常疗效较差。

（5）麦冬。味甘微苦，性微寒。归心、肺、胃经。有养阴润肺、益胃生津、清心除烦之功。现代药理研究证实，麦冬含多糖、多种氨基酸类物质，具有强心、利尿、抗菌、消炎、保护心肌、抗心律失常等作用；能明显增加小鼠心肌营养性血流量，对异丙肾上腺素引起的大鼠心肌损伤，可对抗 ST 段升高，降低血清肌酸激酶水平，保护心肌组织 SOD 活性，增加小鼠脾脏重量，显著增加小鼠巨噬细胞含量并增强其吞噬作用。

（6）板蓝根。性味苦寒，归心、肺二经，是重要的清热解毒中药之一，具有抗病毒作用。可以直接抑制柯萨奇 B_3 病毒，并可发挥抗病毒及保护心肌细胞的作用。

4. 中西药合用　对于重症病毒性心肌炎，在以中药行益气养阴、化瘀解毒治疗的同时，若辅以营养心肌细胞的药物等，则有疗效好、疗程短、毒性小、治愈率高、复发者少的特点，可酌情使用。

四、疼痛的辨证用药

疼痛是一种自觉症状，为许多病证所共有。早在《内经》中就列"举痛论"专篇,该篇对疼痛的病因及产生机制作了详尽的探讨。今天所讲的内容就是:疼痛怎么辨证?怎么选药?并结合自己的临床体会谈谈治疗疼痛的经验。

☞ 辨证

1. 风痛　风有外、内之别。外风系风邪循经侵犯肌肉、关节、筋脉而产生疼痛。内风系肝风内动或风痰流窜而致头目及肢体疼痛。风痛的特点是游走不定,痛无定处。多见于风湿性或类风湿关节炎、高血压、中风、惊痫等。

2. 寒痛　寒邪凝滞经脉,或阳虚内寒,气因寒收而产生疼痛。寒痛的特点是痛有定处,拘急剧痛。多见于风湿性或类风湿关节炎及某些内脏阳虚之病证。

3. 湿痛　由雨露水湿之邪阻遏气机引起。湿性黏腻滞着,所以表现为沉重困痛,如布帛所裹,每遇阴雨天气加重。湿性肢痛多见于关节炎及浮肿等证;湿性头痛多见于鼻炎、副鼻窦炎及感冒等。

4. 热痛　热毒耗灼营血,营血结滞不通而产生疼痛。热为阳邪,多呈灼热疼痛或红肿而痛。主要见于外科疮疡、热痹及某些内脏病。

5. 气痛　多由精神因素导致脏腑气机不调而引起。肝气郁滞,乃是气机不畅而致疼痛发生的主要因素。气痛的特点为痛而且胀,每遇情志不遂即加重。多发于胸、胁、腹部,以内脏病为常见。

6. 瘀痛　多由气滞日久,血脉失和,或创伤所引起。特点是针刺样疼痛,痛处固定。有的虽不呈针刺样痛,但多伴有唇舌紫暗,脉搏涩滞,可触到包块等。主要见于心、肝、胃内脏疾病及痛经、外伤等疾患。

7. 虫痛　主要是指肠道寄生虫所引起的腹痛。特点为绕脐作痛,乍痛乍止。主要见于肠道寄生虫病。

8. 食痛　指由饮食或暴饮暴食引起的脘腹痛。特点为按之痛剧,伴恶心呕吐,嗳腐有败卵气,大便酸臭。多见于急慢性胃肠炎及消化不良等。

9. 饮痛　痰饮停滞而致气机不畅,亦会发生疼痛。痰饮影响胸胁气机升降的,多表现为胸胁痛,伴有呼吸困难,气息短促;痰饮上泛的,可有头痛,伴恶心呕吐等。多见于支气管炎、胸膜炎、肺脓肿等。

10. 虚痛　脏腑功能减退，气血亏损，内脏失于营养，多发生慢性疼痛，疼痛特点为绵绵不绝，阳虚的伴畏寒肢冷，阴虚的伴五心烦热，气虚的伴体倦懒言，血虚的伴心悸怔忡等。多见于慢性虚损病或大病之后，身体恢复阶段。

上述各型疼痛，临床上并非都是单独出现的。例如风、寒、湿、热之邪往往相兼侵犯人体，气郁胀痛与血瘀刺痛也常常相互夹杂出现，慢性病的疼痛又多是在阴阳气血虚损的情况下产生的。所以在辨证时，务须分清疼痛产生的因素、部位、性质、主次等，以便为治疗用药提供可靠的依据。

☞ 选药

1. 祛风止痛　治外风常用的药物有羌活、独活、桂枝、防风、威灵仙、秦艽、白芷等。羌活、独活是治疗风湿相搏、肢体疼痛的要药，前者适用于上半身痛证，后者适用于下半身痛证，若全身游走性疼痛，则要羌活与独活并用。桂枝为风药中之和剂，有宣通经络、上达肩臂的作用，是温阳化气之佳品。防风乃风药中之润剂，作用比较缓和，祛风胜湿，为治疗风湿性疼痛之常用药。威灵仙之"威"，乃指药性比较峻猛，"灵仙"是指对风湿痹痛的疗效非常显著，但据临床观察，威灵仙为治疗风湿性痹痛之一般性药物，并非"灵""仙"到哪里去，唯性极快利，体弱者当与补益药相伍。秦艽为散药中之补剂，诸痛通用，尤善于通络止痛，如脑络之痛、心络之痛、肺络之痛、肝络之痛等，均可运用。秦艽的另一个特点是清虚热，类似于银柴胡和胡黄连，且肝胆之湿热比较常用。白芷是辛温解表药，但也有止痛作用，对风寒客于阳明经的头痛、齿痛、眉棱骨痛有良效。另外，白芷的燥湿作用也比较明显，因此常用于妇女白带过多及皮肤湿疹、湿疮等。对于肝风内动或风痰流窜所致的疼痛，可用平肝息风和化痰解痉药。常用的有天麻、钩藤、石决明、僵蚕、全蝎、蜈蚣、地龙等。天麻、钩藤均有息风止痛作用，而钩藤的药效还表现在解痉上，对痉挛性疼痛，钩藤为必选之药。石决明对于肝阳上亢的头晕头痛最为适宜，是治疗高血压头痛的必用之品。僵蚕作为息风止痉药，药性平和，是祛风通络止痛的常用药，擅治风痰或风热上扰之头痛、肢痛。全蝎与蜈蚣均有息风止痉、攻毒散结、通络止痛的功效，药性偏温燥，常常合用，能引各种风药直达病所，但对初起的风湿性疼痛比较少用，因为它具有一定的毒性，用早了、用多了，容易耗伤气阴。地龙性善走窜，长于通络治痹，为白虎历节风必用之品，又能解除高血压所致的头涨痛。

☞ **提示：**

◎ 前人有谓："羌活治浮风，独活治伏风"，即羌活治经络之风，独活治筋骨之风。浮者，表也；伏者，里也，音虽同，而字义不同矣。

◎ 有人用大剂量白芷代替麝香，取其辛温开窍、通络醒脑的作用。

◎ 天麻的功效较为广泛。现代研究表明，天麻有抗癫痫、抗风湿、抗惊厥、镇静、镇惊、镇痛等作用，有人用"三抗""三镇"概括之。

◎ 凡虫类药，应用时要慎重，其虽然具有比较好的通络止痛效果，但也具有一定毒性，有的人用了会发生过敏现象，这种病例并非少见。

2. *温经止痛*　祛外寒的药物有川乌、草乌、麻黄、细辛等；祛里寒的药物有附子、肉桂、干姜、吴茱萸、荜茇、高良姜、小茴香等。川乌、草乌多用于风寒湿痹作痛或寒疝痛，但因含有乌头碱与次乌头碱，具有一定毒性，须严格按照《中华人民共和国药典》炮制，如此方能入药使用。麻黄既可用于暴寒犯表的身痛，又有入骨搜寒止痛之功，前者如麻黄汤、大青龙汤之用麻黄，后者如阳和汤之用麻黄。细辛适用于寒客足少阴经之头痛、齿痛、腰背冰冷疼痛等证，是辛温通络止痛之要药。附子为温里散寒止痛的主药，非阳虚内寒之痛，切莫入方。肉桂对脾寒腹痛、少腹冷痛、寒痹腰痛、虚寒闭经有效。干姜长于温中，适用于中寒胃痛。吴茱萸善除胃寒肝滞的胃脘痛、疝痛、厥阴头痛等。荜茇的特长是治疗风寒内凝引起的腹痛吐泻及鼻渊头痛。

高良姜为脘腹冷痛的常用药。小茴香主治寒疝腹痛、睾丸偏坠等痛证。

☞ **提示：**

◎ 麻黄、细辛为辛温通络之要药，对风寒入络之疼痛，如脑络之痛、筋骨之痛、疝气之痛或大寒之心痛等，都是不可或缺的止痛药。但其辛温趋热，有耗阴之弊，故不可多用或常用。

◎ 川乌、草乌，为大辛大温之品，但含乌头碱，有心脏毒副作用，应用时，必须按照要求炮制，不可随意跟风。祝味菊先生生前曾说道："附子是心脏之圣药，又是心脏之毒药。"据临床观察，因用大剂量川乌、草乌而引起的心律失常，并不少见，请谨慎用之。

◎ 肉桂是一味家喻户晓的"药食"两用之品。它的补火助阳作用类似于附子，但它不像附子那样可以直接祛风湿，而是通过温通血脉、温运阳气、促进血脉通盛而达到祛寒止痛的目的。它又是一味引火归原的必用药。大凡肾水不足，阴不敛阳，虚阳上亢，浮火上越，便会出现一派"上火"现象，如两颊如妆，口腔溃疡，咽喉干痛，两目干痒，两耳如蝉鸣等。中医认为这是虚火，而不是实火，不能用大寒大苦之药治疗，而要用引火归原的方法来平衡之。传统引火归原的药对为肉桂与牛膝，有时也会用干姜与牛膝，或附子与牛膝。这要视虚火上炎的情况而定。

3. *祛湿止痛*　常用药如苍术、防己、五加皮、木瓜、薏苡仁、木通、金钱草等。苍术辛烈温燥，治湿痹痿证见长，但与黄柏、知母配伍，也可以用于湿热伤阴的痹证。本品以舌苔厚腻为主要适用指征。防己性专走下，多用于下肢关节肿痛、湿脚气等。五加皮辛苦温，是治疗风湿痹痛的名品，古代医家用五加皮治疗小儿发育不良，特别是筋骨痿软症。木瓜甘酸温，以利湿舒筋为其特长，为治疗腓肠肌痉挛（转筋）及寒湿所致的肌肉酸痛的要药；甘酸养阴，还可用于肝阴虚之肝区隐痛。薏苡仁甘淡寒，具有利湿舒筋的作用，但偏于治疗湿热所致的筋脉拘挛，尤其是下肢筋脉拘挛疼痛。木通苦寒性滑利，善利关节，不仅可以治疗湿热下注的关节肿痛，还可以用于淋痛。金钱草为通淋止痛剂，还可用于毒蛇咬伤及跌打损伤所致的肿痛。但木通与金钱草都是比较苦寒的药，不宜大剂量应用或久服，否则会伤及元气或引起胃脘不适。

☞ **提示：**

◎ 木瓜有两种，一种是岭南出产的番木瓜，形圆个大，一般作为水果食用；另一种为安徽宣城出产的宣木瓜，形小如雪梨，有浓烈的香气，一般作药用。古代文人将宣木瓜置放在床边、书桌上，作为欣赏之物。陆游诗云："宣城绣瓜有奇香，偶得并蒂置枕旁。"说的就是这个意思。

◎ 木通苦凉，功用泻火行水，通利血脉。对小便赤涩、咽喉热闭之疼痛者，有通窍止痛之效。但木通有关木通、川木通、白木通与淮木通之别。其中关木通富含损害人体肾脏的马兜铃酸，毒性大，而其他木通不含马兜铃酸，没有毒性。《神农本草经》所载之木通又称通草，其茎两头皆空，正是木通科的木通。我们所用的木通指的就是这种木通。近年来有服用关木通中毒的报道，故医者应慎用关木通。

4. 解热止痛　常用药物如金银花、连翘、蒲公英、紫花地丁、山豆根、败酱草、草河车、夏枯草、板蓝根、苦参等。金银花外治一切痈疮，内解诸般热毒，为解热止痛要药；其藤为忍冬藤，对风湿郁而化热侵犯关节引起的红肿热痛疗效甚好。连翘、蒲公英、紫花地丁善治各种疮毒痈疖。山豆根为治咽喉肿痛要药。败酱草多用于肺痈、肠痈引起的胸腹疼痛。夏枯草有清肝散郁的特长，故凡肝经郁火所致的头痛、目痛、瘰疬结节均可选用。板蓝根是清热凉血解毒的佳品，适用于瘟毒上攻头目的疼痛。苦参用于热痢且肛肠有刮痛者。

☞ **提示：**

◎ 金银花与连翘：两药配伍，首见于吴鞠通的《温病条辨》。两者均为清热解毒常用药，用于四时感冒，证属热者。金银花清气分之热，又清血分之热，而连翘又善于散结消肿，所以对红肿热痛之疮疡症，最为合拍。若二药配伍，能流通气血，宣导十二经之气血，使之宣通无阻，以利于消肿散结而止痛。

◎ 山豆根：《药性赋》云："山豆根解热毒，能止咽喉之痛。"可见山豆根为清利咽喉、解热止痛的专用药。但山豆根有一定毒性，它的毒性主要为影响心脏，使之出现心律失常。据统计，6克以下，基本没有不良反应；如果用到6~10克，有20%~30%的人出现轻微不良反应；如果超过了12克，就有60%~70%的人出现不良反应。为了用药安全，建议用量在6克以下，以免引起心功能异常。

◎ 苦参：苦参功能清热燥湿，适宜于湿热蕴结而致的病证。如湿热痢之腹痛，湿热淋之尿路涩痛，湿热所致之湿疹的痒痛，以及湿热内结的胆结石胁肋痛等。

5. 理气止痛　常用药如木香、香附、乌药、柴胡、青皮、陈皮、沉香、降香、檀香、荔枝核、橘核仁、川楝子等。木香理气宽中，偏于行肠胃气滞，为治脘腹胀痛的主药。香附为"妇科之主帅，气病之总司"，专解气血郁滞，善于疏肝行气定痛，是治疗胃痛、胁痛、痛经的妙品。乌药行气止痛，擅治小腹攻痛与食积痛。柴胡疏肝理气，是治疗肝郁致痛的主药，凡肝胆之气郁结，无论结于何处，或痛或胀，皆应以柴胡为主药，随证加减，其效如覆杯。

青皮疏肝理气，陈皮健脾理气，分别用于中、下和中、上二焦的气滞疼痛。沉香对中气失和的心腹痛有良效。降香善治气滞血瘀的心痛、胁痛和创伤性胸胁痛。檀香逐冷除郁，凡冷气内结之胸痛、胃痛皆可用之，有理气化瘀之效。荔枝核与橘核仁功效相仿，前者多用于睾丸坠痛，后者善治乳核结痛。川楝子性寒，用治肝火内郁引起的少腹胀痛、疝痛及胁痛之自觉痛处内热者。

☞ **提示：**

◎ **青皮与陈皮：** 均为理气止痛之品。但青皮性烈，陈皮性缓；青皮走下，陈皮走上；青皮入肝经，陈皮入脾经；青皮破坚入络止痛，陈皮理气化痰通络。

◎ **降香、沉香与檀香：** 这三种芳香类药物都具有芳香开窍、行气止痛的功效，在佛教界均为很重要的香药。但在临床应用时有所不同。降香入肝经，沉香入肾经，檀香入脾、胃、肺三经；降香的功效是疏肝解郁而宽胸，行气活血而止痛；沉香的功效是温肾纳气而平喘，散寒行气而止痛；檀香的功效是理气散寒而止痛。降香偏重于上焦之疾，沉香偏重于下焦之痛，而檀香善调膈上之气，如胸腹之闷痛。但对于心胸痛甚者，三者亦可以同用。

6. **活血止痛**　常用药物如当归、川芎、赤芍、延胡索、丹参、益母草、三七、乳香、没药、五灵脂、桃仁、红花、三棱、莪术等。当归常用于调经止痛及跌打损伤的瘀血肿痛。川芎最宜用于风凝及气滞血闭之痛，如头痛、心胸痛等。丹参、赤芍化瘀止痛，是治疗心腹痛及头痛之要药，其中赤芍抗缺氧作用突出，是治疗心绞痛之主药。桃仁用于局部或偏于下部的瘀血疼痛。红花则治全身各处散在性瘀血疼痛。乳香活血舒筋力强，没药破瘀消积力胜，多用于痈疽肿痛、跌打瘀痛、积块痛、闭经腹痛等，二味合用对心前区压榨样或刀割样痛尤为适宜。三棱破血，长于软坚散结，削除老积坚块。莪术破气，善于行气破血、散瘀消积。延胡索活血行气，可理一身上下各种疼痛。益母草为经产良药，无论胎前产后，凡瘀血所致的疼痛皆可选用。五灵脂通利血脉，可治心腹胁肋诸痛及关节肿痛。三七活血止痛，对心绞痛有良好的止痛疗效。

☞ **提示：**

◎ **桃仁与红花：** 作为活血化瘀药，桃仁与红花常常作为对药选用。桃仁与红花合用，出自《医宗金鉴》的桃红四物汤。施今墨先生认为，桃仁入于血分，以破血行瘀见长，且能润燥滑肠；红花活血通经，以祛瘀止痛见长。二药合用，相互促进，活血通经，祛瘀生新，消肿止痛的力量自然增强。

◎ **三七：** 三七为活血止痛之要药，素有"金不换"之称。其主要功效可以概括为八个字：止血、散瘀、消肿、止痛。三七可以单独使用，也可配伍使用。单独使用，以研末冲服为好，每次 1~1.5 克为宜，出血重者，可用 3~6 克，每日 2~3 次。配伍使用，如与人参研末同服，可以用于冠心病心绞痛；与天麻研末同服，可以用于脑梗死；与黄芪研末同服，可以用于慢性肾病；与川芎研末同服，可以用于顽固性头痛；与白及研末同服，可以用于消化道出血。其应用之广泛，疗效之奇特，在医界传为佳话。

◎ **乳香与没药：** 乳香偏于调气，没药偏于活血，两药配合，对气滞血瘀之疼痛，效果显著。在活血化瘀方药中，加入乳、没二味，可进一步提高对心绞痛的疗效，对绞榨样或刀割样痛，其效尤佳。张锡纯的活络效灵丹，由四味药组成，即乳香、没药、丹参、当归，许多内脏疾病，凡有瘀血指征者，常常用到这个方子，其方活血而不破血，养血而不留瘀，有经方之韵味，不可不知。但张锡纯用的是生乳香、生没药，煎煮后难以入口，我常以颗粒剂兑入汤剂服用，药效并不比生药差。

7. 驱虫止痛　常用药如使君子、槟榔、榧子、雷丸等。使君子善驱蛔虫。槟榔能驱杀各种肠道寄生虫，尤以治绦虫、姜片虫疗效较好。榧子善杀蛔虫、钩虫。雷丸能在肠道内破坏虫体，用治绦虫较好。

☞ **提示：**

◎ 槟榔：在驱虫药中，唯有槟榔可以作为行气止痛药用，其他药物都是通过杀虫来止痛的。槟榔行气，主要是行气消胀，特别是大肠气滞所致的腹胀，它可以增强大肠的蠕动，使大便缓缓泻下，以便减轻胀气和腹痛，可以说是消化道的首选动力药。南方有些地方有嚼槟榔的习惯，当地人认为嚼槟榔可以辟邪解毒。其实不然，嚼槟榔毫无好处，可使牙齿与口腔染得黑黄，长期嚼槟榔，还会引起口腔癌变。

8. 消食止痛　常用药如山楂、麦芽、莱菔子、神曲、鸡内金等。山楂长于消油腻肉积，还可用于产后瘀血腹痛。麦芽以消米面食积为长，还能治疗乳汁郁积的乳房胀痛。莱菔子善消食下气，是治疗食积腹胀痛的良药。神曲、鸡内金消积作用较强，是治疗疳积的佳品。

☞ **提示：**

◎ 麦芽：麦芽本为消食之药，但在"三消散"中，它独具疏肝之用，凡肝气不舒，引起胁肋胀痛、乳络不通、行经不畅，可用麦芽舒达肝气、散结止痛。若要用麦芽断奶，必须用炒麦芽。

◎ 神曲：神曲消面食积滞，独具功效。但由于它是六种草药所制（麦麸、鲜辣蓼、鲜青蒿、杏仁、赤小豆、鲜苍耳），故又名六神曲。福建所出产的神曲，原料有几十种之多，除上述六种外，还包括紫苏、荆芥、葛根、防风、羌活等，发散风寒、解表祛湿的作用比较突出，所以有人用福建曲治疗风寒感冒的头痛、身痛等。郑州市第三人民医院已故主任医师郭绍汾，善用福建曲泡酒饮用，治疗风湿性腰腿痛，效果良好。

◎ 鸡内金：鸡内金作为健脾助消化药，百姓皆知。但作为止痛药，却不易被理解。用鸡内金为脏器疗法，它的消积功效非常强，按照张锡纯的说法，"是以男子疬癖，女子癥瘕，久久服之，皆能治愈"。这里所说的"疬癖""癥瘕"，是针对囊肿、息肉、结石、肿块、结节等有形病理产物而言。这种有形的病理产物，常常有疼痛之感，如此疾患，鸡内金均可使用。鸡内金一般以炒后研末服用为好，3克、5克即可；若用于汤剂，要用到20克、30克方能奏效。

9. 蠲饮止痛　药如白附子、白芥子、葶苈子等。白附子治风痰客于阳明经的头面部疼痛疗效较好。白芥子治悬饮胁痛及流注阴疽。葶苈子治水气上迫、壅塞于肺而致的胸胁痛。

☞ **提示：**

◎ 白附子：《药性赋》云："白附子去面风之游走。"面风，此处指风邪中于面部的疾患，如风痰中于面部的面部麻木、肌肉痉挛、局部疼痛、口眼㖞斜等。白附子可祛面部经络中之风痰，使经络通，风痰祛，痛苦自然消除。我用白附子一般为5~10克，多配伍白蒺藜、丝瓜络、地龙等；若有虚证，还可配伍黄芪、党参、白术、当归等，以免祛邪伤正。

◎ 若将白芥子与葶苈子合用，其肃肺降气、入络搜痰的作用比较突出，用于渗出性胸膜炎之胸痛、胸闷，是非常好的配伍。白芥子用量一般为10~15克，而葶苈子最多用至30克。

10.补虚止痛　阳虚宜温阳止痛，常用药如淫羊藿、巴戟天、杜仲、狗脊、川续断、骨碎补等。淫羊藿对寒湿痹痛、四肢麻木或筋骨拘挛等症有效。巴戟天适用于阳虚下肢寒湿痹痛。杜仲是治肾虚腰痛的要药。狗脊补肝肾、强腰膝与杜仲相似，而祛风湿是其特长。川续断、骨碎补续伤强肾，善治腰痛、伤痛。

☞ **提示：**

◎ 杜仲：本品不仅是补肾壮腰之要品，而且具有补肾安胎、补虚健脑、益肾止汗、祛风强筋、坚骨止痛等功效。近年来有人发现杜仲叶降压作用不可忽视。我曾用杜仲叶与霜桑叶配伍，沸水冲泡，作茶饮之，治疗轻度高血压，一个月后血压竟然下降了10毫米汞柱。骨科专家郭春园先生，善用杜仲配丹参治疗休息后初走痛（骨关节内压增高痛）及晨僵痛，有效。受其启发，凡腰椎病伴有走路足痛者，每在方中加入杜仲、丹参二味，确有减轻疼痛的效果。

阴虚宜育阴止痛，常用药如鳖甲、龟甲、桑寄生、女贞子等。鳖甲有软坚散结止痛作用，常用治肝脾肿痛。桑寄生适用于肝肾不足的风湿腰痛。女贞子对阴虚阳旺的头晕痛有效。

☞ **提示：**

◎ 龟甲：龟甲即龟板，包括乌龟的背甲与腹甲，是滋阴潜阳之主药。但它的软坚消积止痛的作用也非常显著。软坚之坚，如肝硬化之脾大、妇科疾病中的包块；消积之积，包括囊肿、积液及小儿疳积等。它是在软坚和消积的前提下起到止痛作用的。

气虚宜补气止痛，常用药如黄芪、党参、白术、甘草等。黄芪能解肌肉酸痛、肩臂麻木，并可治慢性溃疡与痈疽。党参是肠胃气虚腹部隐痛的主药。白术为补脾第一妙品，脾虚失运的腹痛、湿渍肌肉的身痛，均属常用。甘草能缓急解痉而止痛。

☞ **提示：**

◎ 黄芪：黄芪为补气之长，故曰"耆"，这是"芪"的繁体字。李时珍说："耆，长也，黄耆色黄，为补气之长，故名。"凡气虚之绵绵作痛，黄芪是必用之药。中医有"气行则血行"之说，凡气虚血弱所引起的肢体疼痛、麻木及中风瘫痪，均应以黄芪为主药治之。如王清任的补阳还五汤，治疗中风后遗症之半身不遂，"四两黄芪为主药"，为医家之共识。他如治疗风湿性关节炎、肌肉疼痛，在原方祛风湿药的基础上，加用黄芪、当归等益气活血药，能增强止痛效果。

血虚宜补血止痛，常用药如鸡血藤、牛膝、白芍等。鸡血藤常用于血虚瘀滞的痛经、风湿痹痛及麻木不仁等。牛膝治腰膝痿痹、血淋、月经痛。白芍对肝阴失养的胁痛、肝阳上亢的头痛、湿热痢疾的腹痛、手足拘急的挛痛均有明显的疗效。

☞ **提示：**

◎ 鸡血藤：鸡血藤既可补血，又可化瘀止痛，且它的化瘀止痛作用远大于补血之力。在众多活血化瘀药中，唯有鸡血藤有补虚作用。既然它是藤，且凡藤类药物，都能够舒筋活络，所以由瘀血引起的肢体麻木，半身偏瘫，颈肩腰腿痛等，均可选用鸡血藤治疗。

◎ 牛膝：牛膝有川牛膝与怀牛膝之分。川牛膝以活血通络功效为主，故用于风湿性疼痛；怀牛膝以补肾壮腰功效为主，故用于肾虚之腰腿痛。现在有人指出，川牛膝补肝肾的作用大于怀牛膝，说这与川牛膝所含的多糖、甾酮、皂苷、氨基酸等化学成分高于怀牛膝有关。这种说法不能作为定论，仅作参考。

五、请用冬病夏治内服膏

谈到冬病夏治，大家都会想到三伏天贴膏药。将小小的膏药贴在背部、胸部穴位，以冀起到扶阳祛寒、鼓舞正气、止咳平喘、预防复发的作用。但这样的小膏药也会使人过敏，也会使人难以接受，怎么办？还可以用口服的冬病夏治膏。我每年都要开出几十张这样的膏方，使不少人受益。下边这例治验，就是冬病夏治膏的真实例子。

赵某，女，74岁，2012年7月初诊。病人常年在黑龙江省工作，因不耐其寒，每遇寒冷便出现咳嗽、气喘、吐痰，甚至夏季也不能使用空调，病程 30 余年。当地医院诊断为：慢性支气管炎，伴肺气肿。刻诊：咳嗽，气喘，吐痰，痰多而黏，舌质淡，苔白腻，脉濡滑。证属：风寒袭肺，痰湿壅阻，肺气失肃，气不归根。治宜益肺止咳、健脾化痰、补肾平喘。方选冬病夏治内服方，方药：紫河车 50 克，川贝母 50 克，百部 50 克，橘红 50 克，炙麻黄 30 克，炒杏仁 30 克，炒白芥子 50 克，炒紫苏子 50 克，炒葶苈子 50 克，山萸肉 50 克，炒芡实 50 克，苦桔梗 30 克，炒白术 50 克，蛤蚧尾 3 对，肉苁蓉 30 克，五味子 30 克，生黄芪 60 克，防风 30 克，白果 30 克，炙甘草 30 克。以上诸药，水煎 3 次，药液混合，再加热煮沸，加入蜂蜜收膏，每日 3 次，每次 10 克，开水冲服。

二诊：服药一剂（一个月）后，病人症状均减轻，尤其是可以在空调屋里活动数分钟，又嘱其服药一剂。在随后的一个冬季，其咳嗽，气喘，吐痰偶有发作，但每次症状均较原来轻，嘱其每年从初伏至末伏连服此药 3 年，以巩固疗效。

体会：《内经》曰："春夏养阳，秋冬养阴。"夏季是自然界阳气最亢盛之时，也是人体阳气最亢奋之时，此时借助自然界之力，因势利导，用补阳药，以补益机体阳气，驱散体内陈寒，最大程度地以阳（热）克阴（寒），以达到预防寒病冬季发作或加重的目的。

此方是我在多年临床的基础上，吸纳施今墨先生的经验拟定的。此方由玉屏风散、三拗汤、三子养亲汤组合而成，具有益气固表、宣肺化痰、清肃肺气、健脾运湿的功效，且可补肾温阳、止咳平喘，可以说是标本兼治，肺、脾、肾三脏同治。嘱病人每年从初伏起，服此方至末伏，若症状较重者从夏至起服此方至末伏，以加强疗效，连服 3~5 年。本方为甘温补剂，糖尿病病人不宜服用。

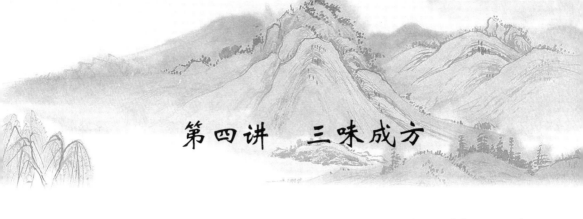

第四讲　三味成方

　　三味成方，并非我的奇想，而是来源于《内经》的启示。《素问·至真要大论》有言："君一臣二，奇之制也""多则九之，少则二之"。这里说的小方仅有二三味，大方也只是八九味。遵守并执行这种理论的典范，就是医圣张仲景。你看《伤寒论》113方，仅由83味药变换而成。再看今天的处方，少则十几味，多则几十味，已经失去制方的准则了。今天提出的"三味方"，乃是我多年在临床实践中的体会。"主病者为君，佐君者为臣，应臣者为使"，一张处方中，君、臣、佐、使，应结构严谨，布局分明。如果一张处方几十味，何谓君，何谓臣，谁能说得清！提倡"三味方"，或小方，是治疗法则的回归，也是对自我生命的爱护。

一、心脑血管病三味方20则

　　☞ 生脉散

　　生脉散组成：人参10克，麦冬15克，五味子5克。

　　关于生脉散的出处，说法不一，有说出于《备急千金要方》，有说出于《景岳全书》，有说出于李东垣的《内外伤辨惑论》。《内外伤辨惑论·暑伤胃气论》中说道："圣人立法，夏月宜补者，补天真元气，非补热火也，夏食寒者是也。故以人参之甘补气，麦门冬苦寒，泻热补水之源，五味子之酸，清肃肺金，名曰生脉散。"由于暑病多伤及气阴，症见"脉虚、自汗、身先热、背后冷、面垢、烦渴、手足厥冷、体重"，俗称"暑温八症"。你看，这八大症中多数为心肺气阴两虚之症，如脉虚、自汗、背后冷、烦渴、手足厥冷等，所以后人将它列为治疗心脏气阴两虚之主方。本方具有补气不燥、滋阴不腻的特点，为心病补益方之祖。若再追溯其源，在元代张元素《医学启源》

那里，便看到了生脉散的原貌，书中"麦门冬"下有这样一段文字："麦门冬……加五味子、人参二味，为生脉散，补肺中元气不足，须用之。"张元素是李东垣的老师，李氏学说受张元素影响很大。由此看来，生脉散应当是出自张元素之手。李氏受其影响，将其列为治暑湿之方。在具体应用时，若气虚偏重，还可加入保元汤（黄芪、肉桂、炙甘草、人参），名为保元生脉饮，具有扶心阳的作用；若加入四逆汤，为抗休克合剂，用于心衰，有回阳救逆、益气养阴之功。

我们知道，在经方中有三首方是阴阳同调的，或者说是可以调节阴阳平衡的，即桂枝汤、五苓散、小柴胡汤，这三首方可阴可阳，可表可里，可热可寒。而在时方中具有此作用的名方是生脉散，益气养阴、温凉互济，可用于高血压、低血压、心动过速、心动过缓等疾患，这是被临床实践所证明了的。

依据计算机辅助分析，在治疗气阴两虚型胸痹的方剂中，丹参、麦冬、五味子、党参、炙黄芪、赤芍等中药使用频率较高，这其中就包括生脉散的药物成分。

☞ 小冠心 2 号方

小冠心 2 号方组成：丹参 15 克，赤芍 10 克，川芎 10 克。

此方取自冠心 2 号方（丹参 30 克，赤芍、川芎、降香、红花各 15 克），为治疗胸痹心痛血瘀证的主方。冠心 2 号方是 20 世纪七八十年代研制的，由岳美中、郭士魁、赵锡武等一批著名中医专家拟定。原方分量为丹参一两，其余均为五钱。主药为川芎，臣药为丹参、赤芍。其君臣药注重"活血而不破血，行气而不破气"，于胸痹心痛之心胸闷痛、舌暗、脉行不利者，最为适宜。据研究，川芎偏于活心脉，赤芍偏于通脑络，故用量各有偏重。前几年在市场上有一种药风靡一时，说能使病人免于放心脏支架，药名为"国医圣药"，实际上就是冠心 2 号方。后来研制者出来辟谣了，说原实验资料并没有得出这样的结论。前两年这个药正式进入医院，药效很好，药名为"精制冠心软胶囊"。

研制者经动物实验和临床观察认为，冠心 2 号方中起主导作用的是川芎、赤芍与丹参。川芎香窜辛散，行血中之气而尤善止痛，其药理作用为扩张冠状动脉血管，增加冠脉血流量；而赤芍与丹参，可以改善微循环，抑制血小板聚集。由此，我将这三味药组合为一个小方，取名为"小冠心 2 号方"，用于汤剂中，既保留了原冠心 2 号方的功效，又节约了治疗的成本，何乐而不为呢！

同样，借助计算机辅助分析，在治疗心血瘀阻型胸痹的方剂中，丹参、川芎、赤芍、红花、当归、郁金、三七等中药的使用频率较高。这里边前四味药即是冠心 2 号方的主要成分。

☞ 红茶松散

红茶松散组成：红景天 15 克，茶树根 15 克，甘松 10 克。

这个方子是河南省中医院心血管病区经常用的三味方。红景天为藏药，有"西藏人参"之称。现在不少老年人在服"诺迪康胶囊"，用以治疗心脑血管疾病，其实它就是红景天制剂。凡到过西藏的朋友都会知道或服用过红景天，它的药理作用为抗缺氧、抗疲劳、抗紫外线照射。目前，红景天制剂有红景天胶囊、红景天片、红景天口服液等。茶树根的主要作用就是抗缺氧，其功效非常明显，价格也比较低廉。甘松理风气而使痛止，传统多是用其来治疗胃脘痛的，近几年因发现该药能镇静中枢，抗心律失常，并对平滑肌有解痉的作用，故又将其用于冠心病之心律失常。可以说新发现的这三味药的效应，极大地扩宽了我们的思路。三味药合用，其活血化瘀、改善缺氧状态、抗心律失常的作用增强，给病人带来了颇多福音。

☞ 瓜蒌薤白半夏汤

瓜蒌薤白半夏汤组成：瓜蒌 10 克，半夏 10 克，薤白 15~30 克。

瓜蒌薤白半夏汤为治疗胸痹心痛之主方。此方应用指征为：心胸憋闷疼痛，舌苔白腻。其功效为：宽胸散结、除湿降逆、通阳活络。其中瓜蒌的作用比较突出。在人们的印象中，瓜蒌只是润肠通便之品，《神农本草经》也只是将它列为中品，用的是瓜蒌根，而不是全瓜蒌，其作用只是"主消渴，身热，烦满大热，补虚安中，续绝伤"，完全没有谈到治疗胸痹心痛。到了张仲景手里，它就成了治疗胸痹心痛的要药。为何？清代王学权《重庆堂随笔》有一段话说出了缘由，他说："瓜蒌润燥开结，荡热涤痰，夫人知之，而不知其疏肝郁、润肝燥、平肝逆、缓肝急之功，有独擅也。"说明瓜蒌的作用是调肝气、缓肝急的。可见对药物的认知，要有一个过程，这个过程，就是临床的反复实践。若心胸憋闷者，加重薤白用量；舌苔厚腻者，加重半夏用量；大便不爽者，加重瓜蒌用量。许多老专家喜欢将含薤白的三个方加在一起用，如心血管病专家赵锡武先生，他治疗冠心病的主方就含有瓜蒌薤白半夏汤、枳实薤白桂枝汤和橘枳姜汤三方，即全瓜蒌、薤白、制半夏、枳实、桂枝、干姜等。我选用这三味方，乃取三方共有之品。临床上如果病人舌苔很少，甚或没有舌苔，那治疗时就不可用此方了。瓜蒌味甜，糖尿病病人使用时，要注意用量。

☞ 二香一片散

二香一片散组成： 檀香 10 克，降香 10 克，冰片 3 克。

此三味以芳香透窍为胜，重点是开灵窍、宽胸膈、止心痛。檀香与降香同为辛温芳香药，为佛家重要的香药，且均入心经，若细分起来，檀香为气分药，而降香为血分药；檀香偏入肺、胃经，有理胸膈、调肺气的功效，而降香偏入肝经，有散郁活血之功。檀香芳香温通，行气止痛；降香长于温通化瘀，活血止痛；冰片偏于开窍醒神，可以通过血脑屏障，且在脑组织内蓄积时间长。三味合用，对于心脑血管疾病之神昏、心痛、头痛、胸膈满闷等起效快。只是在应用时，冰片不能入于水煎剂，以入丸剂、膏剂、丹剂，或冲入汤剂中服用为宜。而降香、檀香，不宜久煎，水沸后煎煮十几分钟即可，以防其芳香气味挥发，影响药效。

☞ 二仁欢心汤

二仁欢心汤组成： 酸枣仁 30 克，柏子仁 15 克，合欢皮 15 克。

二仁欢心汤专为失眠、烦躁而设。心阴不足，肝气郁结，心阴失养则失眠，肝气不展则烦躁。有的病人患了失眠症，往往先跑到西医那里治疗，结果检查不出任何问题，诊断不了具体的病，就按抑郁症治疗，拿了点氟哌噻吨美利曲辛（黛力新）、艾司唑仑（舒乐安定）、枣仁安神液，吃了几天，没有效，这时才想到用中药治疗，走了一个大弯路。中医认为，失眠首先要"安心""静心""淡泊"，这样用药才有效，用陆游的话说，即"先睡心，后睡眼"。如果每天心烦意乱，安静不下来，吃什么药也很难见效。本方取酸枣仁养心阴，柏子仁养肝阴，合欢皮疏肝郁，取效要素是剂量，酸枣仁一般用量在 30 克以上，甚则 60 克，只有"酸收"才能安神。若烦躁甚者，可加 5 克莲子心，5 克焦栀子，以除心烦火郁；若大便溏薄者，还可用生山楂 15 克，乌梅 10 克，以酸收固肠，亦有利于安神。

☞ 开窍醒神汤

开窍醒神汤组成：石菖蒲 15 克，郁金 10 克，炙远志 10 克。

石菖蒲、郁金皆为开窍醒神药，唯石菖蒲性温，郁金性凉，前者开湿郁，后者开热郁；或者说，前者开心之郁，后者开肝之郁，其实都有开脑窍的作用，在《施今墨药对》一书中，就有这个药对。著名中医学家祝谌予治疗冠心病心绞痛的主方葛红汤，其主药就有石菖蒲与郁金。炙远志在这里可开心窍，祛心窍之痰，如痰阻心窍之神志恍惚、精神错乱、语言謇涩等，均为炙远志应用范畴。三味合力，具有开心、解郁、祛痰、醒神之作用，用于心脑血管疾病之神志不清，语言、思维迟钝者。这三味方，在古代还是增智益脑的常用配伍。

☞ 茯苓杏仁甘草汤

茯苓杏仁甘草汤组成：茯苓 15 克，杏仁 10 克，甘草 5 克。

大约是 20 世纪 90 年代中叶，有一位病人拿了一张处方，要我看看，意思是问一问这张处方治不治他的病？我拿来一看，仅三味药，即《金匮要略》茯苓杏仁甘草汤，主治"胸中气塞，短气"的，处方签名是一位北京著名中医专家。我问，你是什么病？他说，气短，胸闷。又一问，你吸烟吗？吸烟。吸烟有多少时间？快二十年了。每天吸多少？一包。我说，你患有慢性支气管炎，用这个方子对证。他说，我还没有吃呢，照你这一说，是对我的病？我答，对证。方中茯苓健脾渗湿，杏仁宣肺降气，甘草补中缓急，三味合用，一渗湿，一宣肺，一缓急，对于脾湿不运，肺失宣降，浊气阻遏心脉所呈现的胸痹、短气、咳喘、眩晕等，颇为合拍，但要掌握舌象特点，即白滑腻苔。方虽简要，但方义明确，是健脾、止咳、运湿、通脉之良方。

☞ 加味金铃子散

加味金铃子散组成：延胡索 10 克，川楝子（金铃子）10 克，九香虫 6 克。

金铃子散组成为川楝子、延胡索，出自宋代《太平圣惠方》，原方主治"热厥心痛"。所谓"热厥心痛"，就是由于热郁于内，使血脉不通，故而发生心胃之痛。金铃子是寒凉药，可引心包相火下行，故为心腹痛及疝气痛之要药。但延胡索却是辛苦温药，正是由于它有辛味，又具温性，辛与温结合，散结行滞的力更大，所以李时珍说，延胡索"专治一身上下诸痛""用之中的，妙不可言"。这两味药可称为传统对药。我加入一味咸温之九香虫，其具有温肾壮阳、行气止痛之效，可缓金铃子散苦寒之性。又据报道，九香虫与白芷合用，可代麝香开窍。常用此三味治疗心绞痛及顽固性胃脘痛，止痛效果比较突出。但这三味为治标之品，欲根治还要标本同治，以杜后患。

☞ 三子宁咳汤

三子宁咳汤组成：葶苈子 10 克，紫苏子 10 克，白芥子 6~10 克。

三子宁咳汤来源于葶苈大枣泻肺汤和三子养亲汤。三子养亲汤大家比较熟悉，由紫苏子、白芥子、莱菔子组成，其中紫苏子降气消痰，白芥子降痰豁痰，莱菔子消食化痰。老人服用后，咳喘消退，饮食增进，方由三个种子药物组成，如同三个儿子孝顺长辈，所以叫三子养亲汤。将三子养亲汤中的莱菔子易为葶苈子，即是三子宁咳汤。葶苈子为泻肺、止咳、平喘之要药，研究认为，该药有强心、利尿、抗感染的功效，有学者称此药有广谱抗菌作用。三味配伍，其肃肺、利气、豁痰、止咳、平喘作用显著，适宜于慢性心衰、慢阻肺及慢性支气管炎的治疗。当然，若有饮食不消，加上莱菔子，为四子养亲汤，也是一首治疗老年病的良方。

☞ 疏肝理气汤

疏肝理气汤组成：柴胡10克，生麦芽30克，佛手10克。

治疗心绞痛，不可忽视疏肝理气。有些教科书上没有写入这一治法，这是不合临床实际的。不少冠心病病人，每遇情绪障碍就发病，这实际是由肝气郁结所致。有的医生善于用柴胡疏肝散或血府逐瘀汤治疗冠心病心绞痛，即是佐证。柴胡疏肝，人人皆知；麦芽疏肝，知者较少。张锡纯、张文甫先生曾指出，生麦芽疏肝，炒麦芽健脾，且麦芽又有生发胃气之作用。有人会问，麦芽不是回乳药吗？怎么用来疏肝呢？回乳是用炒麦芽，正如《医宗金鉴》妇人杂病篇中所说："无儿食乳乳欲断，炒麦芽汤频服宜。"这说明，回乳用的是炒麦芽，生麦芽则是疏肝理气的。佛手也属柑橘类，和陈皮的气味大体一样，作用强度介于陈皮与青皮之间，但无青皮之燥烈，其疏肝和胃、燥湿化痰作用比较和缓。现代药理研究认为，佛手有增加冠状动脉血流量、保护心肌、抗心律失常的作用，故取之。三味合用，于肝胃不舒之肝胃气痛、胸心发闷、乳腺增生、痰核内结等，均可选用，虽功效缓慢，但无伤阴之弊。

☞ 麻黄细辛附子汤

麻黄细辛附子汤组成：麻黄4克，细辛4克，炮附子5~10克。

这是大家耳熟能详的经方。原方分量为麻黄二两，细辛二两，炮附子一枚，麻黄与细辛是等量的。据文献报道，麻黄细辛附子汤用于病态窦房结综合征，房室传导阻滞，冠状动脉痉挛、狭窄及下肢静脉曲张，糖尿病足等疾患。此三味均为辛温、苦温药，有的药如附子，乃是大辛大温药。三味合力，具有温通经脉、扶助心阳、改善循环的作用。研究认为，此方有"天然心脏起搏器"之称。本方在应用时，要从小剂量起步，逐渐加量，以防辛温过热伤阴，若加适量滋阴药则更好。麻黄要用生麻黄，取其辛温通络之力，蜜炙了就起不到通达经络的作用了。其应用指征，必须是舌质淡白，脉象沉细，因为病邪在里，脉络不通顺。

☞ 小宽胸汤

小宽胸汤组成：高良姜6克，荜茇6克，川椒3克。

此方取自治疗冠心病之宽胸丸（由高良姜、荜茇、白檀香、细辛、延胡索、冰片等组成），而宽胸丸来自古方"哭来笑去散"。小宽胸汤由已故国家名老中医郭士魁研制，在20世纪80年代就已制成丸药在中国中医研究院内部使用。高良姜、荜茇为芳香辛温药，有温阳散寒之效，川椒辛温通络，三味共奏芳香温通、散寒行气、通络止痛之功效。要重视芳香温通药在心血管疾病的应用。有的时候，看似血瘀阻络证，用活血化瘀方药却无效，而改用芳香温通剂，却有意想不到的效果，宽胸丸就是这类药物。凡寒凝络脉所引起的心绞痛，如见心痛彻背，背痛彻心，手足青至节，四肢发凉，口唇青紫，遇寒加重或子时以后发作较频，服用此药尤为适宜。

☞ 二叶降压汤

二叶降压汤组成：杜仲叶15克，霜桑叶30克，怀牛膝10克。

此三味具有益肾、清肝、降逆等作用。据研究，杜仲叶、霜桑叶降压作用明显，且有降糖作用；其中杜仲叶含多种活性成分，能增加胰岛素分泌、降血糖、降血脂、预防骨质疏松和糖尿病引起的性功能障碍。而桑叶可以降血糖、降血脂、降血压，预防脑梗死和心肌梗死。此三味主要用于上实下虚之证。杜仲叶降压、镇静、镇惊功效突出，而怀牛膝补益肝肾、壮腰强筋，适宜于上有眩晕、耳鸣，下有腰膝酸软、站立不稳等症状者。在具体应用时，还可以加上炒杜仲，杜仲叶的用量在15~30克。

☞ 黄芪赤风汤

黄芪赤风汤组成：黄芪30克，赤芍15克，防风10克。

黄芪赤风汤源于王清任的《医林改错》，原方主治"瘫腿"和病虚之诸疮者。王氏善于用黄芪是有名的，例如黄芪甘草汤、黄芪滑石汤、黄芪防风汤、黄芪桃红汤及补阳还五汤等，他用黄芪的目的在于益气活血，而本方则具有益气、化瘀、除风的功效，大凡治疗心脑血管疾病见有肢体麻木、酸困、行动不利者，此方外可通经活络，内可通脉开窍，且药性平和，不寒不燥，在用量上依证有所侧重，疗效就会提高。在一次全国心血管疾病会议上，有人提问，黄芪用量的大小对血压的影响如何？广东省的同仁谈到国医大师邓铁涛老师的经验，即小剂量用是升阳，中等剂量用是补气，大剂量用是降压，超大剂量用是复瘫，例如重症肌无力等。这种回答可以作为临床应用黄芪的参考。这个方子对产后气虚之痹证，应为首选之方，其补气而活血，温经而散寒。我常加入桑枝、桂枝、岷当归、秦艽等药，治疗效果比较满意。

☞ 三参调律散

三参调律散组成：西洋参 10 克，三七 3 克（粉剂冲服），苦参 10 克。

此三味可作散剂或汤剂服用。西洋参益气养阴，三七活血通络，苦参乃调整心律之要药。或者说，西洋参为补剂，三七为活剂，而苦参为调剂，三味协力，主要用于心律失常者，如心动过速、心动过缓、室性期前收缩等。孙思邈在治疗心脏疾病时，常加入苦参与茯苓二味，能提高止痛效果。但在应用时，应注意用量和加减，苦参不宜超过 10 克，以免伤胃；心动过缓者，可加桂枝、附子等；心动过速者，可加丹参、赤芍、白芍等。对于此三味，近年来，余用于临床，颇受病家的欢迎，认为服用方便，疗效立见，所以能坚持服用。

☞ 通络开窍散

通络开窍散组成：地龙 10 克，白僵蚕 10 克，三七 3 克（粉剂冲服）。

地龙与天龙，为对等之名。天龙，即蜈蚣，属火，温性也；地龙，即蚯蚓，属水，凉性也。天龙与地龙都善于通经达络，天龙走人身之上部，地龙走人身之下部，对中风后遗症均具有良好的化瘀开窍作用。药理研究表明，地龙有明显的抑制凝血酶–纤维蛋白原反应、抗血栓形成、平喘、降血压、解热、镇静、抗惊厥、抗癌等作用。白僵蚕具有抗惊厥的作用，祛风、解痉、止痛为其主要功效。三七为化瘀开窍要药，具有抗心肌缺血、降血压、减慢心率等作用。三味配伍，主要用于脑动脉硬化、脑梗死者，如见头痛、头晕、思维迟钝、反应迟缓、肢体不利等，具有显著的通络开窍作用。

☞ 双枝除痹汤

双枝除痹汤组成：豨莶草 30 克，桑枝 15 克，桂枝 10 克。

此三味具有疏通经络、祛风除痹等作用，其中豨莶草为主药。这味药原来是用于祛风湿的，药性比较平和，安全系数高。从宋代开始很多治疗中风后遗症的方就选用豨莶草了。这味药偏于寒性，有清热解毒与祛湿热的作用，用于高血压所引起的肢体麻木、沉重、活动不利，以及风湿浸淫引起的关节痛。中医名宿任应秋先生生前善用豨莶草治疗中风，他立有豨莶至阳汤和豨莶至阴汤，都是以豨莶草作为主药。若用于风湿痹证，以黄酒蒸制，豨莶草的药性就变得有点温和了。其他二味为通络引经药。

☞ 小天麻钩藤饮

小天麻钩藤饮组成：天麻 10 克，双钩藤 15~30 克（后下），石决明 30 克。

此三味是天麻钩藤饮的君臣药物，主要作用为平肝息风、祛风通络，是治疗肝风上扰、络脉不通之首选药。天麻钩藤饮出自胡光慈《杂病证治新义》，在其"肝厥头痛（高血压头痛）"篇内，有一张胡氏自拟方，即天麻钩藤饮，原方治"高血压头痛，眩晕，失眠"。胡氏说此方为"平肝降压剂"。方以天麻、钩藤、石决明之平肝祛风降逆为主药。天麻以平肝息风为胜，钩藤则以息风止痉见长，石决明以平肝潜阳为其功效。三味以除肝阳上亢之头痛、眩晕、肢体麻木为特长。但在应用时，钩藤、石决明非量大难以取效。

☞ 却瘀导滞散

却瘀导滞散组成：茺蔚子 15 克，怀牛膝 15 克，川牛膝 10 克。

此三味主要用于高血压。"却瘀导滞"是已故中岳名医耿彝斋先生之言，是对茺蔚子等药用机制的概括。我曾跟随耿先生侍诊抄方，见他常用茺蔚子治疗高血压头痛，问其何用？他只说四个字，即"却瘀导滞"，即将瘀滞于上部（尤以头部为主）的瘀血导引于下。却者，退也；导者，疏通也；却与导是动词，而瘀与滞是名词。却与导，就是可使经络通道循环无端，由此改善身体上下阴阳不平衡的状态，起到上病下治、清头明目、通窍活络的作用。

怀牛膝与川牛膝功用基本相同，唯怀牛膝偏于补益肝肾、壮腰健骨，而川牛膝偏于祛风湿、通经活络，两味药的性能都是下行的，这样就利于血压的下降。牛膝与茺蔚子配伍，为上病下治、降逆息风之常用配伍。

二、脾胃病三味方20则

☞ 芳香三味饮

芳香三味饮组成：藿香10克，佩兰10克，砂仁6克（后下）。

三味为芳香健胃化湿之主药。藿香与佩兰功效相仿，均有化湿、解表、止呕的作用，二者配伍使用出自《时病论》。唯佩兰对脾经湿热之口中甘腻多涎最为合拍，而砂仁化湿醒脾作用明显。三味用于中焦湿浊不化之胃炎，症见胃脘痞闷，口淡乏味，或口有秽浊之气，肢体疲倦，脉缓，舌白润腻等，起效快。略予加减，对上消化道疾病，颇有效验。这个小方对于那些嗜好膏粱肥厚的人，颇为合拍，若用鲜藿香叶、鲜佩兰叶，再加一点砂仁皮，作为茶剂沸水泡饮，效果更好。

☞ 芳香三花汤

芳香三花汤组成：玫瑰花、厚朴花、佛手花各10克。

三花均为芳香理气化滞药。玫瑰花偏于开胃宽胸，厚朴花偏于理气消胀，佛手花偏于疏解肝胃之郁。按照张元素的"象"学理论，凡枝者皆可通络，凡子者皆可降气，凡根者皆可固本，凡花者皆可祛浊，凡中空者皆可通窍。此三花合用，对肝胃气郁于胸胁、脘腹的痞闷、胀痛，食后有堵塞不消化之感，口味秽浊者，投之必效。作为煎剂，不宜久煎，一般以煎煮10分钟为宜。三味泡水代茶饮，还有消胀减肥之效。

☞ 开胃三芽饮

开胃三芽饮组成：大麦芽30克，稻芽15克，谷芽15克。

三芽均具芳香气味，显示出生生之气，有疏肝、健脾、开胃之功。麦芽为消食药，有明显的疏肝作用；稻芽功用与麦芽相似，能帮助消化，但药力缓和；谷芽是指北方小米的芽，性温和而暖胃，且有安神作用。三味药合用，疏达肝气、醒脾开胃、增进饮食，并有温散湿邪的功效。

☞ 辛开苦降散

辛开苦降散组成：姜半夏10克，黄连6克，黄芩6克。

此三味为半夏泻心汤的君臣药，为辛开苦降之代表组合，又为苦寒与苦温相反相成之配伍，具有辛开湿浊散、苦降热邪除之功效。凡见心下痞满，隐隐作痛，泛泛欲呕，舌苔湿腻者，此三味为必选之药。唯其用量，当视湿与热孰轻孰重而定，而湿热之孰轻孰重，又当以舌苔为标尺。一般舌苔白腻者，半夏与黄芩、黄连的合用量相等；若舌苔黄腻者，黄芩与黄连的合用量，可以略大于半夏。

☞ 清胃三味汤

清胃三味汤组成：竹茹30克，生姜10克，芦根15克。

此三味为清胃降逆组合。北京脾胃病专家步玉如先生善用竹茹清胃止呕。芦根清胃生津的作用显著，凡胃热之呃逆、呕吐，取竹茹30克，芦根30克，效果明显。但竹茹略有克伐胃气之弊，加入辛温之生姜，既加强降逆作用，又可预防竹茹克伐胃气之虞。

☞ 开胃醒脾方

开胃醒脾方组成：砂仁8克（后下），白蔻仁8克（后下），公丁香3克。

此三味均有芳香气味。砂仁与白蔻仁功效相仿，均有化湿、行气、温中止呕的作用，但就湿温病而言，白豆蔻的作用比砂仁好，所以三仁汤中用白豆蔻，而砂仁多了一个安胎的功效，这是其他芳香健胃药所不及的；公丁香为温中降逆药，"快脾胃而止吐逆"，于胃寒之呕吐、呃逆、嗳气有益。三味合用，对中焦寒湿不化所出现的胃痛、泛泛欲呕、呃逆不断、时时吐浊，每有良效。

☞ 理气三皮饮

理气三皮饮组成：青皮 6 克，陈皮 10 克，大腹皮 15 克。

此三味为理气消胀之品。青皮疏肝达下，陈皮调脾达中，大腹皮行气达三焦。小腹胀痛者，以青皮为主药；胃脘胀痛者，以陈皮为主药；脘腹皆胀而痛者，以大腹皮为主药。其中陈皮主行中上焦之气，而青皮主行下焦之气；陈皮有化痰之用，青皮有破积之效。三味合用，在梳理气机的基础上，又有健脾开胃之功效。服用后常有肠鸣下气之效应。

☞ 二鸡神曲散

二鸡神曲散组成：鸡内金 15 克，鸡矢藤 10 克，神曲 10 克。

此三味为健胃消食之药。鸡内金消食化石为百姓所公认，神曲的消食化积作用比较强，特别是小儿吃多了不消化，晚上睡不好觉，又容易感冒，神曲应为首选药。鸡矢藤是非常好的助消化药，这种药主产于南方各省，除用于消化系统疾病外，还可用于筋骨疼痛、跌打损伤、风湿性疾病等。（鸡矢藤性味功能详见"对药选用"篇）此三味研粉冲服，或煎汤服均可，于老人、小儿效果更好。

☞ 三消散

三消散组成：神曲 15 克，山楂 15 克，大麦芽 15 克。

此三味名"三消散"，又名"三消饮""焦三仙"。在广大农村几乎人人都知道它们是健胃消食的常用品。只是三味功效不同，神曲偏于消面食积滞，山楂偏于消肉积，麦芽偏于消果积。有的地方加上鸡内金，名为"四消散"，其消食作用更强；有的地方则加上大黄，亦名"四消散"，具有消积泻下的作用。但对于年老体弱者，还要加一点健脾药，如白术、山药、陈皮、白扁豆等，以防消而不化，消而伤气。

☞ 左金豆子汤

左金豆子汤组成：黄连 6 克，吴茱萸 3 克，刀豆子 6 克。

黄连、吴茱萸为左金丸，是苦寒与苦温组合，清肝与暖胃结合。此方主药是黄连，"实则泻其子"，泻心火即清肝火，肝火不亢，无犯乎胃，则胃痛、呕吐、嘈杂吞酸，自行消失。但苦寒又伤胃气，故佐以吴茱萸苦温，佐制黄连之苦寒，又有温胃暖肝的功效。刀豆子，有温中下气、和胃降逆之功。三味合用，比左金丸的降逆和胃力更强了一点，用于湿热聚中、肝胃气逆者，其清热降逆和胃之效显著。

☞ 三仁化湿散

三仁化湿散组成：薏苡仁 30 克，白蔻仁 6 克，砂仁 6 克（后下）。

此三味取"三仁汤"之义，以砂仁代杏仁。薏苡仁健脾渗湿，白蔻仁行气化湿，砂仁醒脾祛湿，三味合力，药性偏温，于脾湿、气滞之中焦湿困证，而见纳谷不馨，口淡乏味，或有秽浊之气者，用之每有良效。薏苡仁用量大一些，其他二味用量偏小。

☞ 清温降逆汤

清温降逆汤组成：黄连 6 克，干姜 6 克，半夏 15 克。

此三味是张仲景半夏泻心汤、黄连汤之主药，为辛开苦降的代表组合。黄连苦寒清热，干姜辛温开结，半夏苦温燥湿，凡湿热蕴结于中焦，升降失序，纳运失和，症见脘腹痞满，泛泛欲呕，频作呃逆，食欲不振，或有胃灼热，反酸，舌苔白腻或黄腻者，此三味为对证之举。

☞ 止痢饮

止痢饮组成：马齿苋 30 克，生山楂 30 克，白头翁 15 克。

此方为农村流传之治痢经验方，是 20 世纪 60 年代导师下乡时从村医那里学来的。主治红白痢疾，取效关键是用量，每味药应在 15~30 克，马齿苋治白痢，生山楂治红痢，白头翁治红白痢，三味协力，一般二三剂就会起效。如若用量偏少，特别是生山楂用量少，其药效就比较慢，这是临床实践所证明了的。

☞ 止泻散

止泻散组成：炒山楂 30，肉豆蔻 10 克，石榴皮 15 克。

此三味用于结肠炎之久泻，炒山楂健脾止泻，肉豆蔻固肾止泻，石榴皮涩肠止泻。若是溃疡性结肠炎，可加白及、仙鹤草。还可将锡类散加入汤剂中冲服。此方是已故中原名医郭绍汾先生的经验方，已传承三代，药味虽少，疗效显著。但此方是治标之举，非健脾治本之策，只可暂用，不可久服。

☞ 三草降酶汤

三草降酶汤组成：垂盆草 15 克，败酱草 15 克，生甘草 10 克。

近年来转氨酶增高的病人比较多，这是由饮食中的"湿热"蕴结肝胆所致，或由服用某些药物引起，治疗起来比较棘手。此三味有清热、解毒、和中之效，服用一二个月，往往能收到良效。垂盆草善"利水排脓"，败酱草善"破结排脓"，甘草和中解毒。体质好者，本品用量可大一些，如此则降酶作用更快，但必须戒酒，少食膏粱肥厚之品。

☞ 百合乌药甘草汤

百合乌药甘草汤组成：百合 30 克，乌药 10 克，甘草 10 克。

此即百合乌药汤加一味甘草，百合乌药汤出自陈修园的《时方歌括》，原方主治"心口痛，服诸药不效者，亦属气痛"。原方百合一两，乌药三钱，重在通气和血。加上一味甘草，意在缓急和中，用量多在 10~15 克。用于胃脘痛或痞塞不和，但无吞酸、胃灼热者，此方平和而效捷。若遇胃脘痞满，呕吐反酸者，则是半夏泻心汤的适应证了。

☞ 薏苡附子败酱散

薏苡附子败酱散组成：薏苡仁 30 克，炮附子 5~10 克（先煎），败酱草 20 克。

薏苡附子败酱散出自《金匮要略》，原治肠痈。我取其义，用于下焦湿热蕴积所致之疾患，如肠痈、盆腔炎、结肠炎、囊肿、前列腺增生等。薏苡仁祛湿健脾，败酱草清热排毒，附子温阳化结，薏苡仁与败酱草用量可以大一些，附子则要小量，不可孟浪。

☞ 健脾通便汤

健脾通便汤组成：生白术 30 克，决明子 15 克，火麻仁 10 克。

用此三味治疗便秘，常获良效。生白术健脾滋肠，促进大肠蠕动，是胃肠动力药；决明子、火麻仁油脂多，是润肠增液药。此三味，用量大，则起效快，于成人或小儿之便秘，均有良效。若为顽固性便秘，可加牵牛子。这三味药起主要作用的是生白术，或者说它是君药，是治本的药，不可或缺。一般成人用量是 30 克、60 克，甚至 90 克，若用 30 克以下量，其通便作用不明显。

☞ 理气宽肠饮

理气宽肠饮组成：防风 10 克，荜茇 6 克，木香 6 克。

此三味为治疗慢性胃肠炎气滞证之主方。所见症为腹胀，肠鸣，矢气多。防风与荜茇配伍，可除肠中腐败之积气，特别是肠鸣频频、矢气多者，服之有覆杯之效；木香理乎气滞，并有醒脾开胃之作用。三味合用，调理脾胃气机，除胀消滞之功效明显。

☞ 三香止痛散

三香止痛散组成：九香虫 6 克，木香 6 克，炒香附 10 克。

三香止痛散，为我的经验用药。木香、香附为常用理气止痛药，木香偏于行滞醒脾，香附偏于行气活血，为妇科之常用。而九香虫为温阳行气止痛剂，有人取九香虫与白芷配伍，代麝香开窍醒脑止痛，可见止痛作用非同一般。三味组合，用于脘腹胁肋胀痛，起效快，不伤元气。但阳亢者，须与潜阳药配伍，以防伤阴之弊。

三、杂病三味方20则

☞ 疝气化瘀汤

疝气化瘀汤组成：大黄6克（后下），炮附子6克，川楝子10克。

此方取大黄附子汤义，为相反相成之配伍；又参考《罗止园医话》治疝方，罗云："以附子、大黄加入普通治疝气之药中（即罗氏所用川楝子方），速收特效，此治外疝之经验谈也。"我除用于疝气外，还将此"三味"用于盆腔炎、慢性结肠炎、睾丸炎、前列腺疾患等，凡见小腹坠胀，隐隐作痛，湿热互结者，用之每收疗效。大黄与附子的用量，要据大便状态不同而异，便秘者大黄量要大于附子，而大便稀薄者附子量要大于大黄。顽固性的少腹坠痛、胀痛、痞满不舒等，用了大黄与附子这对药，其效果就不同一般。

☞ 封髓丹

封髓丹组成：砂仁8克（后下），黄柏8克，甘草10克。

此三味为古方封髓丹，出自《医宗金鉴》，是治疗梦遗早泄的良方。当代著名中医蒲辅周将此方用于口腔溃疡，效果良好。他说："封髓丹乃补土伏火之剂，土虚则水中之阴火无所抑制，便上炎而发为口疮。"是方以砂仁醒脾培土，黄柏清泄阴火，甘草和中清热。我常加入肉桂、干姜、牛膝以引火归原，于平淡中取效。若是气阴两虚的，可以加入天冬、生地黄、太子参，名"三才封髓丹"，此方亦可用于咽部充血、有脓点者。

☞ 清热止汗散

清热止汗散组成：浮小麦30克，霜桑叶30克，地骨皮15克。

对于汗证，不论是气虚自汗，还是阴虚盗汗，都首选此三味，名曰"清热止汗散"。三味用量可以大一些，均可用到30克。气虚自汗合用玉屏风散；阴虚盗汗合用二至丸加知母、黄柏。若是产后大汗不止，则加入麻黄根、炮附子，以温阳增卫气，固表止阴耗。有一首歌诀是这样说的：产后大汗如水泼，重用附子八钱多，黄芪白芍亦需用，麻黄用根一大握。

☞ 退热散

退热散组成：青蒿 15 克，白薇 15 克，银柴胡 15 克。

此三味是我治疗低热经验方"青白退热散"之主药。青蒿以清解阴分热见长，为青蒿鳖甲汤之主药；白薇长于清肺热，也是退阴分虚热之要药；银柴胡清肝经虚热。此方以低热绵绵、夜热早凉、舌苔不厚、脉象细数为应用指征。此三味比较苦，小儿服用，量不要大；若舌苔厚腻，舌质红赤，可与升降散合而治之。

☞ 温阳化饮汤

温阳化饮汤组成：桂枝 10 克，茯苓 10 克，白术 10 克。

此三味有温阳健脾化饮的功效，取之于张仲景苓桂术甘汤和桂枝茯苓丸等方义。桂枝配茯苓，是经方温阳化饮的主要药对，其他如五苓散、苓甘五味姜辛夏仁汤、苓桂枣甘汤、桂苓五味甘草汤等，均为桂枝与茯苓配伍之佳方；加入白术，以增强脾的运化功能。我常将此三味用于慢性支气管炎、慢性盆腔炎、慢性胃炎、慢性肠炎等，凡舌苔白润，口不渴或渴而不欲饮者，用此来温化三焦水湿，具有特殊功效。

☞ 通络散结散

通络散结散组成：橘核仁 10 克，橘叶 10 克，橘络 10 克。

此三味均取之于橘，均以疏肝理气见长。橘核仁理气、散结、止痛作用突出；橘叶以"散阳明、厥阴经滞气"（《本草纲目拾遗》）为长，适用于乳房结块及其络脉瘀阻；橘络作用缓和，善于疏理中焦气滞，有化痰湿之功。三味合用，以疏肝理气、通络止痛、散结消胀为目的，常用于乳腺增生、甲状腺结节、子宫肌瘤或身体某处有囊肿及赘生物者。

☞ 除风止痒剂

除风止痒剂组成：白鲜皮 15 克，地肤子 15 克，徐长卿 10 克。

我常将此三味用于皮肤瘙痒症。白鲜皮为清热燥湿止痒剂，地肤子为祛风除湿止痒剂，徐长卿为祛风脱敏剂，对皮肤真菌有抑制作用，三味协同，为治疗皮肤痘疹瘙痒之常用方。但在应用时，应在辨别证候性质的基础上，针对体质的偏颇选用方药，然后加入除风止痒剂三味，如此则药效更为显著。有人认为白鲜皮有类激素样的作用，起效比较快，止痒效果非常明显。

☞ 补肾通络饮

补肾通络饮组成：熟地黄 15~30 克，生麻黄 5 克，白芥子 10 克。

此三味为阳和汤的主药。熟地黄补肾增髓，生麻黄与白芥子为辛温通络药，特别是搜细络之风痰，是其他药难于比拟的。我用此三味治疗下肢寒滞细络，肾髓不充，如下肢静脉曲张、糖尿病足、风湿病、足跟痛等。以下肢疼痛、麻木为主症者，熟地黄用量可达 30 克，白芥子用量 10~15 克，生麻黄用量 5 克为宜。熟地黄有腻胃之嫌，一般加用砂仁或陈皮以佐之，可使熟地黄容易消化与吸收。

☞ 三藤汤

三藤汤组成：青风藤、海风藤、络石藤各 15 克。

此三味皆可祛风湿、通经络。青风藤善通一身之经络，络石藤善通一身之筋脉，海风藤善祛一身之风湿，三味合力，共奏祛风除湿、通络止痛、消除郁胀之效。三藤汤主要用于风寒湿痹，症见腰膝酸软，关节肿胀，筋脉拘挛，屈伸不利等。若加入秦艽、威灵仙二味，其止痛效果可能更快一些。三味还可煎煮外洗，以助药效。

☞ 化瘀降脂饮

化瘀降脂饮组成：绞股蓝 15 克，银杏叶 10 克，生山楂 30 克。

绞股蓝在民间用于清热解毒、凉血消炎，治疗痈疽肿毒，肺痨咳血等，而近年来发现其有降脂、降压、调节心律、改善血液循环等作用；银杏叶亦有降脂、降压作用；生山楂活血降脂功效明显。三味合用，沸水冲泡，频频饮用，有降脂、降压、化瘀之功，为民间常用验方。如果大便干结，则不宜用生山楂。

☞ 麦枣珍珠散

麦枣珍珠散组成：大枣 10 枚（擘），小麦 30 克，珍珠母 30 克（先煎）。

此方取自经方"甘麦大枣汤"，但以珍珠母代甘草，以增强镇静安神的功效，用于抑郁症、失眠及心悸等。大枣与小麦甘平，养心安神，但取效较慢；珍珠母对于心神不宁、惊悸不安者，具有平肝镇静的作用，起效较快。如果说大枣、小麦以"养心"为主，那么珍珠母就是以"镇静"为主，两相配合，安神尤良。

☞ 消瘰丸

消瘰丸组成：大贝母 10 克，玄参 10 克，生牡蛎 30 克。

此三味为清代程钟龄之消瘰丸，原方用于瘰疬，有清热化痰、软坚散结之效，原文称："此方奇效，治愈者不可胜数。"我取其义，将本方用于淋巴结肿大、甲状腺结节、乳腺增生、卵巢囊肿、皮下囊肿、脂肪肝等，且常加入夏枯草清热散结，天冬滋阴软坚，生麦芽疏肝散结。凡痰浊内结、局部有病理产物可触及者，均可考虑用此方加减治之。

☞ 泌尿三味饮

泌尿三味饮组成：桉树叶 10 克，瞿麦 15 克，半枝莲 10 克。

此方是我学习麻瑞亭先生经验方得来。麻先生发现桉树叶对于尿路感染有特殊效果，云"桉树叶有杀灭金黄色葡萄球菌之功效"。我将此方配以瞿麦、半枝莲清热散结，用于急慢性肾盂肾炎、膀胱炎、前列腺炎等，效果很好。老中医的经验贵似金，不可轻易略过。近年来我以此三味作为主药，随证加减，治疗近百例尿路感染者，发现其疗效要比导赤散、八正散等传统方药好得多。

☞ 美容三味酒

美容三味酒组成：玫瑰花 10 克，灵芝 10 克，岷当归 12 克。

此三味为我常用的美容三味酒，常用量为玫瑰花10克，灵芝10克，岷当归12克，或加入丹参15克，茯苓25克。取黄酒500毫升，浸泡15天为宜。每日50毫升，加热饮用。本方有润肤活血、淡化褐斑的作用，用于多例面色黄褐者，一般一个月左右即可见效。以上三药用红酒浸泡亦可，但不宜用白酒浸泡。若加入适量生姜（带皮）浸泡，效果更佳。

☞ 胎盘贝龙粉

胎盘贝龙粉组成：紫河车（胎盘）30克，贝母30克，地龙15克。

此三味为我治疗哮喘的经验方。紫河车30克，贝母30克，地龙15克，共研细末，每取3克，温开水冲服，每日3次。痰热者，用浙贝母；痰湿者，用川贝母；痰盛者，可与鲜竹沥液同时服用。临床有对地龙过敏者，故服用时请注意观察。此方为30年前的经验方，今录于此，供同仁参考。

☞ 三味升压汤

三味升压汤组成：柴胡6克，升麻6克，枳实10克。

此三味为升发阳气之主药。李东垣为补土派，其中升阳法为其主要治法，而升阳之药，以柴胡、升麻为代表，二者可升举阳气，举陷中气。此方中枳实为宽中下气之药，"宽中下气，枳壳缓而枳实速也"。有人问，既然是升阳法，为什么要用"下气"之枳实呢？从辨证角度看，只有浊气下降，清气才能升举，如果浊气不除，正气何能复位！这也就是有些人不明白枳实能升压的缘故。在用量上，柴胡、升麻宜小剂量，枳实剂量应大于两者。

☞ 三白解语散

三白解语散组成：白附子6克，白芥子10克，白僵蚕10克。

古代医家治疗中风之语言謇涩常取此三味，用以祛风邪、解痰郁、通络脉。如清代程国彭《医学心悟》的神仙解语汤中，就有白附子与白芥子。白附子祛风通络，白芥子祛痰通络，白僵蚕散结通络，且三味均可通达细络，不但可以缓解语言謇涩，还可以通络止痛，用于三叉神经痛、头风痛、牙痛等。本方使用时应从小剂量开始，逐渐加量，以防过量伤气耗阴。

☞ 桃红甘草饮

桃红甘草饮组成：桃仁 10 克，红花 10 克，甘草 10 克。

此三味是我治疗慢性咽炎的常用方药，取自王清任会厌逐瘀汤方义。以活血化瘀、清热利咽为组方之旨。慢性咽炎之"瘀"，不是一般清热解毒所能为，对于常用抗生素或苦寒药的慢性咽炎者，若加入麦冬、天冬、桔梗、射干等，或加牛膝、肉桂引火归原，其效更佳。凡用清热解毒治疗者，往往不能奏效，而加上活血化瘀药物后，疗效非仅用清解药所能比。

☞ 椒目瓜芥散

椒目瓜芥散组成：川花椒 5 克，瓜蒌皮 15 克，白芥子 15 克。

此方用于渗出性胸膜炎，痰液白黏稀薄不成块，伴有胸痛者。此三味取之于"椒目瓜蒌汤"，出自清代费伯雄《医醇賸义》。费氏认为："胁乃肝胆之位，水气在胁，则肝气拂逆，而肺金清肃之令不能下行，故咳而引痛也。"川花椒辛温通络逐痰；瓜蒌皮宽胸利气，研究认为，瓜蒌皮还有扩张冠状动脉血管，增加冠状动脉血流量的作用；白芥子利皮里膜外之水。三味合力，可以入于细络利气搜痰，非一般化痰药可比。

☞ 清头散

清头散组成：夏枯草 15 克，谷精草 15 克，川芎 10 克。

此三味以清头目、散结止痛为主功。夏枯草以清肝火、散郁结为主，是治疗头痛目赤之要药；谷精草乃"谷田余气所生"，以疏散头部风热、通痹止痛见长；川芎"搜肝风，补肝血，润肝燥"，是活血行气、祛风止痛之要药。三味配伍，具有清头目、散郁结、除风热之功效，常用于肝经风热之头痛、目赤肿痛，起效较快。

四、温热病三味方 20 则

☞ 退热三味饮

退热三味饮组成：薄荷 30 克（后下），青蒿 15 克，连翘 30 克。

此三味是治疗温热病常用的退热药。薄荷辛凉，退阴分热最良，还有消食下气、消胀、除吐泻的作用，但这是它不被人留意的地方。温病发热伴有不思饮食、腹胀，选用薄荷是最合适的；青蒿苦寒，入口苦味较重，但它有清凉芳香的气味，是治疗阴分伏热（夜热早凉）的首选药物；连翘是常用的清热解毒药，其特点是能散血中之"火疖子"，如果温热病伴有"火疖子"，如扁桃体肿大、淋巴结肿大、咽喉肿痛等，连翘是不可或缺的药物。此三味组合，对于温热病中有"火疖子"者，具有解热散结、消肿止痛的功效，较一般解热药退热快、散结快。

☞ 清咽消肿三味饮

清咽消肿三味饮组成：山豆根 5 克，连翘 15 克，半枝莲 15 克。

"山豆根，寒，疗咽肿痛，敷蛇虫伤，可救急用"（《寿世保元》），为解热消肿之要药；连翘，如上所述，集清热、解毒、散结三效于一身；半枝莲，为活血解毒之要药。三味合用，对咽喉肿痛，或扁桃体肿大来说，是一组配伍得当的良方。由于此三味均为苦寒药，所以只适宜于急性咽喉肿痛者，慢性咽喉肿痛者不宜用此方。

☞ 三才汤

三才汤组成：人参 10 克，天冬 6 克，生地黄 15 克。

此方出自《温病条辨》下焦篇，为益气复阴剂，原方主治"暑邪久热，寝不安，食不甘，神识不清，阴液元气两伤"，实际是温热病伤及气阴者，临床见证为：温热病热势已减，唯见饮食无味，夜眠不安，心中虚烦，脉象细数，舌质赤而少津。方中人参补益五脏之气阴；天冬滋养肺阴；生地黄滋养肾阴。肺为水上之源，肾为脏腑之水库，肺肾阴足，则他脏阴亦足。对于个别温热病阴液未复者，还可以将此方作为茶剂，频频饮用，则其气阴渐渐复生。

☞ 三拗汤

三拗汤组成：麻黄 6 克，杏仁 10 克，甘草 10 克。

此方为三拗汤，见于《太平惠民和剂局方》。有人把它称为"小麻黄汤"，因为它仅比麻黄汤少了一味桂枝，这样对认知三拗汤的作用更直接、更易懂。原方所治为"感冒风邪，鼻塞声重，语声不出，或伤风伤冷，头痛目眩，体倦乏力，咳嗽痰多，胸闷气短"。加入生姜 5 片，水煎服，以衣被覆盖，取微汗可愈。用于温病初起，微热微寒，温热不甚，而风寒不重。具有辛温解表、祛风肃肺之效。

☞ 竹茹饮

竹茹饮组成：竹茹 10 克，黄芩 10 克，栀子 10 克。

竹茹饮是我的临床经验用方，竹茹清凉，可以清胃热、降逆气；黄芩为苦寒药，可以清肺热、止咳嗽；栀子亦为苦寒药，可以凉心肾、止鼻衄。三味合力，对于温热病三焦余热不清者，有清肺、清胃、清膀胱之热的功效。如肺热甚，咳嗽咽燥者，以黄芩为主药，用量可以加到 20 克；胃热甚，呃逆频频者，以竹茹为主药，用量可以加到 30 克；膀胱热甚，溲赤而疼者，栀子可以改用栀子炭，并加桉树叶治之。

☞ 滋阴清热饮

滋阴清热饮组成：西洋参 10 克，麦冬 30 克，玉竹 15 克。

西洋参是偏于寒性的益气养阴药；麦冬滋阴养肺，是温病初愈后养阴之要药；玉竹益气养阴，古云："一味玉竹，功同参芪。"三味合用，对挽救温热病伤阴非常重要。温热病，有一份津液，存一份生机，津液亡则生命亡。温病学家叶天士、王孟英、吴鞠通等医案中处处透露着保津养液的思想。

☞ 瓜蒌红花甘草汤

瓜蒌红花甘草汤组成：瓜蒌 30 克，红花 10 克，甘草 10 克。

此方出自孙一奎《医旨绪余》，原书记载用此方治愈一例缠腰火丹案（即带状疱疹），说瓜蒌"柔而滑润，甘缓润下""盖为其缓中润燥，以致流通，故痛自然止也"。今人邹孟城《三十年临证探研录》，记述了他用此方的体会，为便于了解此方的实用价值，特择原文如下："余据方中药物之组成，暂名'瓜蒌草红汤'。未几疱疹流行，余于数日内接治五六人，无论症之轻重，皆以上方加板蓝根 15 克予服。唯全瓜蒌不用如许之多，改为重者 30 克，轻者 15 克，中者 21~24 克。其收效之速，真可谓之神矣。轻者二三日，重者四五日，率皆痊可。后凡遇此证者，概以此方投之。""余所治病例中，病灶面积最大者几达胸部之半，理疗一月未愈，服上方一周即退净。而其得效之迟速，与瓜蒌用量极有关系。故凡体质壮实者，瓜蒌用量宜适当加重，药后若轻泻一二次，则见效尤速。若体质不壮，瓜蒌不便多用，多服数日，效亦可期。"瓜蒌有化痰散结的作用，红花为常用活血药，而甘草虽平和，但为百草中解毒之良药，三味配伍，具有化痰、散结、活血、解毒的功效。不少古代医籍中记载此方，用于"缠腰火丹"，即带状疱疹。我每遇此病，必用此方，略作加减，常获良效。

☞ 三神丸

三神丸组成：补骨脂 10 克，肉豆蔻 10 克，五味子 5 克。

三神丸出自《温病条辨》下焦篇，原文云："久痢伤肾，下焦不固，肠膩滑下，纳谷运迟，三神丸主之。"此少阴阴中之阳法也。肠膩滑下，是下焦元气不固；纳谷运迟，是脾阳不运。若患久痢，当温补肾阳，故用补骨脂温补肾阳，五味子兼收其阴，肉豆蔻涩肠固脱也。其效如期，故曰"三神丸"。

☞ 三物香薷饮

三物香薷饮组成：白扁豆 30 克，厚朴 10 克，香薷 10 克。

三物香薷饮出自《太平惠民和剂局方》，功效为祛暑解表、化湿和中。用于治疗伏暑口渴引饮，恶寒发热，头痛身重，无汗，胸脘痞满，舌苔白腻，脉象浮濡。由于本方芳香化湿之力显著，故还可以用于湿阻中焦，脾胃不和，口淡纳差的内伤湿病。

☞ 小承气汤

小承气汤组成：大黄10克（后下），厚朴6克，枳实9克。

小承气汤出自《伤寒论》，原文主治温病阳明腑实证，表现为：谵语，潮热，胸腹痞满，大便硬结难排，舌苔老黄，脉滑而疾；或痢疾初期，里急后重，腹痛下利。但分析此方的药用价值，并非腑实证独用，凡温热病见有腑实证，如大便不通，腹满或痛，舌苔黄腻，脉象滑实，均可选用此方治疗。我见舌苔黄腻而厚，大便不通或不爽者，径直选用此方，则黄腻苔消退得快，腹部痞满亦会有好转。这种黄腻苔可以见于多种病证，如伤食症、外科急腹症、外感高热症、脑血管病、精神疾病等，正如吴又可所说："殊不知承气本为逐邪而设，非专为结粪而设也。"是否有燥粪，不是本方应用的唯一标尺，只要有利于祛邪皆可斟酌用之。这样就扩大了承气汤的应用范围。

☞ 清咽茶

清咽茶组成：鱼腥草30克，桔梗10克，生甘草10克。

鱼腥草为清肺祛痰之良药，虽云"腥"但吃起来并无腥味，可作汤，可作茶，可作菜，为呼吸道疾患必用之药。桔梗亦可作菜用，为祛痰肃肺之药。生甘草泻火解毒。三味合用，可作茶剂，具有清肺利咽、祛痰止咳之效。

☞ 碧玉散

碧玉散组成：滑石30克，甘草10克，青黛5克（冲服）。

此方见于刘河间《黄帝素问宣明论方》，主治暑热病，兼目赤咽痛，口舌生疮。滑石、甘草，为六一散，或名天一散，主治暑湿内蕴，小便不利，可通腑（膀胱），泄热祛湿。加青黛，泻肝火。于暑热天，热毒上攻，目赤肿痛，小便黄赤，投用此方，导热下行。对暑热加湿，身热心烦，口渴尿少，咽喉肿痛，口腔溃疡及小儿夏季热，方简而立效。

☞ 双黄连散

双黄连散组成：金银花 30 克，黄芩 10 克，连翘 15 克。

此方即双黄连制剂，其中"双"，即金银花，又名"双花""二宝花"，花初开时，蕊瓣呈银白色，经二三日，则变为金黄色，新旧相参，故呼金银花，实际还是一种花。黄即黄芩，连是黄连。此三味均为清热解毒药，唯金银花甘而淡，后二味性味苦寒。

☞ 元参升麻汤

元参升麻汤组成：玄参（元参）15 克，升麻 10 克，甘草 10 克。

此方出自《类证活人书》，主治热病口渴，咽喉肿痛，咳嗽等症。玄参清热解毒，养阴消肿；升麻清热解毒；甘草利咽解毒。合而用之，能清热养阴利咽，是治疗温热病咽喉不利之效方。

☞ 新制橘皮竹茹汤

新制橘皮竹茹汤组成：橘皮 10 克，柿蒂 10 克，竹茹 15 克。

此方来自《温病条辨》，主治温病中因湿温而引起的呃逆、干呕。原方有姜汁少许。橘皮健脾祛湿、理气肃肺；柿蒂为降气止呕药，专清肺胃之热；竹茹专清胃腑之热，为胃热呕逆之要药。对温热病中胃热不退，呃逆连连，伴有口干烦渴者来说，三味乃必备之药。

☞ 增液汤

增液汤组成：玄参 30 克，麦冬 30 克，生地黄 15 克。

此三味为温病中常用的增液汤，来自《温病条辨》，原方为阳明温病，大便秘结而设，后人将此方作为"增液行舟"之主方。凡温热病阳明（大肠与胃）津液耗伤，不足于润肠通腑而见大便秘结，咽干口燥，脉数无力，舌苔干燥少津者，此方为对应之举。

☞ 退黄三味汤

退黄三味汤组成：茵陈 30 克，贯众 15 克，大枣 10 枚（擘）。

此方为民间流传验方，见于《常见病单验方选》。方中茵陈清热利湿，为治疗黄疸之专药；贯众软坚破积，解毒杀虫，泻腹中瘀热；大枣健脾益气。三味合力，清热解毒、破积杀虫、利胆退黄，适宜于急性黄疸型肝炎恢复期。为巩固疗效，防止复发，当每日 1 剂，连服 20 剂为宜。

☞ 火府丹

火府丹组成：黄芩 10 克，生地黄 15 克，木通 5 克。

此方出自许叔微《普济本事方》心小肠脾胃病门，原方主治"心经热，小便涩，及治五淋"。方中黄芩苦寒，清热燥湿；生地黄甘寒，清热养阴；木通苦寒，利水通淋而泄热。三药合用，清热燥湿而不伤阴，治疗心经蕴热，小肠热毒不消之小便短赤，淋沥涩痛，即西医之急性尿路感染。

☞ 三鲜饮

三鲜饮组成：鲜白茅根 30 克，鲜藕 30 克，鲜小蓟根 15 克。

此方来自张锡纯《医学衷中参西录》，原方所治为阴虚劳病，低热咳嗽，痰中带血。此"三鲜"，具有清热增液、凉血止血之效。凡温热病之阴虚劳热，咳嗽痰少，而痰中带有血丝，脉象细数，舌质红赤，舌苔干燥无津或少津，小便短赤，大便干结，呈现一派虚热扰动血络之象者，此方比较合拍。

☞ 小半夏加茯苓汤

小半夏加茯苓汤组成：半夏 10 克，茯苓 9 克，生姜 10 克。

原方出自《金匮要略》，又见于《温病条辨》。前者所治为痰饮呕吐，心下痞满，膈间有水，时发眩晕。后者所治为阳明湿温，呕而不渴者。引文于此，重在"阳明湿温"四字。阳明者，胃与大肠也，凡阳明之腑，湿热内蕴，可上干头目出现眩晕，中凌于心则发惊悸，停于膈间则痞满，干预胃腑则呕吐。用半夏燥湿降逆，使水湿下行，顺其大肠而消散；茯苓淡渗，健脾利湿，药性平和，不寒不燥，可使湿热从小便中散失；生姜辛温，为温中止呕之要药，又可解半夏之毒性。三味药之合力，可温中化饮、降逆止呕、消散痰湿、解除湿热。

五、小儿病三味方 10 则

☞ 苍苓散

苍苓散组成：苍术、茯苓、金银花各等份。

苍苓散为河南省中医院儿科传统用方，至今已有 30 余年。苍术燥湿健脾，茯苓健脾渗湿，金银花清热解毒。三味协力，共奏燥湿健脾、清热解毒、渗湿止泻的功效。主治小儿脾湿不运，且蕴有热毒的腹泻。

☞ 小儿退热方

小儿退热方组成：秦艽 10 克，柴胡 6 克，甘草 6 克。

此方出自宋代《太平圣惠方》，原方为"秦艽、柴胡各一两，甘草五钱，为末，每服三钱"，治疗小儿骨蒸劳热，食欲减退，后来钱乙加入一味薄荷，使之退热作用更佳。

☞ 三甲散

三甲散组成：制鳖甲、制龟甲、炮山甲各等份。

此方在中医各科流传甚广，甚至西医和中西医结合的同道亦知晓。它的用量为：制鳖甲、制龟甲、穿山甲各等份，研末后混合，每次 3 克，红糖水冲服。此方有消食导滞的作用，主治小儿消化不良、消瘦、厌食、挑食等。

☞ 苏叶防风荆芥汤

苏叶防风荆芥汤组成：紫苏叶 10 克，防风 10 克，荆芥 6 克。

此方出自《常见病单验方选》，为治疗风寒感冒的三味方。紫苏叶辛温解表，其性味不烈，且有醒脾作用；另有荆芥、防风，为祛风解表比较温和的配伍。三味合用，具有祛风散寒、解表透窍之力，对小儿风寒感冒初期，轻微发热恶风，鼻腔不通，流清涕，有风寒表象者，较为适宜。

☞ 夏季热方

夏季热方组成：北沙参 10 克，板蓝根 10 克，柴胡 6 克。

此方出自《家庭良方》一书，可谓民间验方。北沙参养阴保肺；板蓝根清热解毒；柴胡和解少阳而解热。三味合用，一补、一清、一和，清补并行，补中有散，主治小儿夏季热，症见每逢夏季低热不退，口渴，纳差，汗闭，多尿。用此三味，即可除恙。

☞ 遗尿方

遗尿方组成：黄芪 10 克，升麻 6 克，桑螵蛸 10 克。

此方为常用验方，主治小儿遗尿。功效为益气补肾、升阳止溺。其中黄芪大补元气，为固本之药；升麻为升阳之品，不使气陷；桑螵蛸固涩收摄，为止溺之用。三味配伍，共奏益气、补肾、升阳、固涩、止溺之效。若配制成糖浆剂，更宜小儿服用。

☞ 三香散

三香散组成：丁香、肉桂、木香各 5 克。

共研细末，装于纱布袋内，用绷带敷于小儿肚脐上，从晚到早，连用 3 天。主治小儿腹胀腹泻。适宜于 3~5 岁的小儿。三味药具有芳香气味，有温中散寒、消胀止泻作用，外部敷贴，小儿易于接受。

☞ 止啼方

止啼方组成：蝉蜕 10 克，竹叶 6 克，灯心草 6 克。

蝉蜕清肝热，并能祛风止痉；竹叶清肺热；灯心草清心热。三味甘淡不苦，轻清宣上，对于小儿夜啼、哭闹，或有轻度烦躁者，用之有良效。此方流传很广，且无副作用和毒性反应。服用时，可以加少许食糖调味。

☞ 加味银花甘草汤

加味银花甘草汤组成：金银花 10 克，生甘草 10 克，绿豆衣 10 克。

此方煎汤代茶，连服 3 天。主治小儿尿布皮炎，俗称"红屁股"。小儿尿布皮炎由尿布潮湿、粗糙或不洁而引起，发于臀部，可见肌表焮红、粗糙；重则有丘疹、疱疹，甚则有脓包形成。小儿服用本方时，可以加入白糖少许，以便于接受。

☞ 驱虫散

驱虫散组成：使君子 10 克，苦楝根皮 15 克，槟榔 10 克。

三味加水，煎取两次，服用量依小儿年龄与体质而定。每日一剂。若是蛲虫，每晚睡觉前，将大蒜打烂成泥状，加入少许麻油，涂拭小儿肛门周围。服药期间，请注意排便状况。

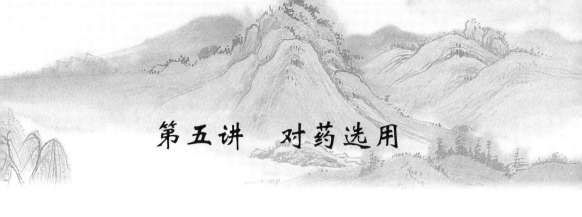

第五讲　对药选用

清代医学家徐灵胎有一篇著名论文，名为《用药如用兵论》，文中说道："兵之设也以除暴，不得已而后兴；药之设也以攻疾，亦不得已而后用。"如何"攻疾"？辨证当然是第一位的，但常见辨证准确而服药无效者，这就涉及遣药、配伍、取量、炮制等诸多问题。正如用兵，"选材必当，器械必良，克期不愆，布阵有方"。而遣药配伍最精当者，当属医圣张仲景，他在《伤寒论》中遣药83味，组方113首，少则一二味，多则十几味，平均七八味，而方药之效，如矢中的，非后世验方所能比。在张仲景辨证论治原则的指导下，我对药物性能和配伍进行了深入的探索与思考，积累了一定的经验，经临床反复验证，效果每能如期。现述部分经验药对，供同道参考。

一、茶树根　红景天

茶树根，为植物茶树之根。味苦，性平，主治心脏病、口疮、牛皮癣等。以树根10年以上者为佳。据近年来临床报道，茶树根应用于风心病、肺心病、冠心病、心律失常等，具有改善症状、降低血压、增加尿量、纠正心律失常等作用。据临床观察，一般服用3~7天，即可见到心悸、气短好转，尿量增多，血压恢复之效果。

红景天为藏医常用之药，入药用其根或根茎，藏名为扫罗码尔布。性寒，味甘涩。具有活血、清肺、解热、止血的作用。传统用治咳血、咯血、肺炎咳喘、妇女白带，外治跌打损伤、烫火伤等；近年来，用于冠心病心绞痛有良好效果。我常将此药用于冠心病和肺心病之痰热证，或急性呼吸道感染等，起效快，无副作用和毒性反应。

功效：温阳活血，强心清肺。

主治：肺心病、冠心病之胸闷、气短、心悸及心绞痛者。

用量：茶树根 30~60 克，红景天 5~10 克。

体会：这两味已是临床上治疗心血管疾病的必用药物，但有时也可能只用一味药，那就是红景天。红景天的抗缺氧作用已被人们所熟知，红景天制剂有胶囊、口服液、药酒、药片等，服用也比较方便。红景天这味药比较特殊，它既能活血化瘀，又可清热肃肺，还可以治疗跌打损伤，这可能与它的生长环境有关。茶树根过去用的也不多，近年来人们才发现它具有明显的抗缺氧作用，是治疗心血管疾病的良药，加之它价格低廉，采集方便，无明显副作用和毒性反应，所以使用率越来越高。我在治疗心血管疾病的处方中，红景天使用率约占 90%，茶树根使用率约占 70%，二者使用指征为：心血管疾病见心慌、气短、胸闷、气息不足者，舌质紫暗者尤当选用。

二、柴 胡　银 柴 胡

柴胡是伞形科的，而银柴胡是石竹科的。早时人们误将后者认作是柴胡，由于其产在银州，所以叫银柴胡，其实它不是柴胡，而是另一种药用植物。

柴胡可解表退热，疏泄肝胆，升举清阳，主治外感发热，但对于内伤之发热，配伍得当，也会有好的疗效。有人讲"柴胡劫肝阴"，这种说法没有临床说服力。只是柴胡的用量从北到南，是不同的。有一次我与一位东北朋友到老朋友家会诊，看的是这位老朋友的夫人，她正处于围绝经期，有一点抑郁症，不严重，这位东北朋友竟然开出 30 克柴胡。在回来的路上，我问他怎么用这么大剂量的柴胡，不怕伤肝吗？朋友竟然说不会的，说他们在东北经常这么大剂量地用。我对这次会诊印象很深。此后，我在治疗发热时，也试着把柴胡用到 20 克、30 克了。至于疏肝，柴胡用量以 10 克为宜，当然还要照顾到病人的体质。到了南方，柴胡的用量越来越小，这与体质、地域、气候、饮食习俗及医者的知识传承有着密切关系，不是一句话可以说得清的。

银柴胡出自《本草纲目》，别名土参。性味苦凉，功能凉血清热，主治内伤发热。以治疗虚劳骨蒸、阴虚内热、小儿疳热羸瘦为特长。此物药性与石斛不甚相远，不独清热，亦可凉血，是一味比较平和的温热病用药。

功效：清热保阴。

主治：外感发热，内伤低热及肝胆炎症。

用量：柴胡 10~15 克，银柴胡 10~15 克。

体会：柴胡清热，主要是清少阳经的气分热；银柴胡清热，主要是清阴分之热。或者说，柴胡以清外感之热为主，银柴胡以清内伤之热为主。但对于长期发热的病人，很难分清是内伤还是外感，或者内伤外感之证俱见。对此，我常将两药配伍使用，其退热效果要比用其中一味好得多。体质较强者，二者可用 15 克或更多；体质弱者，柴胡用量要在 10 克以下，以免苦寒伤其清阳。如果是用于肝胆炎症，两味药以 10~15 克为宜，不宜大量使用。

三、薄荷　连翘

薄荷与连翘是治疗温热病的常用药物。

薄荷辛凉，具有良好的透热解表作用，它的透热力量是不可忽视的。用它来治温热病，是借其辛透凉解之力，来发散肌表的温热之邪，犹麻黄之治伤寒也。张锡纯说，薄荷"其力能内透筋骨，外达肌表，宣通脏腑，贯串经络，服之能透发凉汗，为温病宜汗解之要药"。银翘散里用薄荷，即是借其辛而凉的气味，使温热之毒从里向外透发，内入筋骨，外达皮毛。我们尝一尝薄荷，会感到辣辣的、凉凉的、麻酥酥的，好像有一股凉气从全身向外透发。这种透发之力是其他药物不可匹敌的。

连翘也是一味解热药，它的解毒作用远大于金银花。有人认为，连翘是一味果壳类药物，解热作用不明显，这是不正确的。张锡纯说，连翘"用至一两必能汗出，且其发汗之力甚柔和，又甚绵长"。它的解热作用还可以帮助解除胃中食物不化的积热，例如保和丸中的连翘，就是解除这种积热的。

功效：透发肌表，清热解毒。

主治：温病发热无汗出者。

用量：薄荷 10~15 克（后下），连翘 15~30 克。

体会：我治疗温热病，特别是在解热方面，喜用薄荷与连翘，这种体验是从张锡纯《医学衷中参西录》中学来的。张锡纯说："温病发汗用薄荷，犹伤寒发汗用麻黄也。麻黄服后出热汗，热汗能解寒，是以宜于伤寒；薄荷服后出凉汗，是以宜于温病。"他还建议用薄荷代替麻杏石甘汤中之麻黄，或代替葛根黄芩黄连汤中之葛根。他说："用麻黄以热治热，何如用薄荷以凉治热乎？又如凡有葛根诸汤中之葛根，亦可以薄荷代之。"他的经验，是对经方的发挥和创新。对于连翘的应用，他说："连翘诸家皆未言其发汗，而以治外感风热，用至一两必能发汗，且其发汗之力甚柔和，尤甚绵长。"他还认为，连翘善舒肝郁，又平肝气之盛。对于善发怒者，有理肝气之效。但对于这种肝气不平，兼有热象者，方可用上连翘；若肝气不平，克伐脾胃，湿气困中，未见热象，必不可用连翘。

四、紫苏叶　黄连

紫苏叶与黄连的配伍应用，出自薛生白的《湿热条辨》，名为苏连饮。主治"湿热呕恶无休止，昼夜不瘥如欲死"。

紫苏叶质轻，气味辛芳，能宣通上焦肺胃之气机，疏达肝气，除胃中秽浊之气。倪朱谟《本草汇言》说："紫苏（包括紫苏叶）散寒气，清肺气，宽中气，安胎气，下结气，化痰气，乃治气之神药也。"紫苏包括紫苏叶、紫苏梗、紫苏子，还有全紫苏都入药者。最近还有一种说法，即"家家户户种紫苏，人人能活一百岁"。说明紫苏还是一种养生保健药物。

黄连苦寒，寒能清热，苦能燥湿，为清热燥湿之要药。一般用黄连，是以清心火、清胃火为主的，但有时大肠湿热严重者，亦用黄连清泻之。张山雷《本草正义》云，黄连"上以清风火之目病，中以平肝胃之呕吐，下以通腹痛之滞下，皆燥湿清热之效也。又苦先入心，清涤血热，故血家诸病，如吐衄溲血，便血淋浊，痔漏崩带等症，及痈疡斑疹丹毒，并皆仰给于此"。可见，凡三焦湿热之火，皆可用黄连治之。但要注意，必须有湿热明证，方可用之。"凡非舌厚苔黄，腻浊满布者，亦不任此大苦大燥之品"。这些经验是不可违背的。

功效：芳香和胃，清热止呕。

主治：湿温病之呕逆。

用量：紫苏叶 10 克（后下），黄连 5~10 克。

体会：将紫苏叶与黄连合在一起应用，是薛生白的临床经验，也是创新之举。薛生白在清代温病四大家中有着特殊的地位，他的贡献不亚于叶天士、吴鞠通，他的《湿热条辨》是对湿热病学的总结与发挥。

《湿热条辨》又名《湿热病篇》，是薛生白的得意之作，全书四十六条，条文言简意赅，每条下薛氏自作诠释，条分缕析。该书为湿热病最早的专著，且开湿热病三焦辨证之先河，为吴鞠通《温病条辨》三焦辨证奠定了基础，其治疗方药对临床多有指导意义，为后世医家所推崇。该书第十七条云："呕恶不止，昼夜不瘥欲死者，肺胃不和，胃热移肺，肺不受邪也。宜用川连三四分、苏叶二三分，两味煎汤，呷下即止。"为何要用川黄连、紫苏叶治疗呕恶不止呢？薛生白接着说："肺胃不和，最易致呕。盖胃热移肺，肺不受邪，还归于胃，必用川连以清湿热，苏叶以通肺胃，投之立愈者，以肺胃之气非苏叶不能通也。分数轻者，以轻剂恰治上焦之病耳。"这就是肺胃之湿热必用"苏连饮"的道理。我常常用紫苏叶 10 克，黄连 3 克，沸水浸泡，频频饮之，（而我师张文甫先生常于苏连饮中加入 5 片生姜，名为"淡姜茶"）以治肺胃湿热之呕恶者，或大病之后，泛泛欲呕，不能饮食者。药虽属轻剂，但可以除呕恶之重症，这也可以说是"轻可去实"之范例。

五、鸡内金　鸡矢藤

我用鸡内金与鸡矢藤的配伍，完全是近几年的事。

鸡内金是常用的健脾消食药，张锡纯对鸡内金的应用最为娴熟。他认为鸡内金为"健补脾胃之妙品"。但他更为注重的是鸡内金的消瘀化积作用。他说："无论脏腑何处有积，鸡内金皆能消之，是以男子疝癖，女子癥瘕，久久服之，皆能取效。"他还体验到："凡虚劳之证，其经络多瘀滞，加鸡内金于滋补药中，以化其经络之瘀滞而病可愈。"他善于将鸡内金与白术配伍，治疗女子干血劳，即女子月经闭止者，从中发现，"鸡内金善化瘀血，即能催月信速于下行也"。近几年鸡内金作为化石之药在临床使用，也是消积滞、化瘀血的具体表现。

鸡矢藤又名鸡屎藤，在本草书中早有记载，但由于此药出于南方，又非常用之物，故北方医者很少用到。前几年我在读《名老中医之路》时，偶然看到陈源生先生所写的《医学生涯六十年》一文，文里说道："同乡有李姓草医，祖传疳积秘方，以其简便验廉，远近求治者不少。该医视为枕中之密，为学习伊之长处，乃与其结交甚好，并于医道共相切磋，久之情深，伊知我乃方脉医，非卖药为生，渐去戒心，偶于醉后道出真言，曰：'一味鸡矢藤研末即是。'事虽小而启发大。鸡矢藤一药，我几十年来屡用于肝胆脾胃诸病，证实其有健脾消食、行气止痛、利水消胀的良好效果。"读了这段文字，颇受启发。于是便让药剂科购进若干，经临床应用，果然效果如期。经查，鸡矢藤又名鸡屎藤、毛葫芦、五香藤等，入药用其全草及根，主要分布于我国南方各省，性味甘酸平；功用为祛风活血，解毒止痛，消食导滞，除湿消肿等；治疗风湿性疼痛，腹泻痢疾，气虚浮肿，肝脾大，瘰疬，肠痈等。而《重庆草药》的记载，则以健脾除湿、益气补虚为其主要功效，并说常用于小儿消瘦、食气疳积、成人气虚浮肿、臌胀、腹泻、遗尿、妇女白带等。常用量为 10~15 克，大剂量可用到 30~60 克。还可用来治疗跌打损伤、农药中毒等。

功效：健脾和胃，消食化积。

主治：消化不良，或有食积、消化道结石等。

用量：鸡内金 10~30 克，若用于化石，可用 30 克，以研末服最宜。鸡矢藤 10 克，或 20 克。

体会：将这两种药物配伍在一起，主要作用是帮助消化、消除积滞。自三年前将这对药运用于临床后，我治疗消化不良的效果比之前不用时提高了一大截。有的病人用了以后，腹胀消失得快，胃口恢复得好。但苦于当地药店没有这味药，有的病人一次就从我们医院药房购买几斤，以备不时之需。后来我从三亚市中医院的医生（我的学生）那里了解到，当地农民有将鸡矢藤研为细粉，加到小麦面粉中，再加入适量鸡内金粉和芝麻，烙成干饼给小儿吃，甘甜可口，富有营养，是很受儿童欢迎的助消化食品。由此可知，鸡矢藤的助消化功效非一般药物所能匹敌。

六、生白术 决明子

取生白术与决明子配伍，许多医家都知道是干什么用的，就是通便。

白术这味药早在《神农本草经》中就被列为上品，但仅以"术"为名，未分苍术与白术。《本草经集注》始有白术、苍术之分。白术的功效大致可谓补中益气、和中健脾、健脾止泻、燥湿止带、补脾安胎等。至于何时提出用白术通便，可以追溯到《金匮要略·痉湿暍病脉证并治》篇，原文谓："伤寒八九日，风湿相搏，身体疼烦，不能自转侧，不呕不渴，脉浮虚而涩者，桂枝附子汤主之；若大便坚，小便自利者，去桂加白术汤主之。"方中白术用量最大，即用到二两，附子、甘草各为一两。这里所说的"大便坚"，就是大便秘结，是由于脾虚不能运行津液所引起的，张仲景已经注意到这一点，他用白术增强脾的运化功能，加强肠的蠕动力量，从而使秘结的大便通过大肠的传导作用而排出体外。但这一层含义，多年来没有人能理解到，包括我自己。到了20世纪80年代，看到北京名医魏龙骧先生的文章，方才醒悟，他的文章题目是《便秘证治疗一得》，方中介绍治疗便秘以生白术为主力，少则30~60克，重则120~150克，便干者加生地黄以滋之，时或少佐升麻，乃升清降浊之意。魏氏说，用大剂量白术治疗便秘，意在"温运脾阳"，实际是增强肠的蠕动功能。近年来，用白术通便的报道屡见不鲜，我也每每看到便秘的病人用了白术后的喜悦。一位70多岁的老干部，患便秘多年，来诊时由家人搀扶，口里不断地说，快救救命吧！何言其救命呢？老人说，一周都没有解手了。我开始用白术30克，加决明子30克，火麻仁30克，瓜蒌仁30克，还有几味滋阴药治疗，但病人服用3剂，未见效果。后将白术改为60克，又加炒牵牛子10克，病人服后方才顺利排下大便。后经几年临床体验，基本将白术定为治疗便秘之必用药。它的作用有人认为是健脾生津，使津液入于肠道，滋润肠道，这样排便就容易了。我倒认为，白术是一味全消化道的动力药，它通过补益脾气、健脾运化的作用，提高了大肠的"传导""变化"的职能，这是治本之策，所以见效之后易巩固，不易复发。

决明子是一味清热药，一般都用于头目疾患，如头痛、脑涨、目眩、目泪不收等。这是由于决明子入肝经，善于养肝阴、清肝火，但它又入于大肠经，切莫忘记。它入于大肠经，有润肠通便的功效，这种功效对高血压、高脂血症病人来说，乃是一种福音。决明子不是单纯降下，它还有益精功能，《本草备要》说它"有益肾精之功"。国家又把它列为药食两用的品种，在保健食品中广泛使用。现在这个知识人们都知道了，所以不少患高血压、高血脂的人，用它来代茶饮，其疗效确切，不容置疑。

功效：健脾润肠，通便降压。

主治：便秘，高血压，高血脂，肥胖等。

用量：生白术 30 克、60 克或 90 克，决明子 15 克、30 克或 60 克。决明子泡茶饮用，每日 50 克。

体会：生白术与决明子，按其性能本来不是"一家人"，但我们可以取其利而避其弊。对便秘而言，生白术是补气动力药，决明子是增液动力药；生白术增强肠道蠕动，有利于排便；决明子增加肠液，有利于通便。便秘，好像大河中停了一只船；肠道，好像是一条河流。用生白术，就是增强船的动力；用决明子，就是增加河道的水量。在这样内外环境改善的前提下，停滞的船自然就会行走了。如果是津亏便秘，可以加大决明子的用量；如果是气虚便秘，那就要加大生白术的用量了。

七、浮小麦　霜桑叶

浮小麦与霜桑叶配伍，有明显的止汗作用，这在古代医籍中已有记载。但它们的作用机制，有必要谈一谈。

浮小麦，即小麦中干燥轻浮瘪瘦的果实。它已不像小麦那样具有补益心脾之气的作用了。其味甘而性凉，有一点养阴退热的作用。所以它倒是适合阴虚盗汗，真正用来治疗阳虚发热的很少。

霜桑叶，为经霜打以后的桑叶。这个时候的桑叶禀金秋肃杀之气，尤善于清热肃肺。所以常常用于风温初期，具有发热、咳嗽症状者，如《温病条辨》中的桑菊饮。它的另一个作用是清热润燥。特别是秋天气候干燥，易形成干燥性咳嗽，声音嘶哑，眼、鼻、口腔都是干干的，燥燥的，有的时候痰中还带有血丝，这都是体内阴虚、外感燥气生成的。至于它的止汗作用，《夷坚志》中有文记载，严州山有旦过僧，形体消瘦，饮食甚少，夜卧遍身出汗，衾衣湿透。如此二十年，无方可疗，唯待毙耳。后监事僧予一方，三日而愈。何方？乃桑叶一味，焙干服用。陈士铎说："桑叶之功，更佳于桑皮，最善补骨中之髓，添肾中之精，止身中之汗。"另有桑麻丸，由桑叶与黑芝麻组成，除湿祛风，乌须明目，亦有止盗汗的作用。

功效：清热止汗。

主治：汗证。

用量：浮小麦 30 克或 60 克，霜桑叶 30 克或 60 克。

体会：我治疗汗证，几乎不分自汗与盗汗，凡有汗出症状者，均用上这两味药。它们像亲兄弟一样，不能分离。但在应用时，仍然脱离不了辨证论治。若是气虚汗出，基本方是玉屏风散；若是阴虚汗出，基本方是知柏地黄汤，女性病人，还可以考虑用二至丸；若有明显湿热证者，则以四妙散为基本方；若是产后大汗不止者，还要用上炮附子、炙黄芪、桂枝汤，以温阳益气，收敛汗液。还有一种躁汗，就是一急躁就头上冒汗，这是阳明热越的现象，要用人参白虎汤或清胃散治之。有的儿童夜间出汗，伴有磨牙、说梦话，这是消化不良之证，必须配上助消化的药，如生山楂、生麦芽、谷芽、乌梅等；有的围绝经期妇女，常常有心胸出汗，这可能是瘀血在胸证，要用血府逐瘀汤作为基本方治疗。有的同仁会说，这样浮小麦与霜桑叶不就成了治标的药吗？是的！浮小麦与霜桑叶就是治疗汗证标证的药，不要认为治疗标证的药不重要，有的疾患治疗标证的药还是离不了的。如止痛药、涩精药、止汗药、止呕药、退热药、消胀药、安神药等，几乎每张处方都会遇到这类药，"急则治其标，缓则治其本"。解除疼痛是治疗疾病的第一要务，何况有时你还分不清什么是标证，什么是本证呢！所以遣方用药不能停留在书本上，医生是手托生命，心系健康，要活学活用，这样才能把药用到要害处。

八、茜草 徐长卿

茜草与徐长卿配伍在一起，好像有点风马牛不相及，一味是活血的，一味是祛风的。但经临床应用，发现它们确实是治疗过敏性鼻炎的一对好药。

这些知识是我从国医大师干祖望（1912—2015年）老前辈那里学到的。干老是中医耳鼻喉科的创始人，龄逾百岁时还在看病带徒。他有一首治疗过敏性鼻炎的方，名叫截敏汤，主治鼻鼽，即过敏性鼻炎。其主要药物就是茜草、徐长卿，还有防风、乌梅等。我以茜草、徐长卿为主药，随证加减，治疗数例过敏性鼻炎，确有一般方药所不及的效果。

茜草，为活血止血药，善入肝经，专入血分，长于活血凉血，化瘀止血。多用于月经不调、风湿血痹或吐崩尿血等，很少有用于鼻鼽的。只是在杨时泰的《本草述钩元》一书中，有治疗鼻衄的记载，这与它清热凉血的作用有关。近年来临床研究证实，茜草确有治疗慢性支气管炎的作用，其止咳作用较强，祛痰、平喘次之，并有一定的消炎作用。单方为茜草18克，橙子皮18克，加水200毫升，煎取100毫升，分两次服用。

徐长卿，为祛风止痛药，常用于风湿性关节炎及跌打损伤等疾患；又是治疗咳喘、皮肤瘙痒的良药。药理研究证实，此药具有镇静、镇痛、松弛平滑肌、扩张血管等作用，有提高机体代谢能力、增强免疫等功能，所以对过敏性疾病比较适宜。《神农本草经》言其主治"邪恶气"，这里所说的"邪恶气"，应指使人比较敏感的不正之气。

功效：祛风除恶，通窍脱敏。

主治：过敏性鼻炎。每遇风寒之气就打喷嚏，流清涕，鼻塞，鼻腔痒痒的，像虫子拱爬一样，天气暖时一般不发作。有的病人每天早晨起来，就会有一阵打喷嚏，流清涕，太阳出来后就会缓解，这也是过敏性鼻炎的一种表现。

用量：茜草10~15克，徐长卿10~15克。

体会：我用这对药治疗过敏性鼻炎已有半年余，效果都比较好。一般用汤剂的少，用膏方的多，而且以小儿过敏性鼻炎为多用。常用的方子是这样的：取茜草 60 克，徐长卿 60 克，炙百部 60 克，黄芩 30 克，鱼腥草 30 克，金荞麦根 30 克。以上药物用纱布包好。另取甘蔗根 500 克，白沙梨 500 克，切块，与药物一同下锅煎煮，煎取三次，将三次药液混合，放入锅内，加热煮沸，放入槐花蜜、五味子蜜各半，一边加蜜，一边搅拌，煮至如米粥样即可。放凉后，倒入瓷器或玻璃瓶内。每次取 10 毫升，加热开水冲服，每日两次或三次。一般服用三天，即可见效。若遇到天气变化，或有过敏性鼻炎发作的征兆，即刻冲服，就会有明显的效果。平时可以把制好的膏滋放在冰箱上层，低温保存，以备不时之需。

九、荆芥（穗）　蔓荆子

　　荆芥与蔓荆子均属于解表药，荆芥为辛温解表药，蔓荆子为辛凉解表药。

　　荆芥为辛温解表药中比较平和的药物，在具体应用中，不管是风热感冒还是风寒感冒，都会用到。例如以荆芥为名的荆防败毒散，是治疗风寒感冒的代表方剂；而治疗风热感冒的银翘散中也有荆芥。荆芥的另一个作用是清利头目，故头痛、头昏都会用到荆芥。它还有一个作用是祛风止痒，例如治疗荨麻疹。到了夏秋季，在中原地区，喝啤酒的时候，常常会吃到新鲜的荆芥，既开胃爽口，又可以祛除风热。我在这里所要谈的是荆芥穗的作用，它可以清利头目，治疗"血晕"。所谓"血晕"，即肾水不足，或肝血亏虚，或脾不统血，均可导致脑失所养，发为眩晕。其特点为：不时眩晕，俯仰之间，或坐卧之后，操劳过度，均易触发。最为典型的"血晕"，要属产后眩晕，由于产后血亏，不能补身养脑，所以易患"血晕"，前人就用荆芥穗一味，为末，用黄酒调服，服之立效。杂病之"血晕"，在补益肝肾或健脾统血的基本方上，加上一味荆芥穗，其疗效会更好。

　　蔓荆子为辛凉解表药，它的特点是在疏散风热的同时，兼有止痛作用。其实它在疏散风热药中，并不起主要作用，而它清利头目的作用却是不可忽视的。不管是风热头痛还是风寒头痛，或者肝阳上亢之头痛，均可以用到它。正如李时珍所说："所主者，皆头面风虚之症。"陈士铎说："蔓荆子，佐补中药以治头痛最效。"当代名医施今墨则说："本品轻浮升散，直奔头面，既能疏散风热、祛风止痛、通利九窍，用于治疗外感风热、上犯清窍以致偏正头痛、目赤肿痛、流泪怕光、牙痛、耳鸣等，又能搜风除湿，以治风湿痹痛、肢体痉挛等症。"由此可知，蔓荆子是治疗头面诸疾的首选药物，而不是可用可不用的。

功效：清利头目。

主治：头痛，头晕，目赤肿痛，流泪畏光，皮肤瘙痒，产后"血晕"等。

用量：蔓荆子10~15克，荆芥穗10~15克。

体会：近年来，我喜用蔓荆子合荆芥穗治疗头痛、头晕诸疾，特别是年轻人的头痛、头晕症。此病多数为神经性头痛，或神经衰弱，或亚健康状态，与脑血管病无大关联。如果是外感余热不尽，遗患头痛者，常用桑菊饮加上蔓荆子与荆芥穗；如果是经期头痛者，常用小柴胡汤加上蔓荆子与荆芥穗；如果是肾虚头晕者，则用杞菊地黄汤加上蔓荆子与荆芥穗。

为什么会对这两味药感兴趣呢？这主要是从书刊上得到的启发。我经常翻阅《黄河医话》《长江医话》这类书籍，从中得到许多名医的宝贵经验，使我少走许多弯路。《黄河医话》有一篇文章，说的是开封名医连介一先生应用荆芥穗的经验，连先生认为荆芥穗"发散而不伤气，入血而不伤阴"。中华人民共和国成立前，他曾治疗一例产后发热案，教会医院的外国医生用大量退热药，并敷冰袋，其热反增，以致壮热，神志不清。邀连先生诊治，连先生以血虚表实证治疗，遂取荆芥穗9克，红糖30克，嘱咐以荆芥穗煎汤冲化红糖，趁热顿服。一时许，汗出热退，身凉神安，令外国医生既惊叹，又不得其解。连介一先生说："荆芥穗虽平庸之味，但发散适中，祛瘀化滞，去腐生新，甘温益气，补血散寒，二药谐和，一表一里，气阴复而寒邪却，经脉畅而郁热解，故而药到病除。"

《中医杂志》（2000年第12期）有一篇文章，介绍名医李浩儒先生的经验，李先生认为：蔓荆子，蔓走经，荆主风，子下沉，是专门走经络祛风止痛的药物。他治疗头痛、眩晕，无论虚证、实证，都用蔓荆子，用量达40克、50克。他曾用以蔓荆子为主药的经验方，治疗60例神经根性颈椎病眩晕，收到满意效果。方中蔓荆子打碎或研碎用，生用或微炒亦可。据《珍珠囊》记载，蔓荆子"凉诸经血，止头痛，主目睛内痛"，王海藏云其"搜肝风"，

《备急千金要方》有蔓荆子浸酒服，治疗头风的验方。现代药理研究表明，蔓荆子所含挥发油、生物碱、黄酮类及维生素 A 类物质，具有镇静、止痛的作用，可用于治疗神经性头痛、肌肉神经痛等。

当然还要依据经络部位的不同及病因的差异，选用针对病因与病机性质的方药，也不可忘记引经药的选用。总之，在辨证论治的前提下，对于头目疾患，加上这一对药，就会使头目清醒，精神爽快。

十、射干　牛蒡子

射干与牛蒡子组成对药，可以用来治疗上呼吸道疾病，《药性赋》说："射干疗咽闭而消痈毒"，牛蒡子主"风湿瘾疹盈肌，退寒热咽喉不利；散诸肿疮疡之毒，利腰膝凝滞之气"。

射干利咽，由来已久。早在《金匮要略》中就有射干麻黄汤治疗"咳而上气，喉中如水鸡声"的记载。为何上气而作水鸡声？清代张璐解释道："上气而作水鸡声，乃是痰凝其气，气触其痰，风寒入肺之一验耳。"《神农本草经》云射干"主咳逆上气，喉痹咽痛"，既能开肺气，又能降逆气，还可以说既能宣肺，又能肃肺，是肺家常用药之一。研究证明，射干能消除上呼吸道炎性渗出物，并有祛痰止痛解热作用。

牛蒡子，又名鼠粘子，因鼠粘子名字不雅，而多叫牛蒡子。药方上还会将其写作大力子，形容它的力气很大。它是一味疏散风热药，又是一味清热解毒药，作用部位以咽喉为主，对于风热或热毒引起的咽喉不利，都有明显的治疗效果。临床上常常见到由热毒引起急性扁桃体炎、急性咽炎的病人，比如有些小朋友感到咽喉不舒服，其实扁桃体已经肿大，咽部充血，这个时候牛蒡子就是必须用的药了。所以在温热病初期，我们常常用到这味药。前人认为，牛蒡子是双向性的药物，在疏散风热时，是升浮的；而在清热解毒时，是沉降的。用张锡纯的话说，就是"牛蒡子体滑气香，能润肺又能利肺""能降肺气之逆"，如果与山药合用，尤善止嗽。"润肺"表示它能升浮，"利肺"表示它能沉降。但在具体应用时，应当将牛蒡子炒而捣之，以期发挥更好的药效。

功效：清利咽喉，解热止痛。

主治：温热病之咽喉肿痛，扁桃体肿大等。

用量：射干 10~15 克，牛蒡子 10~15 克。

体会：临床上见到呼吸道感染的病人非常多，可供选择的药物也不少，但具体到治疗咽喉疾患的药，我倒喜欢用射干与牛蒡子。主要是这两味药的针对性比较强，作用部位也比较明显，那就是直达咽喉，心无旁骛。如果是温热型感冒，可以用银翘散或桑菊饮，加上射干与牛蒡子（银翘散中原来就有牛蒡子）；如果是风寒型感冒，可以用杏苏散或荆防败毒散，加上射干与牛蒡子；如果是湿热偏盛的体质，患上呼吸道感染，可以用三仁汤或藿朴夏苓汤，加上射干与牛蒡子。有人会问，射干与牛蒡子都是凉性药物，为什么还可以用到风寒感冒呢？这主要是配伍问题，在大队温热性药物的作用下，加入一二味凉性药物，是不会影响整个方剂性质的。你看，张仲景的射干麻黄汤，就把凉性的射干与热性的麻黄、半夏配到一起，相反相成。这是张仲景配伍学的特点，也是精华，可供我们终生学习。

十一、瞿麦　桉树叶

提到瞿麦，大家都比较熟悉，它是治疗淋证的常用药物，"瞿麦治热淋之有血"。张景岳《景岳全书》云：瞿麦"能通小便，降阴火，除五淋，利血脉。兼凉药亦消眼肿痛，兼血药则能破血下胎。凡下焦湿热疼痛诸病，皆可用之"。你看，他把瞿麦作为"下焦湿热疼痛诸病"的常用之药。经方中的代表方剂就是瓜蒌瞿麦丸，见于《金匮要略·消渴小便不利淋病脉证并治》篇："小便不利，有水气，其人若渴，瓜蒌瞿麦丸主之"。方中有生津止渴的天花粉，有健脾利湿的茯苓，有补益脾肾的怀山药，有扶阳温肾的附子，全方针对的是阳气与阴津并虚的下焦水气不化证。瞿麦在该方中的作用是清利下焦湿热。

桉树叶这味药，是我近几年常用的一味中药，为什么想到用它呢？这还要从清代御医黄元御学术传人麻瑞亭说起。麻瑞亭师从黄元御第四代传人李鼎臣（麻之舅祖），且尽得其传。麻先生生前是西安市中医院的主任医师，学验俱丰，九十高龄方步入退休行列。先生在其所著的《杏林五十年》一书中谈到治疗尿路感染的经验："近二十年来，余在临床上用白檀香、半枝莲治疗急、慢性肾盂肾炎，效果甚佳。急性者，用药十余剂即可收效；慢性者，二十剂药即可收效。但对金黄色葡萄球菌感染者无效。"又说："近几年来，余又将桉树叶试用于临床，证明其对肾盂肾炎有卓效，为白檀香、半枝莲所不及。以其伍白檀香、半枝莲治疗肾盂肾炎，疗效明显提高。所以然者，临床证明，桉树叶有杀灭金黄色葡萄球菌之功效，恰能补白檀香、半枝莲之不足，故三者伍用，疗效尤佳。"这乃是麻先生智慧的结晶、毕生的经验，后人为何不去学习继承呢？自此以后，我治疗尿路感染，桉树叶等三味必不可少。这是老一辈学者留给我们的宝贵财富，要学习之，尊重之，应用之，发扬之。

功效：清利湿热。

主治：泌尿生殖系统感染。

用量：瞿麦 10~15 克，桉树叶 6~10 克。

体会：同道对瞿麦及白檀香、半枝莲三味的性能比较熟悉，不必赘述，但对桉树叶这味药不是太熟悉。经查，桉树叶即桉树之叶，全年可采，折取老叶，阴干或鲜用。它的性味是苦辛、凉，以解热、止痛见长。主治流感、痢疾、肠炎、关节痛、膀胱炎、疥癣、丹毒、神经性皮炎、湿疹、痈疮、脏毒等。桉树主要生长在我国南方，如四川、云南、广西、广东等地区。从性味、功能及所治病证上看，其是一种解热消炎药。一般用量为 10~30 克，也可煎水外洗，或制成膏剂，外敷，或研粉外用。

十二、丹参 杜仲

丹参，大家都比较熟悉，是一味养血活血药，"一味丹参，功同四物"。《本草纲目》说得更为确切："盖丹参能破宿血，生新血，安生胎，落死胎，止崩中带下，调经脉，其功大类当归、地黄、芎䓖、芍药故也。"这是对丹参功效比较恰当的概括。但细细分析，这句话也不完全正确。丹参味苦，性微寒，活血化瘀之力有余，养血生血之力不足。所以临床上作活血化瘀用得多，而作养血生血用得比较少。它以主治瘀血性疼痛为特长，如心脑血管疾病的疼痛、癥瘕积聚的疼痛、疮疡痈肿的疼痛等，都要用到它。常与丹参配伍的有当归、赤芍、川芎、黄芪、乳香、没药、降香、檀香等。

杜仲，也是大家比较熟悉的一味药。早在《神农本草经》中就有记载，它以补肝肾、强筋骨、安胎为特长。以盐水炒过的杜仲，补肾效果较好。现代研究认为，本品又有降压作用。凡肝肾虚弱所引起的腰膝酸软、筋骨痿弱、尿频、先兆流产、阳事不举，及高血压引起的头痛、头晕、脑涨等，都要用到它。

功效：活血化瘀，补肾壮腰。

主治：腰椎病。

用量：丹参 10~30 克，炒杜仲 10~15 克。

体会：有人认为丹参为治疗心脑血管疾病的要药，一般不会用于下部疾患，这种认识有失偏颇。下肢瘀血证，丹参亦是常用之药，如陈士铎《本草新编》中说："丹参，专调血脉，理骨筋酸痛……脚痹软能健。"《药性赋》亦认为丹参"治脚弱，疼痛"。张锡纯之活络效灵丹，还可用于骨髓炎的治疗。可见，丹参治疗腰膝腿之疼痛早已有之。杜仲一般的配伍是：与五加皮合用，祛风湿而强健筋骨；与牛膝合用，补肝肾而降血压。为什么要将丹参与杜仲配伍呢？这来源于著名骨科专家郭春园的经验。原方为：炒杜仲 9 克，丹参 12 克，水煎服。主治腰脊骨内压增高病初期，休息后疼痛，腰膝酸痛，以晨僵明显为特点。受此启发，余常将丹参与杜仲配伍，用于治疗腰椎病及由腰椎病引起的下肢疼痛、麻木、酸困等症。也可将丹参与杜仲泡于白酒中，炮制方法为：丹参 15 克，炒杜仲 20 克，黑豆 30 克，白酒 500 毫升，浸泡 15 天，每天摇动几次，以使药物成分充分浸入酒中。每次依据自己的酒量，饮用 10~30 毫升，每日 2 次。若血糖正常，可加入冰糖少许浸泡，这样浸泡出来的药酒更适宜饮用。

十三、柴胡　甘草

柴胡在经方中是很常用的药物，《神农本草经》将其列为上品，说它"主心腹肠胃中结气，饮食积聚，寒热邪气。推陈致新，久服轻身、明目、益精"。这一段文字容易理解，但标明"推陈致新"这四个字可不容易，这是对柴胡作用的最高评价。在《神农本草经》中出现"推陈致新"这四个字的仅有三味药，那就是柴胡、大黄、硝石。最后说它久服能使人"轻身、明目、益精"。这里不是说它是补药，而是说它药效的结果，是祛邪，是调和，是解郁，通过祛邪而扶正，其结果就是"轻身、明目、益精"。现在教科书上说它的功效是解表清热、疏肝解郁、升举阳气，简单地说就是清、解、升，但没有说它能"推陈致新"，这一点是缺憾。只有"推陈"，才能"致新"，这说明它是祛邪药，是解郁药，也可以说是疏解肝胆药。从另一个方面说明，解郁是治疗许多疾病的前提，郁解了，气血才能通畅，才能达到"轻身、明目、益精"之境地，这就是"致新"。

甘草，是一味调和药，《神农本草经》将其列为上品，说它"气味甘平。无毒。主五脏六腑寒热邪气，坚筋骨，长肌肉，倍气力，金疮肿，解毒。久服轻身延年"。你看，好像它是一味强壮药、补品。其实不是这个意思，是说它在调和五脏六腑时，帮助脏腑把寒热去掉了，把邪气蠲除了，体内没有邪气，没有寒热，自然就有力气，肌肉、筋骨自然强健。由于甘草甘平，无毒，所以能与众多药物配伍，不偏不倚，顺其自然，即使是金疮肿毒，它也能消除掉。后人给它一个美名：国老、和事佬，你看多么好的名字。

功效：疏肝理气，解毒缓中。

主治：慢性肝炎、慢性胆囊炎。

用量：柴胡 10~15 克，甘草 5~10 克。

体会：柴胡与甘草是小柴胡汤的主要配伍。这个问题有些人不大明白，认为甘草在小柴胡汤中，无足轻重，可有可无，其实不是这样。据《伤寒论》小柴胡汤下的加减说明，小柴胡汤原方 7 味药物，可以去掉黄芩（腹中痛去黄芩加白芍），可以去掉半夏（胸中烦而不呕去半夏、人参，加瓜蒌），可以去掉人参（渴者去人参），可以去掉大枣（胁下痞硬去大枣，加牡蛎），可以去掉生姜（咳者去掉生姜、人参、大枣加五味子、干姜），但不能去掉的则是柴胡与甘草。据此，有单位用柴胡甘草合剂治疗慢性肝炎，取得一定疗效。柴胡为疏肝理气的要药；而甘草可解毒，可缓和肝郁，可健脾和中。二味配伍，常用于治疗慢性肝炎和慢性胆囊炎之胁肋胀痛及胃脘痞胀等症。我非常爱用经方，且尊崇经方的配伍规律。遇到肝胆疾患时，很快就会在脑海里浮现出柴胡与甘草的配伍，随手写出也就是很自然的事了。

十四、玫玫花　厚朴花

玫玫花为芸香科植物玫玫花的花蕾，味甘，微苦。功能疏肝理气、和胃宽中、开胃止呕。常用于胸中痞闷，胁肋胀痛，或胃脘疼痛，呃逆呕吐等。

厚朴花，又名川朴花，为厚朴的花蕾。性味苦辛而温。功能宽中理气、化湿开郁。常用于胸膈痞闷，腹胀，口淡乏味等。

功效：芳香醒脾，疏肝和胃，消痞止痛。

主治：胃脘痞满，胁肋胀痛，不思饮食，时有恶心、呃逆等。用于慢性胃炎、慢性胆囊炎、慢性食管炎、慢性肝炎等。

用量：各6~10克。

体会：两药均有生发之气，香气浓郁，善于疏肝理气、醒脾和胃，施今墨先生常用二者来治疗胃肠病。两药主要用于慢性胃炎所致的上腹部痞满、胀痛、纳呆、恶心及口中秽气等，具有芳香化浊、开胃进食的作用，亦可用于慢性肝炎所致的腹胀、纳差、厌食等。

十五、竹茹　生姜

竹茹是一味很平常的药，不被人们重视。即使呃逆、呕吐症状出现时，有的人也未必能想到它。20世纪80年代初，我在北京进修时，聆听脾胃病专家步玉如老师的讲座，他讲的应用竹茹的经验，使我对竹茹有了新的认识。《金匮要略》有治疗妇人乳中虚、烦乱呕逆的竹皮大丸，竹皮即竹茹也。《神农本草经》中，竹茹列为下品，用于治疗呕吐、寒热、吐血、崩漏等。将竹茹运用娴熟的是张锡纯，他说："竹之皮，且凉而能降，故又能清肺利痰，宣通三焦水道，下通膀胱，为通利小便之要药，与叶同功而其力尤胜于叶，又善清肠中之热，除下痢后重腹痛。为其凉而宣通，损伤瘀血肿痛者，服之可消肿愈痛，融化瘀血。醋煮口漱，可止齿龈出血。"他还举例说明之，一例是竹茹合生地黄，治疗疔疮；一例是竹茹合生石膏、连翘，治疗轻度腑实证（见《医学衷中参西录》）。由此可知，竹茹的清胃、凉血、通利水道、解毒作用不可小觑。

生姜是一味调味品，药食两用。生姜在《神农本草经》中为中品，"久服去恶气，通神明"。这句话的意思是说，久服生姜，可以去掉口中秽浊之气，无秽浊气干扰，浊气去掉了，精神振奋了，神明自然通畅。今人有说："早上吃生姜，胜过喝参汤；晚上吃生姜，如同服砒霜。"前句有点夸张，后句更有点离谱。生姜为辛辣之品，晚上吃了会影响睡眠，或者胃中嘈杂不适，与砒霜毫无干系。一般处方中用生姜，多是开胃、止呕、止咳、散湿，其与大枣配伍，可以调和营卫，开胃进食。

功效：和胃止呕。

主治：胃气失和之呕吐、呃逆。

用量：竹茹 30 克，生姜 10 克。

体会：我在中国中医研究院进修时，曾聆听步玉如老师的讲座，使我受益匪浅。他善于治疗脾胃病，他用竹茹、生姜和胃降逆的经验，至今使我受益，我已将二者熟练地应用于临床。他讲道："今之淡竹茹、青竹茹等皆是。此药清胃热、止血最好，专长清经络间散行之血，用量宜重，多可 30 克，唯竹茹克伐胃气，实热为宜，用时应佐生姜或干姜。"竹茹性凉，生姜性温，二味合用，一寒一温，一阴一阳，寒温互用，可以平衡中焦升降之机，以利于脾胃功能的恢复。若只用竹茹而不用生姜，则有克伐胃气之弊。所以说竹茹与生姜，是和胃降逆的好搭档。

十六、茵陈　败酱草

"一月茵陈二月蒿，三月只能当柴烧"。这句民间俚语说明，茵陈是一味很平常的草药，但它的功劳却不小，作药用时采摘季节要严格把握。《神农本草经》将它列为上品，说它"主风湿寒热邪气，热结黄疸"。这一句话点明了它的药效，即祛湿热，利黄疸。凡黄疸，都要用茵陈，"无疸不茵陈"。治疗黄疸最著名的方剂是张仲景的茵陈蒿汤，原方由"茵陈六两、栀子十四枚、大黄二两"组成。方中茵陈用量最重，说明本方退黄的主力是茵陈，其次是大黄。退黄的途径以通利大小便为主，大黄是通大便的，茵陈当是利小便的，栀子是清肝胆内热的。三药合用，驱使湿热下泄，从前后二便分消，湿祛热清，发热黄疸自退。茵陈蒿汤至今仍是解热、退黄之祖方。现代研究表明，茵陈具有显著的利胆作用，在增加胆汁分泌的同时，也可增加胆汁中固体物、胆酸和胆红素的排出量。此外，还有解热、降压和利尿作用，并能降低血清胆固醇、载脂蛋白β含量，防止血管壁胆汁堆积。现在许多降脂、退黄的中成药，都含有茵陈这味药。

败酱草入药，是用一年草本植物白花败酱草的全草，其味辛苦而性微寒，入于胃、大肠、肝经。药效是清热解毒、消痈排脓、活血行瘀等。代表方剂是《金匮要略》薏苡附子败酱汤。现代研究认为，败酱草能促进肝细胞再生和防止肝细胞变性，因而能降酶、降絮浊。故而常用来治疗病毒性肝炎。

功效：清肝利胆，解毒退黄。

主治：急慢性肝炎、胆囊炎等。

用量：各 15~30 克。

体会：茵陈为治疗黄疸的要药，清肝利胆，兼入脾胃，其主方如茵陈蒿汤；败酱草既能清肝利胆，又能消痈排脓，兼入大肠，其主方如薏苡附子败酱散。余将二者用于急慢性肝炎和胆囊炎，可以使湿热、疫毒通过大小便排出体外。有的人提出，茵陈用治黄疸，用量越大越好，也不尽然。茵陈是苦寒药，且其性沉降，用量过大会败胃，会损伤元气。若要加大清热利湿的作用，可以加一些白茅根、玉米须、冬瓜皮等甘淡清利之品，且这些药不会伤及胃气。

十七、肉豆蔻　石榴皮

肉豆蔻又名肉果，主产于马来西亚和印度尼西亚，日本人叫它"脾家瑞气"，这可能与肉豆蔻善于理脾开胃有关。

肉豆蔻，辛温，功能温中、行气、消宿食、固大肠。《本草经疏》说得好："其气芬芳，香气先入脾，脾主运化，温和而辛香，故开胃，胃喜暖故也，故为理脾开胃，消宿食，止泄泻之要药。"临床常用于慢性腹泻及脘腹冷痛等症。现代研究认为，少量肉豆蔻能促进胃液分泌及肠蠕动，大量则有抑制作用。其代表方剂为四神丸。该方出自王肯堂的《证治准绳》，是治疗脾肾虚寒、五更泄泻之主方。

石榴皮为石榴之果皮，味酸涩而性温，归属收敛涩肠药类，适用于久泻、久痢等症。有关石榴皮止泻的功效还有一段难忘的故事：有年夏天，朱丹溪的书友患腹痛、腹泻，朱开了一张处方，书友服了3剂还不见效。书友很纳闷，过去有病，服用一二剂就会见效，今是如何？那位书友无奈，便到朱丹溪的学生戴思恭家里求医。戴思恭看了老师开的处方，又详细询问了病情，审视舌苔，细心把脉，思忖片刻，说道："老师开的处方是对的，晚生给你加上石榴皮三钱，你试试看。"书友回到义乌，服药3剂，腹泻霍然而愈。有一天，这位书友去见朱丹溪，精神饱满，面带红光，朱丹溪很诧异，问明情况，拿过处方一看，不觉高兴地喊了起来："对呀！好就好在这味药，石榴皮固涩、杀虫、止泻痢、治腹痛，非他莫属。这真是青出于蓝而胜于蓝。"此故事使我们记住了：石榴皮止泻功效非同一般。

功效：补肾止泻。

主治：慢性泄泻。

用量：肉豆蔻6~10克，石榴皮10~15克。

体会：肉豆蔻、石榴皮，都属于收敛止泻药。但肉豆蔻辛温，可温中行气、固肠止泻；而石榴皮酸涩之力较强，所以止泻作用较快。二者对比，肉豆蔻可谓治本之品，效果较慢；石榴皮则为治标之药，起效较快。我曾治1例泄泻8个月的病人，其抗菌止泻药用的不少，但每日仍泄泻10余次，我用四神汤加石榴皮治之，其1剂见轻，3剂而愈。

十八、夏枯草　半夏

夏枯草为清肝火、散郁结之要药。《神农本草经》言其"气味苦辛，寒。主寒热、瘰疬、鼠瘘、头疮、破癥、散瘿"等。除"主寒热"外，其他病证都是有形之疾，夏枯草均能破之、散之。《本草纲目》言："此草冬至生，夏至后即枯，盖禀纯阳之气，得阴气则结，故有是名。夏枯草治目珠疼至夜甚者，神效，以阳治阴也。"

半夏辛温，为脾胃经之专药，是降逆止呕、燥湿化痰之主药。半夏的另一个功能是消痞散结，这一点与夏枯草是一样的。半夏在经方中占有重要位置，如半夏泻心汤、小柴胡汤、大半夏汤、半夏散及汤等皆以其为主药。半夏也有安神作用，《内经》有一首半夏秫米汤，由半夏与秫米组成，为治胃有痰浊不得卧之良方，方以半夏和胃，秫米化浊，更煮以流动之水，则使胃和而卧立安。

功效：和调肝胆，化痰安神。

主治：肝胃不和之失眠。

用量：半夏6~10克，夏枯草10~15克。

体会：中医学认为，半夏得至阴之气而生，夏枯草得至阳之气而长，二药配伍，交通阴阳，和调肝胆，并可化痰和胃，顺应阴阳之气而安神。清代陆以湉的《冷庐医话》引用《医学秘旨》谓："余尝治一人患不眠，心肾兼补之药，遍尝不效。诊其脉，知为阴阳违和，二气不交。以半夏三钱，夏枯草三钱，浓煎服之，即得安睡，仍投补心等药而愈。盖半夏得阴而生，夏枯草得阳而长，是阴阳配合之妙也。"

半夏五月而生，夏枯草五月而枯，二者正好是在阴阳交接时见了面，而睡眠正需要阴阳交合，故用二者治疗失眠效佳。这种借助自然现象来改变人体阴阳偏颇的做法，是天人合一的表现。说明人是离不开大自然的，人类在预防与治疗疾病方面，也是与大自然息息相关的。

另外，古代还有一个方子，名为补肝散，出自《简要济众方》，主治"肝虚目睛疼，冷泪不止，血脉痛，羞明怕日，用夏枯草半两，香附子一两"。这两味药都是调肝的，一味清肝散郁，一味调气和血，两味配伍，相得益彰。

十九、桃仁 杏仁

桃仁，苦甘而性平，入于心、肝、大肠三经。入于心、肝二经，与其活血化瘀功能有关；入于大肠经，与其润肠通便有关。但临床上常用的是它的活血化瘀功能。如王清任的通窍活血汤、补阳还五汤、急救回阳汤、解毒活血汤、血府逐瘀汤、膈下逐瘀汤、通经逐瘀汤、助阳止痒汤、身痛逐瘀汤、会厌逐瘀汤等，都有桃仁。显然，桃仁在其方中，作用就是活血化瘀，通过活血化瘀而达到消胀、止痛、散瘀的效果。桃仁另一个作用是润肠通便，因为它含有丰富的油脂，对肠燥便秘来说，是优选的药物。

杏仁，在"咳嗽用药杂谈"篇已有叙述，不多赘述。杏仁是走肺与大肠经的药，入肺经可以肃肺止咳，入大肠经可降气通便。肺气肃降，有利于大肠的传导功能，而大肠通畅亦有利于肺气的肃降，这是中医"上病下治，下病上治"的用药范例。

功效：理气活血，润肠通便。

主治：心胃疼痛，噎膈，便秘。

用量：各6~10克，同捣入药。

体会：桃仁入于血分，走心、肝二经；杏仁入于气分，走肺与大肠经。桃仁富含油脂，滑肠润燥，活血行瘀；杏仁质润脂多，行气散结，润肠通便。二药合用，一气一血，既走上焦，又达下焦。在上焦可行气活血，治疗心胃瘀痛，如治心绞痛、食管癌等；在下焦可润肠通便，用治便秘、痔疮等。我常用此药对治疗冠心病、肺心病、风心病等，即是取其开肺气、活心血、通脉络的作用。

对于便秘，中医有"气秘、血秘"之别。所谓"气秘"，即气滞而致的便秘，杏仁主之；所谓"血秘"，即阴血虚而干枯所致的便秘，桃仁主之。如果既有气秘，也有血秘，桃仁、杏仁就要一起用了。在《圣济总录》里，桃仁、杏仁合用名叫双仁丸，主治上气喘急。当今著名医家施今墨先生认为："桃仁入于血分，偏于活血；杏仁入走气分，偏于降气。二药伍用，一气一血，其功益彰，行气活血，消肿止痛，润肠通便"。他将桃仁与杏仁的配伍功效，说得更为广泛。

二十、羌活　独活

羌活与独活，是两味常配伍的中药。但细分起来，却有不同之处。

羌活，入膀胱经、肾经，有祛风解表、除风湿、止痛的功能，常常被用作辛温解表药。如《此事难知》中的九味羌活汤，就是以羌活为主药的辛温解表剂。但羌活的辛温解表，不同于麻黄、桂枝的解表，它是以风湿（或风寒）袭表，侵犯经络，出现头痛项强、肢节酸痛时，应用最佳。特别是风湿之邪侵犯机体上半部时，如出现头痛、项强、脊背肩胛酸痛等，羌活与细辛、川芎、秦艽等配合，疗效如覆杯。

独活，亦入肾经、膀胱经，以祛风胜湿、通痹止痛为胜。它所治疗的部位以机体下半部为主，如腰膝酸痛、足跟痛等。独活在归经上似与羌活一致，但归经先后不一。羌活归膀胱经在前，肾经在后；而独活归肾经在前，膀胱经在后。这一前一后，就使得治疗部位不一致，膀胱经主一身之表，肾经主里。风湿袭表者，羌活为主；风湿入骨者，独活为主。若风湿侵犯全身者，羌活、独活均可选用。

功效：祛风除湿，通络止痛。

主治：颈肩腰腿痛。

用量：各6~10克。

体会：羌活、独活的伍用，出自唐代王焘的《外台秘要》。元代李东垣云："羌、独活治风寒湿痹，酸痛不仁，诸风掉眩，颈项难伸。"但羌活入足太阳经，上头下足，可治周身肢节之痛。而独活偏入足少阴经，以治腰腿痛为主。综合二药的功效，可概括为：羌活治上，独活治下；羌活走太阳，独活走少阴；羌活治浮风，独活治伏风；羌活除大经之风，独活除细络之风。二药合用，一上一下，外通足太阳膀胱经，内达足少阴肾经，共奏祛风散寒、除湿通络、疗痹止痛之功。

二十一、青皮　陈皮

青皮与陈皮，均来自于橘的果实，幼果或幼果皮为青皮，成熟的果皮为陈皮。

青皮味苦、辛，性温，入于肝、胆二经，疏肝而破气，散积而化滞。用治各种肝（胆）气郁滞的病证，如肝气郁结引起的胁肋胀痛、乳房胀痛、小肠疝气及食积腹胀、嗳气痞闷等。以上症状多见于西医之慢性胃炎、慢性胆囊炎、慢性肝炎、肋间神经痛等。

陈皮味苦、辛，性温，入脾、胃、肺经，理气而健脾，燥湿而化痰。用治脾胃气滞引起的脘腹胀满、恶心呕吐及肺气失肃所致的咳嗽痰多、胸膈满闷等。以上症状多见于西医之慢性胃炎、慢性支气管炎、慢性咽炎等。

功效：疏肝和胃，理气止痛。

主治：肝胃气痛，胁肋胀痛。

用量：各6~10克。

体会：青皮与陈皮均为橘的果实，昔人谓"青皮如人当年少，英烈之气方刚；陈皮如年至老成，则急躁之性已化"。青皮辛散气烈，陈皮辛浮气缓。青皮行气于左，主疏肝气；陈皮行气于右，主和脾胃之气。前人谓：青皮主左，陈皮主右，左右兼顾，升降调和。青皮主下，陈皮主上，升清降浊，中气当立。青皮破滞气，愈低而愈效；陈皮和胃气，缓缓而收功。对"对药"研究颇多的施今墨先生还常用青皮炭、陈皮炭入药，其义有三：一是去其辛烈伤气之弊；二是保护胃、肠黏膜；三是止血、制酸。

总之，凡肝胃不和之胁肋、胃脘胀痛，如慢性肝炎、胃炎、胆囊炎、肋间神经痛及慢性支气管炎等，可取青皮、陈皮对药，只是在使用药量上应有所差异。

二十二、生龙骨　生牡蛎

生龙骨与生牡蛎，都具有重镇安神、平肝潜阳、收敛固涩的功效，均入于肝、肾二经。

生龙骨又偏入心经，所以重镇安神作用比较突出；而生牡蛎的重镇安神作用虽不比生龙骨强，但其软坚散结的作用则是独特的。

由于二味均具有固涩作用，故可治疗遗精、早泄，常常并用。

功效：镇静安神，益阴敛阳。

主治：失眠健忘，遗精盗汗。

用量：各15~30克（宜先煎）。

体会：龙骨、牡蛎的配伍首见于《伤寒论》桂枝甘草龙骨牡蛎汤、柴胡加龙骨牡蛎汤等方。原方所治均为误治而致的烦躁不安、烦惊等症，故用龙骨、牡蛎敛其浮阳，安神定志。但龙骨偏于安神定志，牡蛎偏于收敛浮阳。《金匮要略》又将二者用于治疗男子遗精、女子梦交。如桂枝龙骨牡蛎汤，目的在于收敛肾中之浮阳，以使阴精内藏于肾，无滑泄之虞。特别是对于梦遗者，尤当选用。

邓铁涛先生用此对药，以治心肾不交、高血压（舒张压高）、男性性功能障碍等属阴虚阳亢者。

据临床实践，骨骼与贝壳类药物服后副作用较多，尤以伤及胃气为主，可引起食欲减退或消化不良。所以只能暂用，不可久用，如有不适，应立即停用。

二十三、人参　三七

人参与三七，在一般人看来，好像不是一类药，怎么能放在一起用呢？这主要是由人们的习惯认识所致，认为人参是大补药，三七是破血药，不明白放在一起能起什么作用。其实，这是一种误解。

人参是大补元气的，凡气虚、气脱、气泄证，人参是必选之物。

三七是活血药，凡遇到血瘀证，不管是瘀于何处，均可选用。

其实人参与三七是近亲植物，同科同属不同种。二者连同西洋参，是一个家族里面的三个兄弟，地上长的茎叶和开的花非常相像，很容易混淆。过去认为三七就是活血药、破血药，故没有人提到它除活血、破血外还有什么作用。到了清代，有个医学家叫赵学敏，他写了一本书，即《本草纲目拾遗》，对《本草纲目》作了重要的订正与补充。这本书就对三七的补益功效作了补充，认为它可以补益气血。四川、云南一带的产妇，喜用三七炖鸡、煮鸡蛋，一方面是化瘀，一方面是补虚。曾经有一名美国人对云南三七做了研究，认为三七是产于中国特殊环境下的一种人参。现在新的教科书上增加了三七补益气血的功效。

功效：补气活血，散瘀止痛。

主治：冠心病心绞痛，虚劳咳嗽。

用量：人参6克，三七6克。

体会：人参与三七配伍，常用来治疗冠心病心绞痛、虚劳咳嗽咯血等。人参补气，三七活血，补中寓散，散而无耗。当代中医专家施今墨、岳美中等，常用此二味治疗心脏疾患。气阴两虚者，可用西洋参；单纯气虚者，可用白干参；阳虚者，可用红参；虚证不明显者，可用太子参。一般以散剂为好。以上为1日用量，共研为末，每次各2克，每日3次，白开水送服。

岳美中先生有一个方子至今还在被后人应用，那就是：人参、三七、琥珀各等份。上方具有益心气、通脉络之效。每日服3次，每次服2克，偏重化瘀者三七生用，偏重补虚者，三七芝麻油拌半干，炒如虎皮色用。气阴不足者用西洋参，喘者加蛤蚧尾，同研末服用。有的人用三七泡酒饮用，这种方法作用不大，因为三七质地偏硬，其有效成分很难浸润于酒中，一般还是研末服用为好。

二十四、仙鹤草　大枣

仙鹤草，在教科书里列为止血药，对于各种出血证具有收敛止血的功能。由于它的药性非常平和，而且收敛性不是太强，所以应用比较广泛，凡出血不管属寒证、热证、虚证还是实证，都可加仙鹤草治疗。

另外，仙鹤草还有止痢作用，这可能与它的收敛之性有关，但要配伍一些对证药，如脾胃气虚证，加白术、党参、山药、白扁豆等；湿热下痢，加黄连、木香、茯苓、地榆等。

仙鹤草还有一种特殊功能，就是补虚、恢复体力。由于劳力太过，人会显得非常疲劳，精力也提不起来，这个时候将仙鹤草与大枣配伍应用，对于缓解这种疲劳非常有效。

大枣，在教科书中被列为补气药，是药食两用之品。老人、小儿、产妇、病后体弱者，都可用大枣补一补。大枣的补虚作用主要有两个，一个是补益脾胃之气，另一个是养血安神。大枣通过补益气血，使中焦之气充实、心血得到补充。只有在这种状态下，人才能宁心安神。

功效：补气养血，增强体力。

主治：劳力脱气，疲乏无力。

用量：仙鹤草 10~30 克，大枣 10~20 枚。

体会：仙鹤草与大枣组合，是一个民间验方。考《中药大辞典》，上云："仙鹤草，苦、辛。性平。大枣甘温。两者配伍，能补益气阴，治疗脱力劳伤和小儿疰夏。"仙鹤草又名脱力草，与大枣配伍使用，即取仙鹤草 30 克、大枣 10 枚，加水同煮，喝汤吃枣，可以治脱力劳伤，对恢复体力、振奋精神，颇有裨益。我常将此用于"亚健康"状态或"夏季热"的病人，症状轻的可单独使用，症状显著的可与保元生脉饮（黄芪、桂枝、人参、麦冬、五味子、炙甘草）加味施治。

二十五、熟地黄　麻黄

考《神农本草经》中，仅言干地黄"主折跌绝筋，伤中，逐血痹，填骨髓，长肌肉。作汤，除寒热、积聚，除痹，生者尤良"。对熟地黄的性能、功用最为了解且运用最为娴熟的是明代的张景岳，他拟定的许多方剂都是以熟地黄为主药，如左归丸、右归丸、大补元煎、赞育丹、贞元丹等。他总结地黄的功效为："生地黄气薄味厚，能生血补血，凉心火，去烦躁。熟地黄味厚气薄，大补血衰，滋培肾水，填骨髓，益真精，专补肾中之气，兼疗藏血之经。"他对熟地黄的应用经验极为丰富，故后人称之为"张熟地"，这种名字不是调侃，而是褒奖、是肯定。对熟地黄功能的叙述，张景岳说得最为详尽："阴虚而神散者，非熟地之守不足以聚之；阴虚而火升者，非熟地之重不足以降之；阴虚而躁动者，非熟地之静不足以镇之；阴虚而刚急者，非熟地之甘不足以缓之。阴虚而水邪泛滥者，舍熟地何以自制？阴虚而真气散失者，舍熟地何以归原？阴虚而精血俱损，脂膏残薄者，舍熟地何以厚肠胃？"以张景岳所说，熟地黄是何等的灵丹妙药啊！之所以引证这么多原文，就是为了提高我们对熟地黄的认识，以便能掌握它，运用它。

《得配本草》中在熟地黄条下有一段话："补敛之剂，何妨略加理气之味一二分，或五六分，俾补剂更为有力也。"后人用熟地黄，往往要加上陈皮或砂仁等理气健脾之品，以防熟地黄腻膈碍胃。

麻黄，在"咳嗽用药杂谈"篇已有叙述。文中提到麻黄有一个作用为"开窍通络"，这就是本文所要说明的。麻黄味辛、苦，性温，属于辛温通络药之一，其他如细辛、白芥子、桂枝等，亦是辛温通络药。许多人在运用辛温通络药时，经常用白芥子、细辛，而忽略了麻黄，总认为它是解表药、止咳药、平喘药。实际上麻黄的辛温通络作用，远比其他药高出一筹。对这个问题《神农本草经》有一句话说得很清楚，即"破癥坚积聚"。你看，这里用到了一个"破"字，如果没有很强的穿透力，怎能用一个"破"字来形容呢！所以请同道不要忘记麻黄"开窍通络"这个功能。

功效：温阳补血，消散阴凝，通络止痛。

主治：凡下肢疼痛、麻木、酸困者，可见于腰椎病、糖尿病足、风湿性关节炎等。

用量：熟地黄 10~30 克，麻黄 3~6 克。

体会：熟地黄与麻黄的配伍出自《外科全生集》的阳和汤，该方主治一切阴疽，如血栓闭塞性脉管炎、骨结核、膝关节病变及深部脓肿等。而熟地黄与麻黄是该方的主要药物。熟地黄甘温，补血增液；麻黄辛温，通络破阴。熟地黄得麻黄，补血而不腻；麻黄得熟地黄，通络而不燥。对于上述病证，若单用熟地黄而不用麻黄，则阴血难以达于细络；若单用麻黄而不用熟地黄，则深部血脉难以充盈。据朱良春先生介绍，用此对药加葛根、丹参、豨莶草治疗中风后遗症，效果更好。我在临床上，凡遇到下肢有寒凝症状者，如下肢疼痛、麻木、酸困、抽搐及静脉曲张，局部寒凉，或遇寒加重，或脉象沉迟无力，均可按寒证治之，而麻黄与熟地黄配伍，乃是最佳药对。

二十六、生地黄　黄连

生地黄的作用是清热凉血，养阴生津。在宋代以前，入药的地黄都是生地黄，至宋代《本草图经》才有了蒸熟的地黄，即熟地黄。唐代孙思邈在《备急千金要方》中，将生地黄用于临床各科，其代表方剂如犀角地黄汤，至今仍然是治疗血热出血的首选方剂。至清代，由于温病学说的逐步形成与发展，地黄一药，特别是生地黄，在温热病的治疗中，发挥着重要作用，其可养阴，可生津，可凉血，可解毒。凡内伤温热类病证，均可使用生地黄。

黄连，是极为常用的苦寒清热燥湿药，在《神农本草经》中，黄连、黄芩、黄柏三味药，唯黄连列为"上品"，其他两味均列为中品。张志聪解释说："大凡苦寒之药，多在中品、下品，唯黄连列于上品者，阴中有阳，能济君火而养神也。"这说明黄连清心火，能使心主神明的作用发挥出来。《神农本草经》记载："黄连气味苦寒无毒，主热气目痛，眦伤泪出，明目，肠澼，腹痛，下痢，妇人阴中肿痛。久服令人不忘"。所云其功能皆以祛邪为主，只是在文后说黄连"久服令人不忘"。最后一句话，是在前文铺垫基础上的续语，并非可以把黄连当成补益药使用。

功效：滋阴补肾，清热燥湿。

主治：消渴（包括糖尿病）。

用量：生地黄 15~30 克，黄连 3~6 克。

体会：生地黄配黄连，为《备急千金要方》治疗消渴的"对药"方，名黄连丸。生地黄滋阴凉血，黄连泻火解毒。生地黄得黄连，滋阴而不腻胃；黄连得生地黄，清热而不伤阴。据研究，两药均有降血糖的作用。只是在用量上，生地黄大于黄连。原方为"黄连一斤，生地黄十斤"。从用药量上看，原方目的在于滋阴凉血，只有阴血足了，热邪才能消退。由此可见，消渴病是阴虚为本，热毒为标；所以治疗上，亦应以滋阴为主，清热为辅。我在治疗糖尿病时，时刻不忘生地黄与黄连这两味药，用量为：生地黄 30 克，黄连 5 克，其比例是 6∶1。若是重度糖尿病，血糖居高不下，还可以再加大用量，但要防止腹泻，因为这两味药都具寒性，容易伤及脾阳，适当加些炒山楂、炒山药，就可以避免腹泻的发生。

二十七、玄参　贝母

玄参，味苦、咸，性寒，是一味清热滋阴、泻火解毒的良药。《神农本草经》将其列为中品，记载其功能为："主腹中寒热积聚，女子产乳余疾，补肾气，令人明目。"这里所说的"补肾气"，是在除去寒热后所恢复的肾气状态，并非直接补益肾气。它的养阴作用与生地黄一样，可以用于五脏六腑之阴虚证。玄参另一个功能是除"积聚"，所谓积聚，非只肿瘤，凡有形之物，如扁桃体肿大、淋巴结肿大、咽喉肿痛、局部囊肿等，皆属之。为什么玄参有如此功效呢？这与它的咸味有关。凡咸味皆可软坚散结，特别是热毒郁结所形成的局部肿块，玄参最为合拍。

贝母，是化痰散结药，凡痰饮所形成的局部肿大，皆可以用贝母消而散之。对于痰核瘿瘤、疮痈肿痛，浙贝母优于川贝母。

功效：滋阴泻火，解毒散结，清肺化痰。

主治：扁桃体肿大，淋巴结肿大，急性咽炎。

用量：玄参 10~30 克，贝母 6~10 克。

体会：玄参、贝母为消瘰丸（见于《医学心悟》）中的主要药物。玄参，味咸性寒，既可泻火解毒，又能软坚散结，自古便为治疗咽喉肿痛之要药。贝母，其功能为清化热痰，开郁散结，为消散瘰疬、瘿瘤之要药。玄参与贝母相伍，既可滋阴泻火，又可化痰散结，故对因痰火所致的扁桃体肿大、淋巴结肿大及急性咽炎的充血、水肿等，非常适宜。但玄参量大可引起溏便或腹泻，当斟酌体质而用。

二十八、绞股蓝　银杏叶

绞股蓝，原为民间草药，药用部分为绞股蓝的根茎或全草。其多生长在山间阴湿处，如我国黄河流域以南地区。

绞股蓝，味苦、酸，性偏寒。以农历七、八月采收为宜。其主要功效为养心健脾、益气和血、清热解毒、祛痰化瘀。民间有"北有长白参，南有绞股蓝"的说法，将绞股蓝与人参的功效相提并论，可见绞股蓝的作用绝非一般。

绞股蓝最早见于明代朱橚的《救荒本草》。

朱橚，朱元璋第五子，封为周定王，死于洪熙元年（1425 年），著有《救荒本草》《普济方》等。朱橚好学，能辞善赋。当时国土夷旷，庶草繁芜，朱橚考核救饥馑的野生植物 414 种，分草、木、米谷、果、菜五种，并逐一绘图说明，证其花、实、根、干、皮、叶之可食者，以备荒年救饥食用，故取名《救荒本草》（书刊于 1404 年），是书在一定程度上丰富了本草学的内容，在食疗和营养学方面有着相当大的贡献。明代科学家徐光启辑《农政全书》，将《救荒本草》列入荒证部。由此可见，绞股蓝作为食药同源之植物，早在 500 多年前就被人们食用并记载于书，这在中外药学史上还是第一次。

有关股蓝的药理研究有诸多报道。其主要作用为：一是降低血脂，抗动脉粥样硬化；二是抗血栓形成；三是增强心肌收缩力，保护心肌细胞，缩小心肌梗死范围；四是双向调节血压（既可降低血压，亦可升高血压）以适应机体需要；五是显著对抗糖皮质激素的副作用，增强糖皮质激素类药物的疗效；六是增强人体免疫力；七是抑制肿瘤细胞；八是延缓衰老。

绞股蓝全草可以代茶饮用，有镇静、催眠、抗紧张、降血脂、双向调节血压的作用。

银杏叶，为银杏树之枝叶。近年来也用于临床，以用于冠心病为多。研究表明，银杏叶提取物具有改善缺血心肌的血液循环、清除氧自由基、抗血小板活化因子的作用，并有抗过敏、抗休克的功效，以及抗缺血性损伤和器官移植排斥的作用，且于血液循环、中枢神经、消化、泌尿、生殖诸系统疾病均具有良效，还有改善微循环、降低血液黏稠度等多种效应。

功效：活血降脂。

主治：冠心病之缺氧者，高脂血症。

用量：绞股蓝 10~30 克，银杏叶 10 克。

体会：绞股蓝在民间用于清热解毒、凉血消炎，常用来治疗痈疽肿毒、肺痨咳血等，而自 20 世纪 80 年代已发现有降脂、降压、调节心律、改善血液循环等作用。银杏叶，近年来用治冠心病心绞痛有一定疗效。我常将二药合用，对高血压、心脏病及高脂血症有一定疗效。还可将二药用沸水冲泡代茶饮之，以起到辅助治疗作用。一般取绞股蓝 15 克，银杏叶 10 克。

二十九、龟甲胶　鹿角胶

龟甲胶由龟甲制成，它与龟甲的性味、功能基本一致。龟甲，为龟之腹甲，味咸、甘，性平，入于肝、肾与心经。具有滋阴潜阳、益肾健骨的作用，是治疗阴虚内热、骨蒸盗汗、阴虚风动、筋骨不健之良药。龟甲胶，由龟甲熬制而成，功效与龟甲相同，但滋补作用比龟甲更强，对肾阴不足所致之腰膝痿弱、女子崩漏尤为适宜。

鹿角胶由鹿角制成，它与鹿角的性味、功能大致相同。鹿角，入药为鹿角片或鹿角粉，味咸，性温，入于肝、肾二经。具有温补肝肾、强健筋骨、活血消肿的功效，是治疗肾阳不足、畏寒肢冷、阳痿遗精、腰膝酸软、崩漏及乳痈初期之要药。而鹿角胶，功能与鹿角相仿，功能温肾阳、生精血、托疮生肌，但补阳作用较鹿角为胜。

功效：补益任督，滋阴扶阳，壮骨强筋。

主治：虚劳羸瘦，阴阳俱不足诸证。

用量：各6~10克。

体会：龟甲胶与鹿角胶，古称二仙胶或龟鹿二仙胶。龟甲胶滋阴补血，善于疗阴血亏虚之劳；鹿角胶补阳生精，善于疗阳气虚馁之劳。明代李中梓云："鹿得天地之阳气最全，善通督脉，足于精者，故能多淫而寿；龟得天地之阴气最具，善通任脉，足于气者，故能伏息而寿。"二味相合，一阴一阳，俱补任督，凡虚劳诸不足者，特别是肾虚、脑衰、发育迟缓、不能生育等疾，均可选用。阴精不足者，多用龟甲胶；阳气不足者，多用鹿角胶。

龟鹿二仙胶还有一种酒剂，制作方法如下。

人参20克，枸杞子40克，龟甲胶（男用40克，女用20克），鹿角胶（男用20克，女用40克），黄酒1000毫升。

先将人参、枸杞子浸泡在500毫升黄酒中，浸泡15天后，将酒滤出；将泡过的人参、枸杞子浸泡在另500毫升黄酒中，浸泡7天后将酒滤出。将两次浸泡过的1000毫升黄酒混合在一个容器内，加入龟甲胶、鹿角胶，待其融化后，即可饮用。每日50~100毫升，一次或分次饮用。经过酒制后，二者活血化瘀作用增强了，然补益的功效亦未减弱。

我常用此药对，适当加入龙眼肉、黑芝麻、核桃仁、莲子、枸杞子、冰糖、牛奶、松子仁等，并加入适量水，制成膏滋剂，用治贫血、小儿发育不良、身体虚弱等，每获良效。

三十、苦参　甘松

苦参，《神农本草经》列为中品，味苦而性寒，"主心腹结气，癥瘕，积聚，黄疸，溺有余沥，逐水。除痈肿，补中，明目止泪"。苦参专治心经之火，与黄连相似。但黄连所去之心火，为心经本经之火，而苦参所去之火是与心经相表里的小肠之火，它能使火邪有消除之路，即从小便排出。

甘松，为败酱科植物甘松香的根及根茎。味辛、甘，性温，入于脾胃经。具有理气止痛、开郁醒脾的功效。《药性赋》说："甘松理风气而止痛。"《开宝本草》说："主恶气，卒心腹痛满，下气。"《本草纲目》则说："甘松芳香，能开脾郁，少加入脾胃药中，甚醒脾气。"这些文字强调的都是一个词：理气。这种理气的作用，对治疗血瘀亦有益处，"气行则血行，气滞则血瘀"，所以后人将它用治心律失常，效果亦佳。

功效：清热除湿，理气化瘀。

主治：心律失常（脉结代者）。

用量：苦参 10~30 克，甘松 10 克。

体会：苦参本为清热除湿、祛风杀虫之药，近年来却用于心律失常，或有不解。考《神农本草经》，云苦参"主心腹结气，癥瘕积聚"。"心腹结气"，乃由心脾气血不能运载所致，特别是脾胃的湿热影响了中焦的气机升降，可导致心血不能畅通，故出现心律失常。苦参有清除湿热之效，能够使脾胃的气机升降得到恢复，心血畅通，如此则心律自然得到纠正。唐代孙思邈常用苦参治疗心脏疾病，是有临床实践根据的。甘松是甘松香的根，气味芳香，其性温通，常用来治疗心腹疼痛。近年来，又用来治疗心律失常，这与此药的理气温通作用有关。以上二味合用，成为治疗心律失常的常用之品。但对于非湿热证，或心率过缓的病人，则不适宜。

药理研究证实，苦参碱型生物碱除具有抗心律失常作用外，还具有正性肌力作用，因此用于慢性心衰合并心律失常或有洋地黄中毒者，亦有较好疗效。临床观察表明，苦参对房性、室性心律失常均有疗效，尤其当西药应用无效或产生副作用和毒性反应时，应用苦参更能体现出其独到的功力。

三十一、石菖蒲　郁金

石菖蒲为著名的芳香开窍药，其味辛，性温，归于心、脾、胃经，具有开窍醒神、化湿除痰、增智健脑的功效。《神农本草经》将其列为上品，言其功效时有许多美誉之词，如"开心窍、补五脏、通九窍、明耳目、出声音、久服轻身、不忘"，甚至还有"不迷糊、延年、益心、智高、志不老"等。在《神农本草经》中出现这样的词，是很少见到的。这说明当时的医药学家，已经认识到石菖蒲的特殊功效了。陈士铎在《本草新编》中说："凡心窍之闭，非石菖蒲不能开，徒用人参，竟不能取效。是人参必得菖蒲以成功，非菖蒲必得人参而奏效。"你看，他说人参虽能大补元气，健脑开心窍，但离开菖蒲是不行的。而菖蒲可以单独用于心窍不开者。

郁金，可以列为醒脑开窍药。《神农本草经》言其"苦寒无毒。主血积，下气，止血，破恶血，血淋，尿血，金疮"。这里好像没有说到开窍，但其有解郁功能是可以肯定的。其能治疗血积，还能下气，破恶血，足以说明它的解郁作用是很强的。郁金为辛苦寒药，教科书上说它的主要功效为活血止痛、行气解郁。入于气分能行气解郁，入于血分能凉血破瘀。由于它是寒性，所以对温热病的神志病变比较适宜。

功效：醒脑开窍，化痰解郁。

主治：凡温热病之神志异常者，如中风不语，心烦急躁，头昏脑涨，坐立不安，谵妄，循衣摸床，舌苔黄腻，脉象模糊等，均可考虑用此对药治疗。

用量：石菖蒲 10~15 克，郁金 5~10 克。

体会：石菖蒲与郁金的配伍，见于《温病全书》的菖蒲郁金汤。原方为：石菖蒲 9 克，鲜竹叶 9 克，郁金 6 克，木通 4.5 克，炒栀子 9 克，连翘 6 克，牡丹皮 9 克，淡竹沥 15 克，灯心草 6 克，紫金片 1.5 克。功效为清热化痰，豁痰开窍。主治湿热蒙蔽心包，身热不扬，朝轻暮重，时或神昏谵语，舌苔黄腻而垢，脉象濡滑而数。

施今墨先生亦常用石菖蒲、郁金对药，治疗冠心病心绞痛以痰湿为患者，或气滞血瘀，脉络不通，以致心胸疼痛不止者。

国医大师、中医耳鼻喉科专家干祖望先生，善用石菖蒲通耳窍以治耳鸣、耳聋。干老的经验：一是石菖蒲不仅可以内服，而且还可以外用，取鲜石菖蒲，捣汁滴耳，具有散邪通窍作用；二是石菖蒲辛温芳香，气味较浓，通窍作用强，用量不宜太大，一般用3~8克即可。干老的经验可供我们借鉴。

石菖蒲、郁金这对药，我主要用于心脑血管疾病，如冠心病心绞痛，脑梗死，高血压之眩晕、脑涨，以及痰热所致的癫痫、惊风等，特别是中风语言謇涩、心绞痛、老年痴呆等。但在应用时，要有痰浊见证，或有内热表现。石菖蒲性温，郁金性凉，或者说石菖蒲是温开，郁金是凉开。有了这个认识，在选用时，孰重孰轻，就明白了。

三十二、蝉蜕　凤凰衣

蝉蜕，即知了皮、蝉蜕壳。《神农本草经》将其列为中品，名蚱蝉，言其"气味寒咸，主小儿惊痫，夜啼，癫病寒热"。李时珍认为，凡一切风热之证，皆可用之。但古人多用其身，后人多用其蜕。现在入药基本都是用蝉蜕。蝉蜕轻清，善走人之上部，如头、颈、胸、皮肤，以疏散风热、清热透疹见长。

凤凰衣，为鸡蛋膜衣（蛋壳内膜），味甘，性平，专入肺经。能养阴润肺、升发清气，可治久咳、失音、咽痛、口疮、目翳。

功效：清热润肺，利窍增音。

主治：声音嘶哑，咽喉不利，久咳不止。

用量：蝉蜕6~10克，凤凰衣6~10克。

体会：蝉蜕与凤凰衣相配，是取两者轻清上浮，专走上焦，特别是善于清解咽喉部邪热之特性，故常用于咽喉部肿痛、喑哑、久咳、结节、口腔溃疡等。对小儿之惊风、哭闹、夜卧不安或有皮疹瘙痒者，亦为良药。咽喉不利者，可配射干、牛蒡子；声音嘶哑者，可配北沙参、南沙参；口腔溃疡者，可配黄柏、砂仁；久咳者，可配桔梗、黄芩、百部；小儿惊风者，可配钩藤、竹叶；哭闹者，可配淡竹叶、栀子；皮疹者，可配白鲜皮、地肤子。

三十三、沙苑子　白蒺藜

沙苑子，又名潼蒺藜、沙苑蒺藜。性味甘温而带有涩性，似菟丝子补益肝肾而以收涩见长。具体适应证为肾虚之腰痛、遗精、尿多、带下，肝虚之目涩不明，医学界称其为"平和柔润之剂"。

白蒺藜，又名刺蒺藜。味苦、辛而性平，入于肝经。可祛外风，又可祛内风；不管是祛外风，还是祛内风，都与肝经有关。外风入肝，则有目赤多泪，身体瘙痒等；内风伤肝，则头晕目眩，甚则手足蠕动。白蒺藜既可平肝息风，又可祛风止痒。白蒺藜还可疏肝散郁，治疗肝气失舒之胁痛、乳闭不通等。

功效：补益肝肾，祛风明目。

主治：肝阳上亢之头晕、目眩、耳鸣；外风袭表之风疹瘙痒；肝气不舒之胁肋胀痛、乳汁不通等。

用量：沙苑子10~15克，白蒺藜5~10克。

体会：清代杨时泰《本草述钩元》云："刺蒺藜入肺与肝，沙苑蒺藜入肺与肾；刺蒺藜为风脏血剂，其治上者多；沙苑蒺藜为肾脏气剂，其补下者专。"陈士铎《本草新编》则说："蒺藜子，沙苑子者为上，白蒺藜次之，而明目祛风则一。但白蒺藜善破癥结，而沙苑蒺藜则不能也；沙苑蒺藜善止遗精溺，治白带、喉痹，消阴汗，而白蒺藜则不能也。"虽然两者有功用之不同，但也常常配伍使用，主要用于肝肾阴虚，虚风内动，风邪上扰，症见头晕、耳鸣、眼睛干涩、局部瘙痒等。我常以此药对加入杞菊地黄汤中，并加入霜桑叶、怀菊花、石菖蒲等，治疗神经性耳鸣；以此药对加入二至丸方、枸杞子、菊花、草决明、青葙子等，治疗肝阴不足之干眼症，一面祛风，一面养肝，互相配合，相得益彰。

三十四、北沙参　南沙参

北沙参与南沙参，由于产地不同，受自然条件的影响，得天地之精华不一，故其药效亦有差异。

北沙参，又名辽沙参，味甘、苦、淡，性凉，入肺、胃二经。主产于辽宁、山东等北方地区。主要功效是养肺胃之阴，清肺胃之热，也就是说养阴清热。肺阴虚热，常见咳嗽少痰，咽喉干燥，发音不爽；胃阴虚热，常见胃脘嘈杂，口渴舌绛，大便秘结。

南沙参，顾名思义，就是产于长江流域和长江以南地区的沙参。《神农本草经》中所说的沙参是南沙参，至清代《本草纲目拾遗》《本经逢原》始分南北两种。南沙参偏于寒性，微苦，也是用于清补肺胃之阴的，只是清补的力量比北沙参弱一点。

功效：润肺止咳，养胃生津。

主治：温热病后，阴液未复，肺阴虚则咳嗽，喑哑，咽喉肿痛；胃阴虚则口渴咽干，舌绛，便秘。

用量：均可用 10~30 克。

体会：前人说：人参补五脏之阳，沙参补五脏之阴。说明沙参在补益阴津方面，占有非常重要的位置。关于南北沙参的不同，前人说得已经很明白了，如张璐《本经逢原》中说："（沙参）有南北二种，北者质坚形寒，南者体虚力微。"施今墨先生也说道："南沙参养阴生津，润肺止咳力弱；北沙参养阴生津，润肺止咳力强。"对于肺胃阴虚，咳嗽频作，口渴舌燥，取南北沙参同用，是最佳的选择。我应用这两味药，主要是治疗肺胃阴虚，咳嗽痰少，不思饮食，大便有点秘结之症。其用量一般是：北沙参 30 克，南沙参 15 克。若肺胃阴虚甚者，常加入石斛、芦根、甘蔗根等，以冀阴津恢复得更快些。

三十五、益智　乌药

益智，味辛，性温，入于脾、肾二经。入于脾经，具有温脾止泻及摄涎唾的功效；入于肾经，具有补肾固精、缩尿的功效。凡下元虚冷，不能固密，以致遗精、早泄、尿频、尿有白浊，投以益智，可以温肾助阳、涩精缩尿。若脾阳不振，运化失调，每引起腹泻、腹痛、口涎自流，若予益智，可收暖脾止泻、暖脾摄涎的功效。

乌药，味辛，性温，入肺、脾、肾、膀胱四经。入于肺、脾二经，功于顺气止痛；入于肾与膀胱二经，功于温肾散寒。凡寒气郁结，使中、上二焦气机不顺，出现胸脘腹胀、胃脘疼痛者，应用乌药则有辛开温通、顺气降逆的作用。若下焦虚寒，出现尿频、遗尿者，应用乌药则有温肾散寒的作用。

功效：温肾散寒，固摄下元。

主治：小便频数，遗尿。

用量：益智 10~30 克，乌药 10 克。

体会：益智与乌药配伍，名缩泉丸，出自陈自明的《妇人大全良方》，治疗下元虚冷、小便频数、小儿遗尿等。

益智与乌药，从药性、功能上看，本不是"一家人"。益智长于温肾助阳、补益命门、收摄肾气、涩精缩尿，乌药长于温通行气、助气化、固膀胱；益智以"收"为主，乌药以"行"为主。但正是这种收与行的配合，使得肾气固守，寒气消散，各取其长，相得益彰。余每遇尿频、遗尿，无论是老年人的前列腺肥大增生，或是膀胱括约肌松弛，或是小儿尿床不醒，取益智 30克、炒乌药 10 克（小儿减量），随证加入补肾、健脾类药，或加入升阳类药，均可取得良好的效果。

三十六、山药　芡实

山药与芡实配伍，古已有之。如清代陈士铎《本草新编》中云："芡实不独益精，且能涩精补肾。与山药并用，各为末，日日米饭调服。盖慢性泄泻、遗精、滑精、妇人带下，汤剂治之少效，二药研为细末，饮食调理，为之上策，确有实效。"

山药，为药食两用之品。其补脾益肾的功效非常突出，相关内容详见"中原怀药"。在此不再赘述。

芡实，为睡莲科植物芡的种仁。味甘、涩，性平，专入脾、肾二经。为益肾固精、健脾止泻的要药。龚廷贤云芡实"味甘，能益精气，腰膝酸痛，皆主湿痹"（见《寿世保元》）。其治疗范围为：肾虚精关不固之遗精、滑精、小便失禁等；脾虚失运的腹泻、妇女白带等。入药以炒芡实为好。

功效：脾肾双补，固精止泻。

主治：肾虚之遗精、滑精、遗尿等，脾虚之腹泻、白带等。

用量：山药 15~30 克，芡实 15~30 克。

体会：山药与芡实的组合，在处方中经常可以看到。两者均可补脾益肾，但其补益之力有所不同。黄宫绣《本草求真》云："芡实功与山药相似。然山药之补，本有过于芡实，而芡实之涩，更有胜于山药，且山药兼补肺阴，而芡实则止于脾肾，而不及于肺。"这是说山药补益之力大于芡实，而芡实收涩之力大于山药。若将两药合用，则脾肾双补，固精止泻，其效彰彰。另外，在治疗慢性肾炎蛋白尿时，余亦常用此对药，每味 30 克，以培补脾肾，既补精气，又固涩精气，标本并治，几无不良反应。

三十七、功劳叶　鳖甲

功劳叶，为冬青科植物枸骨的叶，为苦寒性药物，入于肺、肾二经。王孟英常以之水泛为丸。此药因可治疗全身刺痒而闻名。本品长于养阴清热，补益肝肾，用治肝肾不足之内热绵绵、头晕耳鸣、腰膝酸软等。

鳖甲为咸寒之药，以滋阴清热见长，还有软坚散结的作用。凡阴虚低热、盗汗、耳鸣、腰膝无力、日渐消瘦、脉象细数、舌质红赤、苔少、鳖甲为对证之药。

功效：滋阴清热，软坚散结。

主治：内伤发热，骨蒸劳热，潮热盗汗等。

用量：功劳叶 10~30 克，鳖甲 30~60 克。

体会：临床上见到低热或劳热者甚多。有以湿热为患者，有以疫邪作祟者，但以阴虚发热者为多。而阴虚发热，则以肝、肾、肺阴虚为主。治疗肝肾阴虚发热的方子有许多，如秦艽鳖甲汤、滋水养肝饮、黄芪鳖甲汤，治疗肺阴虚劳的有百合固金汤、月华丸等。药对如知母配黄柏，女贞子配墨旱莲，鳖甲配龟甲。今举出一对新搭档，功劳叶与鳖甲，前者清气分热，后者清阴分热，一表一里，一阴一阳，对于阴虚低热绵绵者，颇为适宜。

三十八、秦艽　威灵仙

秦艽，为龙胆科植物秦艽之根，因产于秦地，其根纹理交纠，故曰秦艽。味苦、辛，性平，入于肝、胆、胃经。为祛风湿、除虚热、退黄疸之要药。《神农本草经》云秦艽"主寒热邪气，寒湿风痹，肢节痛，下水，利小便"。本品以疗风寒湿痹为主要功效。大凡祛风湿药多辛燥伤阴，但秦艽祛风而不燥，且有除热退蒸的作用。所以认为它是"风药中之润剂"。

威灵仙，为毛茛科植物威灵仙的根及根茎。其名为形容词，其力威，其效灵，如仙草，故名威灵仙，以善治顽痹而著称。王肯堂言其为"止痛之要药"。威灵仙味辛、性温，入于膀胱经，以祛风除湿见长，主治风湿痹痛、筋骨酸痛、脚气疼痛等。虽然它只入膀胱一经，但由于足太阳膀胱经经络路线长，从头至足，颈、肩、腰、腿、足均有络脉循历，所以它的功效遍及全身。这是它的独特之处。

功效：祛风除湿，通经活络。

主治：诸关节疼痛，以风湿性疼痛为主。

用量：秦艽 10~15 克，威灵仙 10~30 克。

体会：此二药合用，为治疗风湿痹痛之要药。若为风湿热痹，重用秦艽；若为风寒湿痹，重用威灵仙。威灵仙对骨刺有软化的作用。前人云："铁脚威灵仙，砂糖和酒煎，一口吞下去，铁刺软如绵。"若作为治疗骨刺主药使用，二者可以配伍熟地黄、川芎、透骨草、老鹳草、怀牛膝等。

三十九、葛根　赤芍

葛根与赤芍配伍，可以用于颈椎病、紧张性头痛、脑动脉硬化等。

葛根治疗颈椎病、头痛、头晕，可以追溯到张仲景的葛根汤类方。《伤寒论》第 14 条云："太阳病，项背强几几，反汗出恶风者，桂枝加葛根汤主之。"第 31 条云："太阳病，项背强几几，无汗，恶风，葛根汤主之。"这两个以葛根为主药的方子，均有"项背强几几"这个适应证。后人对"几几"二字的读音有疑义，有人认为这二字的发音应为"shu shu"，也有人认为应为"ji ji"，由此近年还在报刊上有所争论。有学者比较聪明，认为读什么音，还是南阳人说了算。后来一问出生于南阳地区的学者，回答是：应读"ji ji"，说它的意思是形容头项部不舒服。至今南阳人形容颈椎病时，还是说"脖子 ji ji"。20 世纪 80 年代初，北京有些老中医对这些经文进行了研究，还进行了实验研究，得出的结论是，项强是因为颈部毛细血管处于痉挛状态，而葛根能解除痉挛，疏通毛细血管，从而有利于血脉流通。所以葛根用于心脑血管疾病的多种血瘀证。自古就有葛根能活血的记载，现代研究又证实了，由此研究出一种新药，即愈风宁心片。这里的"风"代表脑血管疾病，"心"是指心血管疾病，就是说心脑血管疾病都可以使用本药。这个新药就是一味葛根提取制成的。可见中医中药的内在潜力大得很，需要努力挖掘，发扬光大。

赤芍，为活血化瘀之要药。早在《神农本草经》中，就有芍药"除血痹，止痛"的叙述。古代所说的"血痹"，不单纯是指痹证，而是指血脉不通，内有瘀血之证，含义比较广。李时珍说得更明白，云："赤芍散邪，能行血中之滞。"张璐说："赤芍药性专下行，故止痛不减当归。"张山雷总结为："逐血导瘀，破积泄降，活血行滞，宣化疡毒，皆宜赤芍。"可见赤芍在活血化瘀药中，是首选的药物。现代药理研究证实，赤芍有解痉、抗炎、解热、镇静、止痛、抗血小板聚集及血栓形成、增加冠状动脉血流量、抗心肌缺血等作用。这与古代医学家临床实践的结论是一致的。

功效：活血化瘀，疏通络脉。

主治：颈椎病，心脑血管循环障碍等。

用量：葛根 15～30 克，赤芍 15～30 克。

体会：这二味药组合，可以说是"强强联合"，具有显著的活血化瘀、改善循环、祛瘀生新的功效。凡颈椎病引起的头痛、头晕、耳鸣、上肢麻木酸困等，或心脑血管疾病有明显瘀血指征者，葛根与赤芍的组合，是最为理想的。颈椎病，可加鸡血藤、木瓜；冠心病，可加丹参、降香；颈部酸痛，可加透骨草、鸡血藤。20 世纪 80 年代初，我在北京进修期间，曾抄到一张流传于医界的治疗颈椎病的方子，其主药就是葛根与赤芍，至今还在临床上应用，可见这张方子的生命力是多么强盛。

四十、马勃　青黛

马勃，为马勃科马勃菌的子实体。色紫成团，轻松多粉，干而扑之，轻粉四射，犹如烟雾。本品味辛，性平，专入肺经，以轻宣肺气、清热解毒、解散咽喉郁热为特长。主治咽喉肿痛、咳嗽失音。外用可止血，用于鼻出血、外伤出血。

青黛，由鲜大青加工而成。性味、功效与大青叶相同。内服以治肺热咳嗽，外用以治口腔炎、扁桃体炎等。

功效：清热解毒，止咳利咽。

主治：热性咳嗽，咽喉炎，扁桃体炎。

用量：马勃 5 克，青黛 6~10 克（均须包煎）。

体会：马勃清热解毒、宣达肺气、清利咽喉，青黛清热解毒、凉血止血。马勃宣透力胜，青黛清热力胜。二药合用，专走上焦，特别是咽喉以上，故凡口腔、咽喉之热毒所致病证，均适宜使用。

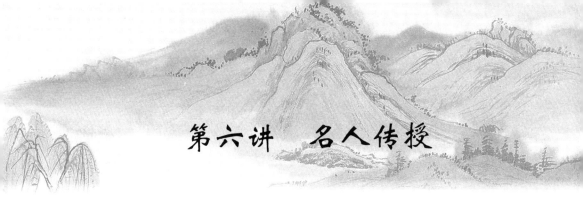

第六讲　名人传授

　　一个人知识的获得，与名人的传授是密不可分的。名人的传授有亲炙与私淑两类。亲炙，即亲自跟随名师学习；私淑，即私自向所敬仰的人学习，没有直接受教。不管是亲炙还是私淑，都是获取知识的必要途径。一个人一生的学习，除跟随名师外，主要以私淑的形式进行。"与君一席话，胜读十年书"，聆听名人讲课是学习，读其文章更是学习的主要方法。与同道探讨疑难问题也是学习。只要用心去听、去问、去看，处处皆是学问。本讲的内容，有我跟随名师学习来的，也有从书本上学习来的，但都经过自己的临床实践，证明其疗效是非一般的，特录于此，供同道参考。

一、一首治疗慢性肾病方的传播

　　1969 年秋季，我所在的专署医院和其他医院一样，为了落实"把卫生工作的重点放到农村去"的指示，将一批专家下放到农村基层工作。我院一位内科老医生下放到登封县（现为登封市），临行前，他让我写几张常见病中医处方，意在到农村"以备不时之需"。这位老医生在西医内科，用中药不太多，他向我求方子时，显得很虔诚、认真，也使我受到感动。当时就随手给他写了几张常用的中医处方，其中有一张处方是"参芪益肾汤"，是用来治疗慢性肾病的。我也是从他人那里学来的这张处方，用了几年，疗效还比较满意。翌年之春，一位病人拿着这张处方来到我的诊室，说这张处方在他那里许多人都知道，他的爱人患有肾病，问是否可以用这张方子治疗。我问他是哪里人，他说他是从登封来的。问清了病情，让她先服用几剂再议。后来他把他的爱人领来让我看了几次，病情基本得到控制。这张处方包含着前辈中医专家的经验，还有病人全家对中医的无限信任，至今还是我临床上常用的经验方。

　　谈起参芪益肾汤，还有一段故事。1965 年四五月间，我正随医疗队在农村防治疟疾，忽然接到专署卫生处的通知，要我赶回开封参加会诊。我刚刚毕业半年多，有什么资格和经验参加会诊呢？回到开封，才知道是专署人事处一位干部的女儿患了肾病，听说我治疗过几例肾病，效果还可以，想让我给他女儿想想办法。他女儿8岁，在北京儿童医院被诊为"肾病综合征"，是一位中医儿科专家诊治的，但我已经记不得这位专家的名字了。他拿出这位专家所开的处方，有十几张，说道：这些处方开始服用都有效，但继续用就没有效果了，你看看是什么原因，是否还可以服用？我把这十几张处方仔细看了看，发现开处方的时间，前后相差三个月，每张处方都在12味左右，所用药物大致可分三类：一是补气健脾的，如人参、黄芪、白术、山药、茯苓、白扁豆、陈皮等；二是补肾固精的，如地黄、杜仲、菟丝子、金樱子、女贞子等；三是解毒利尿的，如板蓝根（解热毒）、赤小豆（祛湿毒）、白茅根（祛水毒）；还有少量养血的，如当归、白芍等。我将这十几张处方进行了对比，按使用率的多寡依次排列，最后拟定了一张处方，在家长的同意下，让他女儿服用了十几剂，果然有效，尿蛋白有所减少，面目浮肿的症状也有减轻，家长信心倍增。后在此方的基础上略予增减。病人大约服了50剂，尿蛋白消失了，所用激素的副作用也大大减轻，经过三个多月的治疗，病证痊愈。由此，我把这张处方记录下来，并取名为"参芪益肾汤"。经过几年的临床观察，发现该方对肾病综合征效果良好，不论成年人还是儿童都可以用此方加减治疗。

方药组成为：人参10克，黄芪15~30克，白术10克，茯苓15克，陈皮10克，当归10克，生地黄10克，怀山药30克，五味子6克，杜仲10克，菟丝子15~30克，金樱子15克，女贞子15克，板蓝根10克，白茅根30克，赤小豆30克，甘草10克。

随证加减为：食欲不振者，加鸡内金、生麦芽、砂仁；血压高者，加毛冬青、葛根、霜桑叶；蛋白尿严重者，加僵蚕、蜂房、蝉蜕；血瘀证明显者，加赤芍、丹参；腰酸腿困者，加芡实、狗脊、桑寄生等；有贫血表现者，加鸡血藤、白芍，不要随意用牛膝。

用法为：水煎服，每日1剂。10~15剂为1个疗程，有效后可将上药制成水丸或蜜丸服用。服药期间，忌烟酒，少盐，慎房事。

从治疗中观察到，该方具有益肾固精、健脾利湿、解毒利尿的功效，药性平稳，作用全面，不燥烈，不腻膈，坚持服用，自见疗效。但在临床应用过程中，也要辨证论治，不能离开证候，只有符合脾肾气虚、精气不固者才能选用。为了方便使用，余将此方编成歌诀记忆之，谓：参芪术苓陈皮草，归地山味杜仲好，菟丝金樱女贞蓝，水肿茅根赤豆消。

二、一位老中医留下来的外洗方

河南省郑州市第三人民医院中医科原主任郭绍汾教授，虽然已经离开我们二十多年了，但他留给后人的经验却一直在发挥着效应。郭老是一位全科医生，其治病除运用中药外，还擅长用针灸、推拿、拔罐、正骨、外敷等疗法，配制丸散膏丹更是不在话下。

郭老幼年家贫，十六岁自学《内经》，对《本草纲目》尤为喜爱，十九岁跟随中原名医方贯一学习，随师三年后，因生活所迫，就独立行医了。他主要在家乡新密及周围的登封、荥阳、新郑等地行医，在行医过程中，也学到不少民间验方和技巧。他治病时常常是方药、针灸并用，或辅从推拿、拔罐疗法。进到他的诊室，艾灸之烟，药香之气，扑面而来。来找他看病的，有大人，有小儿；有千里之外的病人，更多的是省内外周边的群众。有部分病人，郭老是不给开方的，只说一个单验方，或食疗方，让病人自己配制，也常收到意想不到的效果。如棉油煎鸡蛋加生姜丝，治疗急性咳嗽；木鳖子烧鸡蛋治疗哮喘；神曲泡酒治疗腰痛；猪肝切片油炸食之，治疗便血等。今天介绍一帖外洗方，用以治疗下肢风湿性关节痛，或下肢瘀斑等病证。

组成：老鹳草 30 克，透骨草 30 克，伸筋草 30 克，苏木 30 克，川牛膝 30 克，川木瓜 30 克。腰痛，加杜仲 30 克，续断 30 克，桑寄生 30 克；瘀斑重，加红花 15 克，鸡血藤 30 克；有脚气，加土茯苓 30 克，墓头回 30 克。

用法：将药物装入纱布袋内扎紧口，放锅内，加水浸泡一小时。然后煮沸十余分钟，将药袋与药水一块倒入洗脚盆内，再加入姜汁醋 50 毫升，50 度以上白酒 100 毫升，待水温适当时，对足与小腿进行浸泡与洗浴。在浸泡过程中，还可用药袋直接擦洗患部。

一袋药可以如此浸泡3次（即3天），第4天换新药。

此方主要作用是活血通络，祛风胜湿，壮腰强筋。本方在使用时，不可忽视白酒与姜汁醋，有了这两味药，就增强了药物的渗透性和通络功效。郭老说，这样可以使药物透入筋骨，使寒气外散，缩短疗程。

郭老留下的这张外洗方，我已在临床使用三十余年，可以说，疗效如期。其主要适应证为：颈肩腰腿痛，尤以两下肢疼痛为宜，特别是膝关节以下的风湿性疼痛及下肢麻木、郁胀、局部有瘀血斑等。有一位围绝经期妇女，双下肢疼痛，并有多片瘀斑，呈褐黑色，使得她夏季不敢穿透明袜，不敢穿短裙。经用这帖外洗方后，不到一个月，褐斑就有明显消退，疼痛亦有减轻，经用两个月，下肢褐斑就基本消失了。现在我每年都会开出一百多帖这张外洗方，普遍反映良好。

三、蒲辅周的九子地黄丸

我非常喜欢读蒲辅周先生的医学著作，如《蒲辅周医疗经验》《蒲辅周医案》等，凡报刊杂志所载有关蒲老的文章，我是必收之、必看之。不但看，还要"依样画葫芦"，去学习、去应用。如书中九子地黄丸，就是我常借用的方剂。

蒲老在书中说，他在青年学医时，县里有一位眼科名中医，姓龚，为了向他学习，蒲老帮助他做了几年丸药。龚老对蒲说，九子地黄丸能控制内眼病及白内障等眼病。在龚老去世前几个月，他才将这张方子传予蒲老。其原方组成、用法、用量、服法、禁忌如下。

熟地黄二两，山萸肉、山药、茯苓、泽泻、牡丹皮、五味子、枸杞子、沙苑子、决明子、青葙子、茺蔚子、覆盆子、菟丝子、车前子各五钱，共研细末；醋制龟甲一两，另研细；灵磁石一两，火煅醋淬三次，另研细；沉香粉一钱，不见火。诸药和匀，炼蜜为丸，早、晚各服三钱，淡盐汤下。忌辛辣、酒、大蒜，不过用眼力。

细阅九子地黄丸，乃是六味地黄丸加入九子所制。六味地黄丸补益肝肾之阴。"九子"中有滋补肝肾之阴的，如枸杞子、五味子、沙苑子、菟丝子；

有清泄肝热的，如决明子、青葙子；有导泄膀胱之浊气的，如车前子；有却瘀导滞的，如茺蔚子；有类似山萸肉补肾固精的，如覆盆子。这九味药的配伍亦有不同功效，如菟丝子与枸杞子相合，常用来治疗眼退行性病变；沙苑子与枸杞子配伍，具有养肝明目作用，用来治疗视力减退；决明子与青葙子都具有清肝明目的功效；覆盆子口感独特，有水果"阿司匹林"之称，与青葙子配伍可以用治视物昏花；车前子是通过利尿清热而明目的，正如《药性赋》所云："车前子止泻利小便兮，尤能明目"；茺蔚子为益母草之种子，是祛瘀生新之良药，除治月经不调外，亦有治疗目赤肿痛、眼生翳障的功效。

正是由于九子地黄丸的组方合理，配伍恰当，所以我在临床上常常用来治疗白内障、飞蚊症、视力疲劳等。

学生樊某，女性，23岁，因考试繁忙，昼夜读书，引起视物不清，眼睛干涩。此乃暗耗肝肾阴血所致，用九子地黄丸，改为汤剂，服用14剂，症状消失。

又如王某，女性，48岁，患围绝经期综合征3个月余，经治疗好转，但遗患飞蚊症，并视物重影，诊为肝阴不足、阴虚生风证，取九子地黄汤治疗。服用30余剂，飞蚊症已失。后配九子地黄丸一料，经服3个月，视物重影亦有明显好转。

运用九子地黄丸，既要对证，又要有耐心。汤者，荡也；丸者，缓也。凡丸剂，起效都比较慢，慢慢服用，慢慢吸收，"慢工出细活""功到自然成"。

四、罗止园的两帖方药

罗止园这个名字，许多年轻人可能没有听说过。我是在《岳美中医话集》上看到的，至今也有三十多年了。岳老在介绍《止园医话》时，提到该书的四帖方药，其中有两帖使我记忆犹新：一帖是治疗头痛的方，一帖是治疗疝气的方。20世纪80年代初，我到西苑医院进修，曾得到岳老的指导，当问及《止园医话》时，岳老因卧床养病，只是简单地给我讲述了这两帖方子的应用指征，真正看到《止园医话》这本书，还是20世纪90年代以后的事。

罗止园，名文杰，山东德州人，生于1879年，卒于1953年。1938年曾任华北国医学院教授，中华人民共和国成立后曾参与组织北京市中医学会。著有《止园医话》《止园医话续集》《新伤寒证治庸言》等，其中《止园医话》既是其对中医学理论的发挥，又是其临床经验之总结，受到后人青睐。

岳美中先生指出："医案、医话也应当有所泛览，汲取别人经验，才能丰富自己的学识。医案以《王孟英医案》《全国名医验案类编》为好，医话以《冷庐医话》《止园医话》为佳。"

经岳美中前辈的指点，我先前从网上下载了《止园医话》，后于1998年购买了一套《历代名医医话大观》（上下两册），才真正看到《止园医话》的原文。再后于2013年才购买到《止园医话》新书。对其中岳老提到的两帖方药尤多关注。现将这两帖方药原文录于下，并辅以个人的治疗体验。

1. 头痛及眩晕　"此指日久头痛或眩晕，或偏头痛而言，若初得之实证，不在此例"。

原方药：连翘、菊花、桑叶、黄芩、薄荷、苦丁茶、夏枯草、藁本、白芷、荷叶边、鲜茅根。此方功效为疏风散热、搜络止痛。

书中还举例以佐证。罗氏少年时，患偏头痛数年，每至午后，不但体温升高，而且偏头痛更甚，急以此方治之。"一剂奇效，病减大半，三剂大效，六剂痊愈。此方治偏头痛极灵，屡试屡验也"。

另一例张夫人，年50岁。患习惯性头痛，甚而呕吐，遇劳即发，或忿怒即发，左脉弦紧，右小而弱。此为内风上逆，肝肾失其条达滋润，因而上逆也。宜疏肝、滋肾，久服可得平稳。原方："霜桑叶二钱，黄菊花四钱，白蒺藜三钱，鲜生地黄二钱，生白芍三钱，淡竹叶三钱，嫩钩藤一钱，生牡蛎二钱，黑大豆衣三钱，黑芝麻三钱"。每隔三五日，不论头痛与否，必连服二三剂，并须注意摄生。

这帖方药岳老名为"治偏头痛验方"，并谓其"主治急性偏头痛和三叉神经痛，发作时一侧头痛剧烈，或午后体温升高，舌质红，脉浮数。证属肝经风火上攻诸阳之会，用之可获平肝火、散风热之效。头痛严重者，于方中加防风6克、金银花15克以治之"。

此方对风热上攻之偏头痛，或肝经风热上犯之头痛，均具有较快的止痛之效。我用此方的临床指征为：以偏头痛为主症，但必须兼有脉象弦细而数，舌质红赤，苔少偏干。我还用于治疗酒后头痛者，加入葛根、玉米须、车前子，以疏通经络，利尿清热。只是此方中有苦丁茶一味，极苦，但清热解毒、消炎通便、清解头风的作用非常明显，不宜于风寒型感冒和虚寒性胃炎。患有慢性肠炎及胃下垂者，亦不适宜用本方治疗。

2. 疝　皆内疝也。

原方药：附子、大黄、川楝子、小茴香、橘核、荔枝核、木香、青皮。

"四十年中，凡遇他人不能治之睾丸肿痛，或缩入少腹，不论如何危笃，一用此方，无不立效。从无一例失败者，故特定为治此证之标准也"。

书中特举例以佐证。薛某，年二十余岁。患疝气，右侧睾丸肿痛特甚。诊为外疝也。予下方，一剂见效，五剂肿痛全消。方药为："熟附子二钱，川楝子四钱，荔枝核二钱，山楂核一钱，小青皮二钱，熟大黄二钱，小茴香二钱，橘核一钱，炒延胡索一钱，姜引煎服"。

罗止园云："此余经验多年之特效方也，凡痛引少腹，睾丸缩入腹内，痛不欲生，或睾丸肿大，痛不可忍等极剧烈之疝气，无不立奏奇效。"

这帖方药岳老名为"治外疝病方"，并修订药物与剂量为：木香6克，延胡索9克，乌药9克，荔枝核12克（炒，捣碎），橘核9克（炒），小茴香9克（炒），桂枝9克，川楝子12克，附子6克，生大黄6克，水煎服。主治睾丸受寒，气滞作痛，局部肿硬发冷，舌苔白腻，脉象弦紧者。

我自20世纪80年代学得此方后，用之于临床，每获良效。最初得益于此方的是我院一位退休炊事员左师傅。他当年62岁，患疝气3年，因拒绝手术而求治于中医。我按照岳老修订的处方，并对证加味，改方药为：大黄5克，炮附子5克，炒山楂15克，川楝子10克，干姜10克，木香10克，延胡索10克，青皮10克，橘核15克，炒乌药10克，小茴香5克，甘草10克。服用6剂后，未闻其果。半年后来诊，言服用6剂药后，疝气从未发作。近又感睾丸坠痛，照上方嘱服6剂，又半年未发作，可叹该方功效之奇。后每遇睾丸疼痛之"疝气"，用此方治之，无不获效。

《止园医话》云："以附子、大黄，加入普通治疝气之药中（指上文'治外疝病方'），速收特效，不可思议，此治外疝之经验谈也。"岳老在其书中也谈道："本方主药为附子、大黄，大寒药与大热药相配伍，可起激化作用，攻邪之力凶猛，舍此，止痛效力当即逊色。"

考大黄与附子配伍，乃《金匮要略》大黄附子汤是也。原方有细辛一味，主治"腹满宿食"。这是大寒药与大热药配伍之滥觞，也是张仲景相反相成配伍之典范。我在临床上使用时，常视证候之寒热而修正分量，若为热结凸显者，大黄量大于附子量；若寒结凸显，则附子量大于大黄量。另外，此方用于子宫肌瘤及月经不调所引起的少腹胀痛，久久不能缓解者，亦有很好的效果。

五、时振声的益肾汤

时振声老师是中国中医研究院（现中国中医科学院）西苑医院教授，其父时逸人是著名的中西医学者。时振声老师熟谙经典，勤于临证，经验丰富，乐于传授，生前对肾病研究颇深。我于 20 世纪 80 年代初曾跟随时老师学习，受益有加。时老师每次出门诊，一个下午接诊病人就达六七十人，我们四位进修生忙得不亦乐乎。每每谈起时老师的医德、医风、医术，大家都赞不绝口。时老师治慢性肾病使用率最高的处方是他的经验方——益肾汤。

益肾汤的组成与方义如下。

组成：益母草 15~30 克，女贞子 15 克，墨旱莲 15 克，苍术 10 克，黄柏 10 克，薏苡仁 30 克，当归 10 克，熟地黄 10 克，川芎 6 克，赤芍 15 克，茯苓 15 克，猪苓 15 克，泽泻 10 克，桂枝 10 克，白术 10 克，甘草 6 克。

这张方子的功效为：滋阴补肾、化气行水、养血活血。服用此方以 1 个月为 1 个疗程，有效后可将上药按比例制成丸剂或膏剂服用。

慢性肾病是比较难治疗的疾病，西医用激素加上对症治疗，起效较快，但副作用较大，多数人会寻求中医治疗。中医认为，慢性肾病属于肾气不化、水湿潴留、脉络不通之证，治疗以助气化、逐水湿、活经络为法。时老师对于慢性肾病积累有几十年的治疗经验，对该病的病机与治疗有着独特的思路。他认为，该病不可以用一个"虚"字或一个"实"字来概括，而是虚实夹杂、纠缠难解的疾病。对于慢性肾病出现蛋白尿及轻度浮肿者，他主张一边补肾，一边逐邪，在这样的思路指导下，就摸索出一张良方，即益肾汤。

益肾汤里有温阳化气的五苓散，有补血活血的四物汤，有清热燥湿的三妙散，有滋阴益肾的二至丸，还有一味活血利水的益母草。我们几位年轻人将这张处方命名为"益肾汤"，为了便于记忆，将药物组成总结为一句话。这句话就是"一二三四五"。一指益母草（取益、一同音），二指二至丸，三指三妙散，四指四物汤，五指五苓散。

当然，时老师在运用中还是有加减的，如兼有上呼吸道感染者，加银蒲玄麦甘桔汤（金银花、蒲公英、玄参、麦冬、桔梗、甘草）；水肿明显者，加五皮饮（桑白皮、陈皮、生姜皮、大腹皮、茯苓皮）；大便不实者，加四神丸（补骨脂、吴茱萸、肉豆蔻、五味子，加生姜、大枣）等。这张方子我仍然在用，对于慢性肾病之蛋白尿兼有水肿者，不失为一张既治病又保肾的良方。

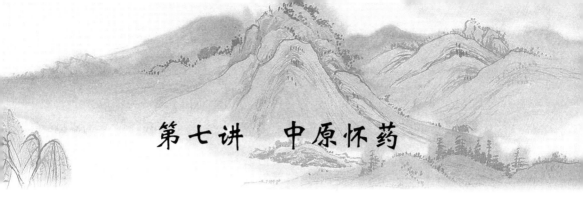

第七讲　中原怀药

怀药是指种植和加工于河南省温县、武陟县、孟州市、沁阳市、博爱县一带的山药、地黄、菊花、牛膝四大药材，俗称"四大怀药"。这四大药材在《神农本草经》中均被列为"上品"。

老百姓把上等的药材叫"地道药材"。何谓地道药材？地道药材是指在特殊环境中所出产的药材，其药效是同类药材无以匹敌的。梁朝陶弘景最早提出药材的地域性，他在《名医别录》中说："诸药所生，皆有境界……小小杂药，多出近道，气力性理，不及本帮。"这里所说的"境界"，就是地域。唐高宗显庆四年（公元609年），世界上由国家制定颁布的第一部药典《新修本草》肯定了这一理论。到了宋代，医药学家寇宗奭又强调说："凡用药必择土地所宜者，则药力具，用之有据……若不推究厥理，治病徒费其功。"陶弘景所提出的地道药材理论，是在长期实践中体会到的，是符合科学道理的，而"四大怀药"正是地道药材中的佼佼者。今天我就谈一谈"四大怀药"的起源与功效。

一、中原厚土，独享怀药

2006年10月28日，中央电视台播出介绍河南省焦作市地域特产"四大怀药"的专题片——《覃怀奇珍》（覃 qín，音秦），为时30分钟；后于2007年6月9日、10日播出"四大怀药"大型综艺节目《走进怀药之乡——焦作》。节目播出后，许多人对怀药产生了浓厚的兴趣和求知欲。

焦作市处于中原腹地，古称覃怀地，《书·禹贡》称"怀"为"覃怀"，隋唐以后称为怀州、怀孟，明代改称为怀庆府，所产的药材称为"怀药"。

怀庆，又称怀川，这里北临太行山，南临黄河，像大自然营造的大花园一样，形成了广袤的冲积平原，土地肥沃，雨量充沛，气候温和，水质奇佳。

由于大山的阻挡，冬季北方寒流不能长驱直入；而由于诸多河流的滋润，夏季也不会太酷热，这样冬不过冷、夏不过热、春不过旱、秋不过涝的自然环境，为四大怀药的生长创造了良好的条件。

据史书记载，公元前734年，诸侯卫桓公以怀地生产的四种药材进贡于周王朝。直至清王朝灭亡，怀药一直是当地官吏进贡的佳品。特别是明代以后，这一带隶属怀庆府管辖，当时生产、销售怀药的人越来越多，怀药的名声也越来越大。清代乾隆年间，沁阳籍进士范照黎写诗赞美家乡的怀药，谓："乡村药材是生涯，药圃都将地道夸，薯蓣篱高牛膝茂，隔岸开遍地黄花。"诗中所说的薯蓣，就是怀山药；篱，则是借用陶渊明的诗句"采菊东篱下，悠然见南山"，以之代表怀菊花；牛膝、地黄，则是直呼其名。时至今日，在沁阳市境内的神农山附近，还保留有山药沟、地黄坡、牛膝川、菊花岭等地名。

在沁阳古城，有一座药王庙，建于清代乾隆年间，占地面积2800余平方米，供奉着医圣张仲景、药王孙思邈等医界圣人。在大堂中央，悬挂着楷书浮雕"济世慈心"四个大字。明清两代，沁阳地区中药市场特别繁荣，药商联合成立了怀药会馆，捐资修建了这座药王庙，此后，这里成了药商拜祭药王、洽谈怀药交易的中心。

1914年前后，在美国旧金山和菲律宾马尼拉举办的万国商品交易会上，"四大怀药"作为国药展出，经国际专家认可，其中怀山药、怀地黄荣获金奖，怀药一举传名海外，被誉为"华药""国药"。1950年焦作农民杨可颐将自己亲手种植的25千克重的怀山药献给毛泽东主席，引起极大轰动。

国内外许多专家将怀药引进各自地域或国家种植，结果不仅品种退化，药效也大大降低。后来，人们虽然明白这是土壤和气候环境所致，但出于对"四大怀药"的钦敬，便引入了一句当地民谚来解释这种现象，即"不见药王药不灵"，这里说的药王，就是曾在怀庆府一带采药行医30多年的药王孙思邈。

二、怀山药平补三焦，延年益寿

进入冬季，在河南郑州、焦作、洛阳、新乡等市区，大街小巷都有卖铁棍山药的农民，他们操着"怀川"语音，热情地招呼着过路的客人。普通山药是白色的，"怀川"的山药为什么加上"铁棍"二字呢？因为"怀川"所产的山药，皮是铁褐色的，形体比较细，长长的，直直的，像铁棍似的，吃起来面面的，不像普通山药那样粗粗的，吃起来比较脆。这种铁棍山药，就是正宗的怀山药。

明代龚廷贤在其《寿世保元》（1615年成书）中，第一次将焦作地区出产的山药称为怀山药，书中补益卷"六味地黄丸"下，直言"怀山药四两"。怀山药居"四大怀药"之首，又称"怀参""白山药"，味甘，性平，入肺、脾、肾三经，素有滋养珍品之谓。它的特点是质坚实，粉性足，颜色白，煮之不烂、蒸之不缩，为山药中之佳品。

在医圣张仲景的《金匮要略》中，有两张有代表性的疗虚劳方，一是金匮肾气丸，一是薯蓣丸，这两张方子的主药均是山药。后代医家的补益方中，几乎都有山药。由于山药药食两用，所以许多药膳亦是以山药为主材的。对山药运用娴熟的当推明代张景岳与近代张锡纯。张景岳认为山药"健脾补虚，涩精固肾，治诸虚百损，疗五劳七伤"。他所创制的大补元煎、左归丸、右归丸、左归饮、右归饮等方，均取山药为主药。张锡纯说："山药之性，能滋阴又能利湿，能滑润又能收涩。是以能补肺、补肾兼补脾胃。"他治虚劳的第一张方资生汤，主药就是山药。药食两用的珠玉二宝粥，即由山药、薏苡仁加柿霜制成，是治疗肺脾阴虚虚劳的基础方，也被今人作为阴虚亚健康的保健方。他如治疗喘息的薯蓣纳气汤，治疗呕吐的薯蓣半夏汤，治疗泄泻的薯蓣粥，治疗消渴病的玉液汤，治疗赤白带下的清带汤等，均以山药为主药。在张锡纯治疗内科疾病的114首方子中，应用山药的有49首，占35%，其治疗范围包括虚劳、喘息、泄泻、呕吐、久痢、消渴、淋浊等。

综合历代医家的论述，怀山药的功效可以归纳为：养肺宁嗽、补脾止泻、益精固肾、养颜健脑、润皮肤、长肌肉、平补三焦、延年益寿。其具有"三调"的作用，即调节内分泌、调节心肾功能、调节胃肠功能。主治范围：肺虚咳喘，脾虚泄泻、纳呆，肾虚遗精、尿频、带下，消渴，神经衰弱，诸般虚劳等；还可以治疗痈肿、瘰疬等。入滋阴药中，宜生用；入补脾药中，宜炒用。

以山药为主药的代表方剂有以下几首。

1. 薯蓣丸（《金匮要略》）

组成：山药 30 分，当归、桂枝、地黄、大豆黄卷各 10 分，甘草 28 分，人参 7 分，川芎、芍药、白术、麦冬、杏仁各 6 分，柴胡、桔梗、茯苓各 5 分，阿胶 7 分，干姜 3 分，白蔹 2 分，防风 6 分，大枣百枚。为膏，再为末，炼蜜为丸，如弹子大，空腹酒服一丸，一百丸为一剂。

功效：补气养血，健脾温中，祛风润燥。

主治：诸般虚劳。

体会：薯蓣丸为张仲景治疗虚劳之主方，被后世医家誉为补虚劳之祖方。是方有补气之四君子汤，补血之四物汤，益肺之阿胶、杏仁、麦冬、桔梗，祛风之柴胡、防风、白蔹，温中之干姜、大豆黄卷，更有作为主药的山药，补益三焦，平补气血，全方温而不燥，行而不破，药性适中，堪称补益方中之佳品。中医大家岳美中先生喜用薯蓣丸治疗老年病，他说："薯蓣丸补中有行，不偏阴，不偏阳，不偏气，不偏血，配伍很好；调理脾胃，气血两补，内外并治，使'阴平阳秘，精神乃治'。"又说此方"不寒不热，不攻不泻，不湿不燥，故可常服无弊"。岳老曾治一例脑动脉硬化病人，于薯蓣丸中加入鹿角胶、黄芩、冬虫夏草，服用数年，效果良好。

我对薯蓣丸早有所闻，对于老年无疾之人，将其制成丸剂或膏剂服用，每加入丹参、红花、天麻、三七、红景天，以加强活血化瘀之作用，确有延缓衰老、增强体质之功效。

2. 玉液汤（《医学衷中参西录》）

组成：生山药 30 克，生黄芪 15 克，知母 18 克，生鸡内金 6 克，葛根 5 克，五味子 10 克，天花粉 10 克。水煎服。

功效：益气滋阴，固肾健脾。

主治：消渴（包括糖尿病）。

体会：玉液汤是张锡纯的代表方剂之一，被列为治疗消渴病的常用方。方以生山药、知母、天花粉大滋真阴；黄芪、葛根补气生津；用鸡内金者，是为助脾健胃，以化血中之糖渍；用五味子者，是取其酸收之性，封固肾关，不使肾精下注。此方是我治疗糖尿病的常用方，特别是方中的黄芪与山药、天花粉与葛根，是常用的降糖对药，为许多医家所喜用。唯原方中生黄芪、葛根、鸡内金的用量显得太少，一般用量应为：生黄芪30克或60克，葛根15克或30克，鸡内金10克或30克，这可能与现代人饮食中膏粱肥厚太多有关。

3. 易黄汤（《傅青主女科》）

组成：炒山药30克，炒芡实30克，炒黄柏6克，炒车前子3克，白果10枚（捣碎）。水煎服。

功效：补冲任之虚，清下焦之火。

主治：黄带。

体会：黄带是妇女较为常见的炎性疾患，由湿热所生。易黄汤是治疗此疾的首选方药。傅青主认为，黄带由任脉之湿热所致。湿热下注，欲化红而不能，欲返黑而不得，煎熬成汁，因变为黄色之带。方以山药、芡实专补任脉之虚，又能利湿；白果为任脉之专药，主收敛，妇女带症，不管是白带或黄带，都可以用；车前子与黄柏二味，用得最妙，清泄肾中之火，肾与任脉相通，解肾中之火，即解任脉之热也。一组补益药，一组清泄药，两者相得益彰，用之每获良效。对于湿热较重者，如黄带绵绵不止，有异臭气味，我常加入败酱草30克、薏苡仁30克，以清除下焦之湿热，其效更佳。

4. 资生汤（《医学衷中参西录》）

组成：生山药30克，玄参15克，于白术10克，生鸡内金6克，牛蒡子10克，热甚者加生地黄18克。水煎服。

功效：滋阴健脾，润肺养胃。

主治：肺脾（胃）阴虚虚劳证，可见热病后食欲不振，身热，动则咳嗽，气喘，脉象虚数，舌质嫩红，舌苔薄而少津。

体会：此方为《医学衷中参西录》的第一方，是为阴虚虚劳证而设。其名"资生"，与明代王肯堂《证治准绳》中的资生丸含义一样，即来源于《易经》"至哉坤元，万物资生"，重在健脾养胃。脾胃健壮，能消化饮食，则诸虚劳证自然康复。需要说明的是，张锡纯将山药、于白术、鸡内金三味，视为"不可挪移之品"。山药滋胃之阴，胃汁充足，自能纳食消谷；于白术是指产于浙江于潜的白术，其健脾养胃之功，迥异于寻常白术，色黄气香，开胃进食力厚；而鸡内金能化有形积滞，能助补药之力。为什么要加入玄参、牛蒡子呢？由于本方是以治阴虚劳瘵为目的，所以要有甘寒滋阴除热之品，张锡纯认为玄参虽寒凉，但不伤脾胃，故取用之；牛蒡子气香体滑，能润肺又能利肺，与山药、玄参并用，大能止嗽定喘，这三味又是一个组合。由此可见，资生汤虽仅五味药，却有两个组合，一个是山药、于白术、鸡内金组合，一个是山药、玄参、牛蒡子组合，第一组合为主，第二组合为辅，即滋养脾胃为主，滋阴润肺为辅。由此可知，资生汤主要作用于中上二焦，以中焦脾胃虚劳为主要指征，由于脾胃虚弱，中土不能生肺金，引起肺阴虚虚劳而咳喘。这张方子立意明确，是恢复脾胃虚劳之良方。

5.无比山药丸（《备急千金要方》）

组成：山药、茯神、熟地黄、山萸肉、泽泻、赤石脂、巴戟天、五味子、肉苁蓉、杜仲、菟丝子、牛膝各6克。炼蜜为丸，如梧子大，每服5克，每日3次。

功效：补益脾肾，强筋壮骨，轻身明目。

主治：身体虚弱，腰膝酸软，头晕目昏，肌肉消瘦，精神委顿，阳事不举，耳鸣健忘等。

体会：这首方子被许多医家推荐为延缓衰老保健方。方中有地黄丸的主要组成药物，只是少了牡丹皮。所加的药物多为补肾壮腰之品，唯赤石脂有点特殊。山药是补脾的要药，龚居中在《红炉点雪》中说山药"以脾实则能运化水谷之精微，归肾脏而充精气，故有补土益水之功也"。赤石脂是矿物药，甘酸涩而性温，多用于涩肠止泻。前人有"下焦有病谁能会，需用禹粮赤石脂"句，乃指赤石脂与禹余粮有收涩止泻作用，其功效与西药"蒙脱石散（思密达）"相近，放于此方，意在固涩下焦之精气，不使外泄。

三、怀地黄补血滋阴，益精填髓

地黄为滋补强壮药之一，入药有生地黄、熟地黄、干地黄、地黄炭、炒地黄等不同。这里主要介绍生地黄与熟地黄的功效。

生地黄为地黄的干燥或新鲜根，具有清热凉血、生津润燥之效；将生地黄蒸至黑润，取出晒至八成时，切成厚片或块状即为熟地黄。熟地黄为补血滋阴、益精填髓的要药。中国南方、北方都种植地黄，但以怀地黄为佳，汪昂的《本草备要》在谈到地黄时说："江浙生者，南方阳气力微；北方生者，纯阴力大，以怀庆肥大、菊花心者良。"

地黄的滋补作用被历代医家所器重，《金匮要略》中的肾气丸与《太平惠民和剂局方》中的四物汤，均以熟地黄为君药，滋补阴血，填精益脑。孙思邈《备急千金要方》一书中有一张方子，名为"地黄丸"，后人称"千金地黄丸"，由生地黄与黄连两味药组成。此方乃甘寒与苦寒化合，功能育阴润燥。生地黄得黄连而能育阴，若无黄连苦坚，则水津随增随消，无从增液止渴；黄连得生地黄则燥性大减，清热而不易化燥伤阴。后世医家治疗消渴，每选生地黄为主药，不能说不受孙思邈的影响。而对地黄之运用最为娴熟的是明代张景岳，他将地黄列为"四维"（人参、熟地黄、大黄、附子）之一，他说："阴虚而神散者，非熟地之守不足以聚之；阴虚而火升者，非熟地之重不足以降之；阴虚而躁动者，非熟地之静不足以镇之；阴虚而刚急者，非熟地之甘不足以缓之。阴虚而水邪泛滥者，舍熟地何以自制？阴虚而真气散失者，舍熟地何以归原？阴虚而精血俱损，脂膏残薄者，舍熟地何以厚肠胃？"《景岳全书·新方八阵·补阵》中共有 29 首方剂，其中用熟地黄者 24 首，用生地黄者 2 首。详阅《景岳全书·本草正》，其中论述熟地黄的内容最广，竟达 973 字之多。张氏在论述熟地黄的作用时说："生地黄气薄味厚，能生血补血，凉心火，去烦躁。熟地黄味厚气薄，大补血衰，滋培肾水，填骨髓，益真精，专补肾中之气，兼疗藏血之经。"由于他善用熟地黄，故后世称之为"张熟地"。他所创制的左归丸、右归丸、左归饮、右归饮、玉女煎、大补元煎、金水六君煎、赞育丹等，都是以熟地黄为主药的滋补方剂。

张景岳对阴阳的基本观点是"阳常不足，阴本无余"。认为阳可生阴，阴亦可生阳，阴阳互根，合二为一。不能只注重阳可生阴，而忽略阴生化阳，《内经》有"精化为气"句，岂非阴可生阳？基于这种观点，他将地黄运用于许多疾病中，也用于养生保健方中，书中有一首保健药酒，名地黄醴，方药为：怀熟地黄 24 克，沉香 3 克，枸杞子 120 克，白酒浸泡 10 天后，即可饮用。凡老年人肾精不足，气血亏虚所致的腰膝酸软，视物昏花，须发早白者，均可饮用。

地黄还是一味养生保健药物，相传乾隆皇帝爱喝两种养生酒，一是龟龄集酒，一是松龄太平春酒，这两种养生酒都将熟地黄作为主药配入，以此突出补肾壮腰、增髓健脑、延缓衰老的功效。

近代医学家、化学家用分析的手段，按功用与主治，对全国各地所产的地黄逐一进行考证与化验，得出结论为：怀地黄 10 克的药力等于洛阳地黄 30 克，临汝地黄 100 克；怀地黄所含 β-谷甾醇分别是山东产地黄的 24 倍，浙江产地黄的 8 倍。生地黄、熟地黄、干地黄三者均为滋补强壮、美容、延寿的常用药。

综合以上所述，地黄的作用为补血滋阴，填精益髓；生地黄独具凉血滋阴、清热解毒之功效。另外，地黄还具有延缓皮肤衰老、提高视力、降低血糖、强心、保肝、利尿、抗炎等作用。

地黄主治范围：①肝肾阴虚证，可见头晕、目眩、腰膝酸软、耳鸣、健忘、视力减退等症状，也可见女子月经不调、不孕、带下，男子遗精、早泄、精子少；②温热病之热入营血证。还可用于西医之白血病、再生障碍性贫血、类风湿关节炎、强直性脊柱炎、儿童发育不良等。

以地黄为代表的方剂有以下几首。

1. 金匮肾气丸（《金匮要略》）

组成：干地黄 240 克，怀山药、山萸肉各 120 克，泽泻、牡丹皮、茯苓各 90 克，桂枝 30 克，炮附子 30 克。炼蜜为丸，如梧子大，每服 5 克，每日 3 次。

功效：温肾助阳，滋养肝肾。

主治：肾阳不足所致的腰膝酸软，形寒肢冷，小便不利，痰饮喘咳，阳痿不育，阴冷不孕，小便失禁，大便溏泄等。凡肾阳不足、命门火衰之慢性肾炎、糖尿病、甲状腺功能减退、慢性支气管哮喘、前列腺增生、肺心病、产后尿潴留、类风湿关节炎等，用之皆有效果。

体会：金匮肾气丸是温肾助阳之祖方，它在《金匮要略》中出现三次：一是痰饮咳嗽篇，二是消渴小便不利淋病篇，三是妇人杂病篇，其条文均涉及水液代谢问题，这说明肾气丸主治与"水"有关。本方由六味地黄丸的组成药物，加桂枝、附子而成。六味地黄丸为三补三泻，其中地黄补肾阴，山药补脾阴，山萸肉补肝阴；泽泻泻肾火，茯苓泻脾火，牡丹皮泻肝火。补泻药力相反相成，补为主，泻为辅，寓泻于补；而桂枝、附子温养肾中阳气，是本方之主药，大队滋阴药物在温阳药物的作用下，得到温化、蒸腾，成为有益于人体的有形精气，以达到"益火之源，以消阴翳"的目的。研究认为，金匮肾气丸具有提高机体抗寒能力、改善肾功能及降压、降脂、护肝等作用。

金匮肾气丸是抗衰老的主要中成药之一。古代医者将金匮肾气丸作为温补肾阳的主要药物，这种认识有点偏颇，毕竟方中温阳药的用量远不及滋阴药的用量，所以又有人认定此方为"滋阴温阳剂"，也是有一定道理的。我将此方看作是滋补肾中元阴元阳之剂，滋阴药是基础材料，而温阳药是动力材料；有了动力，基础材料才会发挥作用；而没有基础材料，动力也只能无的放矢。

2. 左归丸、右归丸（《景岳全书》）

组成：熟地黄 240 克，怀山药 120 克，山萸肉 120 克，枸杞子 120 克，菟丝子 120 克，鹿角胶 120 克。

加入龟甲胶 120 克，川牛膝 90 克，为左归丸。加入肉桂 60 克，附子 60 克，当归 90 克，杜仲 120 克，为右归丸。

以上药物均制成蜜丸剂，每服 5 克，每日 3 次。

功效：左归丸滋阴补肾，填精益髓。右归丸温补肾阳，填精止遗。

主治：左归丸用于因肾精不足而致的腰膝酸软，遗精白浊，自汗盗汗，精疲乏力，头晕目眩，健忘耳鸣，不孕不育等。右归丸用于因肾阳不足引起的腰膝酸冷，精神不振，阳痿遗精，大便溏薄，尿频而清，不孕不育等。

体会：张景岳是一位非常有哲学思维的医学家，他对阴阳学说的理解是：阴阳互根，阴阳合一，阴阳互相资生，而不是"有余不足"论。他是善于汲取前人学说与经验并加以发挥的医学家。

张景岳在《类经图翼》中撰写了两篇文章：一篇是"大宝论"，一篇是"真阴论"。前者注重阐述阳气对生命的重要性，其云："天之大宝，只此一丸红日；人之大宝，只此一息真阳""凡万物之生由乎阳，万物之死亦由乎阳"。而在"真阴论"中，主要阐述阴与阳的关系："盖阴不可以无阳，非气无以生形也；阳不可以无阴，非形无以载气也"。他对于刘河间的主火论，朱丹溪的苦寒养阴法等，多有微词，认为："虚火者，真阴之亏也。真阴不足，又岂苦劣难堪之物所能填补！矧沉寒之性，绝无生意，非唯不能补阴，抑且善败真火，若屡用之，多令人精寒无子，且未有不暗损寿元者"。他反复强调，命门为人身太极，太极生两仪，两仪就是肾中所涵养的真阴、真阳。因此，虚损病门，丢弃命门之法，单纯地去补阴或补阳，都是片面的，不完整的。对早于他的医学家薛己所说"仲景八味丸益火，钱氏六味丸壮水"，他指出："真阴既虚，则不宜再泻，二方俱用茯苓、泽泻，渗利太过……未免减去补力，而奏功为难矣""既从纯补，犹嫌不足，若加渗利，如实漏卮也"。他还引用老子《道德经》的理论来阐述之，老子曰："知其雌，守其雄。"他释谓："夫雄动而作，雌静而守，然动必归静，雄必归雌，此雄之不可不知，雌之不可不守也。"这里强调的是阳以阴为基，功能性张扬的东西必以柔软性物质为基础。他还引用宋代邵康节的诗："三月春光留不住，春归春意难分付。凡言归者必归家，为问春家在何处？"他云："阳春为脚，能去能来，识其所归，则可藏可留，而长寿在我矣。"可见，他用"归"字作为药名，义在"归"有所向，"归"有所处，"归"有所藏，"归"有所留。只有能藏能留，才能生根发芽，长养生命。但是，这种认识也非空中楼阁，而是来源于实践。他所拟定的新方八阵，"有心得焉，有经验焉，有补古之未备焉"。至于左归丸、右归丸，则曰："余及中年，方悟补阴之理，因推广其义，用六味之意，而不用六味之方，活人应手之效，真有不能尽述者。"可见他的补肾理论与方药，是以深厚的临证实践为根柢，加以总结、推理、升华而来的。这里边含有他多年的心血，对后世医家有极大的影响。有了以上的理论思维，就会有新义萌发，左归丸系从《小儿药证直诀》的地黄丸化裁而来，右归丸乃从《金匮要略》的肾气丸化裁而来。

左归丸方中熟地黄甘温补肾以填真阴；山萸肉、枸杞子滋养肝肾，与熟地黄相伍，滋阴补肾的力量更强；山药健脾养胃，开拓肾精之源，使肾精不断得到补充；菟丝子补肾填精，且性味平和，阴阳皆宜；鹿角胶峻补肾阳，龟甲胶滋肾养阴，两胶同用，阴阳并补；川牛膝善于下行，能补肝肾，强健筋骨。全方补肾滋阴，填精益髓。古人云："六味是壮水以制火，左归以育阴而涵阳。"方中不用牡丹皮清肝火,泽泻清肾火,茯苓渗脾湿,而加入补肝肾、益精血之品为纯壮水之剂,有补无泻,适用于纯肾虚证,不像六味地黄丸那样补中有泻,仅对阴虚火旺证有效。正如《王旭高医书六种》所云:"左归育阴以涵阳,不是壮水以制火。"左归丸传统用于肾阴(包括精和水等)不足引起的头晕目眩,耳鸣盗汗,腰膝酸软,遗精尿浊,神疲乏力,口干舌燥,舌红,脉细等;还可用于贫血、高血压、耳源性眩晕、佝偻病、性功能衰退、腰肌劳损、神经症等。

右归丸方中重用熟地黄滋补肾阴以助阳气为主药,配以山药、山萸肉、枸杞子、菟丝子、杜仲补肝肾、益精气,肉桂、附子温肾壮阳,鹿角胶补肾填精,当归温养阴血。全方系温肾壮阳、填精止遗之剂,与肾气丸相比,均有温补肾阳的作用。但肾气丸兼能行气利水,补中有泻;右归丸兼养精血,纯补无泻,且温补肾阳之中兼有滋补肾精的作用,即"善补阳者,必于阴中求阳"之意。右归丸传统用于肾阳不振,阴寒内盛所致的怯寒畏冷,阳痿无子,肢节冷痛,短气无力,小便自遗,或有火不暖土引起的食少便溏,呕吐腹痛等;还可用于内分泌功能减退、再生障碍性贫血及肾病综合征等。

3. 琼玉膏(《洪氏经验方》)

组成:生地黄2000克,茯苓360克,人参180克,白蜜1000克。制膏服用。

功效:养阴润肺,调补脾胃。

主治:用于肺胃阴虚、虚火上炎所致的干咳少痰,咽燥咳血、干呕、呃逆等。以上症状主要见于阴虚型慢性支气管炎、支气管扩张、哮喘、慢性咽炎、肺结核等。

体会:琼,赤玉也。方以白蜜熬膏,膏白如玉,故取名琼玉。郭机云:"起吾沉瘵,珍赛琼瑶,故有琼玉之名。"本方所治证候以肺胃阴虚、火旺灼肺为主,其滋肺养胃、健脾益气之力,可与琼瑶媲美,故以之为名。

本方配伍特点有三:一是取生地黄、白蜜,既补肾,又补肺,含金水相生之意;二是补肺不忘健脾,如人参、茯苓健脾益气,脾健则肺气自然肃宁,有培土生金之意;三是全方药性平和,不温不燥,宜于久服长服。正如当代中医学家冉雪峰所云："查此方润而兼补，为滋养阴液方中最清纯者。夷考方制，大抵从千金地髓汤脱化而出，一则地黄捣汁，而加酒加鹿胶；一则地黄捣汁，而加蜜加人参（指琼玉膏），一则鼓舞以润之，一则滋培以沃之，同是润剂，而为一阴一阳之对待，各有相得相合运用适应之征。"

我每年秋季喜以琼玉膏加味配制膏滋剂，用治秋燥咳嗽，或慢性咽炎之咽痒不适者，多加入甘蔗根 500 克、白沙梨 500 克，以增强滋阴润肺的功效。若气促干咳者，可用五味子蜜配制；若大便干结者，可用槐花蜜配制；身体虚弱者，可取枣花蜜与枸杞子蜜合用配制。

4. 地黄饮子（《黄帝素问宣明论方》）

组成：熟地黄、巴戟天、山萸肉、石斛、肉苁蓉、炮附子、五味子、肉桂、茯苓、麦冬、石菖蒲、远志、生姜、大枣、薄荷各等份。水煎服。

功效：补益肝肾，通阳宁心。

主治：中风后遗症，如见语言謇涩，两足痿弱无力。

体会：地黄饮子是治疗中风后遗症的常用方剂之一，为历代医家所推崇。该方在滋补肝肾的前提下，另取附子、肉桂、肉苁蓉、巴戟天等温阳药物，还有豁痰开窍的石菖蒲、远志，意在打通经络，恢复经气疏通血脉的作用。我在临床上，常用此方治疗中风后遗症的"痦痱"，即语言謇涩，欲言而不清，不语而急言。熟地黄可用至 30 克，加入橘红 10 克，浙贝母 10 克，既可祛痰开窍，又不使熟地黄腻而伤胃。在用地黄饮子时，有人随意删去附子、肉桂，这是不正确的，附子、肉桂在方中不是以温补阳气为功的，而是以引火归原为用的，这种上炎的虚火下行归宅，以阳配阴，有利于阴阳的平衡。有医家用地黄饮子化裁治疗脑血管性痴呆 34 例，痰湿盛者加苍术、半夏、天麻，舌紫者加丹参、川芎、赤芍，治疗两个月，总有效率为 61.76%。还有医家用地黄饮子加减治疗玫瑰糠疹 83 例，痒甚者加白鲜皮、地肤子、苦参，血热甚者加白茅根、栀子、紫草、黄芩，心烦口渴者加天花粉、麦冬、酸枣仁等，水煎服。每日 1 剂，10 日为 1 个疗程。经用 1~3 个疗程，全部治愈。（见《国医论坛》2001 年第 4 期第 18 页）

5. 大补阴丸（《丹溪心法》）

组成：熟地黄、龟甲各 180 克，黄柏、知母各 120 克，猪脊髓蒸熟，蜜为丸。每服 5 克，每日 3 次。

功效：滋阴降火。

主治：阴虚火旺所致之眩晕、耳鸣、盗汗、遗精、早泄、咳嗽、衄血等。

体会：大补阴丸为元代医学家朱丹溪的代表方剂，原方名"大补丸"，被列入《中华人民共和国药典》系列，作用为"降阴火，补肾水"。朱丹溪依据"阳常有余，阴常不足"的理论，阐发虚劳病之病机为阴不足以配阳，水不足以制火，精血亏损，相火熬煎，真阴消灼。故取熟地黄、龟甲以滋阴填精，救水之源；黄柏、知母清泻下焦之火，以免阴精暗耗；加猪脊髓者，取其能通督脉，以骨补骨，以髓补髓。清代汪昂评述此方："此足少阴药也。四者皆滋阴补肾之药，补水即所以降火，所谓'壮水之主，以制阳光'是也。"方中熟地黄与龟甲用量较重，与知母、黄柏用量之比为 3：2，足见此方以滋阴培本为主，降火清源为辅。所治之病，以阴虚火旺为征象，如骨蒸劳热，盗汗遗精，咳嗽咯血，五心烦热，舌红少苔，脉象细数等。后人评述此方："较之六味功效尤捷"。

大补阴丸为临床常用补阴剂之一，它的特点是填补下焦阴精作用比较突出。我在临床上见到肾阴不足之阴虚劳证，首先想到的是大补阴丸，开出的药物第一味即是熟地黄 30 克，后依次为龟甲 30 克，知母 10 克，黄柏 10 克，用猪脊髓 100 克，熬汤代水煎药。方中猪脊髓一味，补益骨髓之力特强，但炮制起来不那么容易，好在现在有了中成药大补阴丸，且有大蜜丸、水蜜丸等不同剂型。有医家用本品治疗急慢性附睾炎 18 例，13 例临床症状消失，睾丸大小恢复正常，疗程 5~35 天，随访 1 年未见复发。余常用本品治疗青年阴虚火旺证，如见遗精、早泄、五心烦热、舌质红赤、脉象细数，并有体重下降者，说明其阴精逐渐减少，应不可迟缓地选用大补阴丸，或用汤剂，或配制膏滋剂，以图阴精充、虚火退，体质恢复如常。

四、怀菊花清热散痫，平肝明目

菊花是最为常用的中药之一，全国各地均有栽培。

菊花味甘性寒，入肺、肝两经，有黄白之分，功效相似，但各有专长，白菊花长于清肝明目，黄菊花偏于疏风散热，而野菊花长于清热解毒。产于怀庆府的菊花还能入脾、胃两经，清中焦之火，正如《药性通考》所说："世人每用白菊花，岂黄者无用乎？菊花虽有黄白，其性相同，黄者取中州之气，能入脾经，清胃火，其功比白者更有功也，世人独取白菊花，乃不能深知药性之人也。"这里所说的"中州"，应指今日河南地域。

菊花的功效，李时珍在《本草纲目》中说得很明白："菊花，昔人谓其能除风热，益肝补阴。盖不知其尤多能益金水二脏也，补水所以制火，益金所以平木，木平则风息，火降则热除，用治诸风头目，其旨深微。"

菊花也是芳香类药物，凡芳香类药物善于升发，皆能治头目、肌表之疾。芳香类药物都有点辛燥之弊，如徐灵胎所说："但香则无不辛燥"。而菊花则无此弊。李时珍说：菊花秋天开花，饱经露霜，花萎而不凋零，得金水之精英尤多，能补金水二脏。补水用来制火，益金用来平肝，木气平和则风自息，火气降下则热自除，用菊花治疗诸风头目，其意义是深奥微妙的。由此可知，菊花的平肝明目之功，并不是直接作用于肝的，而是通过使心火下降、肾水充足而让肝木得到充足滋养的。

菊，一身都是宝，李时珍述之："菊之苗可蔬，叶可啜，花可饵，根实可药，囊之可枕，酿之可饮，自本至末，罔不有功。"民间有菊花酒、菊花茶、菊花枕、菊花膏、菊花膳、菊花宴等不同使用方法，渗透着劳动者的习俗与智慧。

综上所述，菊花的主要作用有三：疏风散热、平肝明目、解毒消肿。前两个作用主要是针对甘菊而言，即白菊花、黄菊花、怀菊花。黄菊花疏散风热，清泄肝火；白菊花则有养肝明目作用；怀菊花的作用类似于白菊花，具有养肝阴的功效。而最后一个作用，清热解毒则针对野菊花而言。

菊花主治范围：风热感冒，风热咳嗽，急性咽炎，肝阳上亢之眩晕、头痛、耳鸣、失眠、目赤肿痛及外科疮疡，皮肤风疹等。

由菊花组成的方剂主要有以下几首。

1. 桑菊饮（《温病条辨》）

组成：霜桑叶 10 克，菊花 10 克，桔梗 10 克，连翘 15 克，杏仁 6 克，薄荷 6 克（后下），芦根 15 克，生甘草 6 克。

功效：清热除风，透表解毒。

主治：风热感冒，身有低热，口干而渴，头痛鼻塞，咳嗽咽干，舌苔黄腻，脉明显浮数。

体会：桑菊饮为治疗温热病初起的辛凉轻剂，这个"轻剂"二字是与辛凉平剂银翘散、辛凉重剂白虎汤相对而言的。此三方合称治疗温病的"辛凉三剂"。原文谓："太阴风温，但咳，身不甚热，微渴者，辛凉轻剂桑菊饮主之。"文后云："咳，热伤肺络也。"第一句话"但咳"，突出以咳嗽为主症，与银翘散第一句话"但恶热"突出发热为主症不同。文后用语点明，桑菊饮所对应的证候是"热伤肺络"，什么原因导致"热伤肺络"呢？是风温之邪也。正是由于风温之邪较浅，仅伤及肺的络脉，所以才会出现咳嗽、微热、微渴等比较轻的症状。病邪主要集中在上焦肺络，所以治疗用药就选用气味轻浮之品，如桑叶、菊花、薄荷、连翘等。肺为清虚之脏，有开阖之机，不需要重剂投入，而需用微苦、辛凉之剂，微苦则肃降，辛凉则风除。菊花在方中的作用与桑叶无伯仲之别。菊花金秋晚成，芳香味甘，禀金水之气（水气只是金气的延伸，如同冬季是秋季的延伸一样，非主水之气也），入于肺络，可以清肺透络；由于辛凉，可以使风热外散。它与银翘散的区别在于，此方重在清肺络，止咳嗽；彼方重在清温邪，退身热。吴鞠通选用此方，是为了纠正当时社会上对风温病治疗的错误。当时的医生，一遇风温，便投杏苏散，不知杏苏散是辛温解表剂，只适于风寒感冒的初起，不适于风温感冒。有些人会说，风温感冒与风寒感冒很易区别，怎么会用错呢？这叫"当事者迷，旁观者清"。现在有人一见感冒，便用抗生素，好像抗生素能通治外感病，由此引发的副作用和毒性反应自然不少，这比起误用杏苏散治疗风温感冒，更是离谱，更贻误生命。还有的人遇到感冒，就用板蓝根冲剂，这种低级错误，天天都在我们身边发生。所以，还是应从自身做起，对于任何一种疾病，都要坚持辨证论治，审慎用药，不可有一点马虎。

2. 菊花丸（《审视瑶函》）

组成：菊花 120 克，肉苁蓉 60 克，巴戟天、枸杞子各 90 克。共为细末，炼蜜为丸，如梧桐子大。每服 10 克，食前空腹，用淡盐水送下。

功效：柔肝明目。

主治：眼睛常流冷泪。

体会：《灵枢·五癃津液别》指出："五脏六腑之津液，尽上渗于目。"泪为人体五液之一，多泪与肝经受风热外袭有关。故方取菊花柔肝除风，肉苁蓉、巴戟天、枸杞子养肝之体，并补充肝之母——肾水，肾水充足，肝体有养，自无风热之袭，何有冷泪外流？

3. 菊花延龄膏

组成：菊花一味，适量。

功效：明目聪耳，延年益寿。

主治：头晕、目眩、脱发、早衰。

体会：慈禧应用菊花有颇多讲究。从清宫医案资料中发现，慈禧所用的养生延寿方药中，有一种膏剂，即菊花延龄膏，取菊花适量，用水熬透，去渣再熬浓汁，稍兑炼蜜收膏，每服三四钱，白开水冲服。此类方药对老年眼疾尤为适宜，其长寿效益，当属可信。景焕《牧竖闲谈》称："真菊延龄，野菊泄火，正如黄精益寿，钩吻杀人之意。"诚可信矣。

4. 菊花茶

组成：菊花 15 克，茶叶 10 克。

功效：清头目，提精神。

主治：头晕目昏，精神疲惫。

体会：用菊花泡茶，古已有之。菊花甘苦而凉，散发着清香之气。泡水代茶饮，芳香优雅，回味无穷，很早就是文人雅士的必用之品。民间流传着两句谚语："菊花二朵一撮茶，清心明目有寿加"。菊花含有丰富的微量元素，其中以硒的含量最高，目前已知硒是抗衰老物质之一；菊花中的铬含量也很丰富，铬可促进胆固醇的分解与排泄，对防治心脑血管疾病有积极意义。若为风热感冒，可配桑叶；目昏，视物不清，可配枸杞子；血脂高，可配决明子、生山楂；小儿痱子，可配金银花、蒲公英；咽喉不利，可配胖大海；大便干结，可配决明子、麦冬、玄参。但脾胃虚寒、泛泛欲呕、大便稀薄者，不宜饮用。

五、怀牛膝壮腰强筋，引血下行

牛膝是一种苋类植物的根，因为它的茎非常大，像牛的膝关节，故有牛膝之名。牛膝有川牛膝、怀牛膝、土牛膝之分，但在临床上主要用的是川牛膝与怀牛膝。川牛膝产于四川省，怀牛膝产于河南省焦作市。

关于牛膝的功效，以李时珍的《本草纲目》论述最详，他在牛膝条下云："牛膝乃足厥阴、少阴之药，所主之病，大抵得酒能补肝肾，生用则能去恶血，二者而已。其治腰膝骨痛、足痿阴消、失溺久疟、伤中少气诸病，非取其补肝肾之功欤？其癥瘕心腹诸痛、痈肿恶疮、金疮折伤喉齿、淋通尿血、经候胎产诸病，非取其去恶血之功欤？"书中还记载一人患血淋，百治不效。一村医用牛膝根煎浓汁（名地髓汤）治之，虽未即愈，但血色渐淡，久乃复旧，后十年病又作，服之又瘥。

牛膝是临床常用中药之一，特别是对于那些骨关节病、风湿类疾病，症如颈肩腰腿痛，牛膝是万万离不了的药物。传统的说法是，川牛膝长于活血化瘀，怀牛膝长于补益肝肾；或者说，川牛膝用于风湿性关节炎，怀牛膝治疗肝肾虚弱病。但最近有些学者认为，川牛膝补益肝肾的作用并不亚于怀牛膝。

牛膝还有一个特殊功效，即引物下行。一是它能把上部的热（火）邪引导下行，例如引起头晕目眩的肝火、引起牙龈肿痛的胃火、引起口腔溃疡的脾胃湿热等，引火下行，就可以使火归原位，不使上窜；二是它可以使上部的出血归复于下，即引血下行；三是潜降肝阳，肝阳上亢，可致脑出血或脑梗死，若方中加入牛膝，就可以使肝阳潜降于下，不去干扰上部清灵之窍。有的医生在方子的末尾常加上一味牛膝，这味牛膝就是引导药，它要将整个方中的药力引入下焦，或利于补益肝肾，或使火邪下行，或使上亢的肝阳下行入海，水火交济，以使人处于阴阳平衡状态。在医界有"无牛膝，不过膝"之说。对于牛膝的这种功效，张锡纯论述得最为清楚，他说："牛膝原为补益之品，而善引气血下注，是以用药欲其下行者，恒以之为引经。故善治肾虚腰痛、腿疼，或膝痛不能屈伸，或腿痿不能任地……又为其除脑中痛，口齿诸痛，何也？盖此等症，皆因其气血随火热上升所致，重用牛膝引其气血下行，并能引其浮越之火下行，是以能愈也。"

当代名医邹孟诚曾介绍一例病患，说的是有一位建筑工人，由于腰肌劳损，腰痛常作，几经治疗，终乏效机。后来病情加重，不能干活，生活亦受到影响。后寻得一包怀牛膝，重约半斤，求治心切，将半斤牛膝倒入锅内，加水煎煮，于当夜连服四大碗，至天明，不但疼痛完全消失，而且腰间倍感轻松。从此以后，无论刮风下雨，或干重活，从不感觉腰痛，多年顽疾，顿感消失。此说虽略夸张，但足以见怀牛膝功力之大。这正如朱丹溪所说："牛膝，能引诸药下行，筋骨痛风在下者，宜加用之。"

牛膝还有一种功效，就是利尿通淋，这也与它的下行之力有关。单独使用其利尿作用并不明显，但若在清利湿热的方药中加入一味牛膝，则利尿通淋的功效会很快显现，对改善尿路感染的灼热疼痛也会有明显效果。

综上所述，牛膝的作用可以归纳为：补肝肾，强筋骨，活血通经，引血下行（包括引火下行），利尿通淋。

主治范围：腰膝酸痛，下肢痿弱，血瘀经闭，痛经，血淋，热淋，跌打损伤，痈肿恶疮，咽喉燥痛，癥瘕积聚等。

以牛膝为主的方剂有以下几首。

1. 三妙散（《医学正传》）

组成：苍术 15 克，黄柏 15 克，怀牛膝 10 克。

功效：清热利湿，通利关节。

主治：腰膝酸痛，下肢痿弱，筋骨疼痛，麻木不仁，湿疹疮疡。

体会：三妙散由二妙散（苍术、黄柏）加入一味牛膝而成。二妙散出自朱丹溪的《丹溪心法》，原方所治为"筋骨疼痛因湿热者"。你看，这种筋骨疼痛，标明是湿热引起的，非风寒，亦非湿寒，直指湿热为患。湿热的指征要有两个必要条件：一个是舌苔必须是黄腻或白厚腻；另一个是患侧肢体郁胀，皮色暗红，甚则扪之有灼热感。若是白滑苔，或无苔，那就不是湿热为患了；或者患肢消瘦，皮色光亮，也与湿热无关。方中苍术的作用是燥湿健脾，黄柏的作用是清利下焦湿热，合力而为燥湿清热，直走下焦。但后人感到仅仅这二味药是不够的，朱丹溪的再传弟子明代虞抟在其《医学正传》

中加入一味牛膝，名为三妙散，增强了强筋骨和引导湿热下行的功效；到了清代，张秉成在其《成方便读》一书中，又加入一味薏苡仁，成了四妙散，使其利湿的作用更强了。其实，从二妙散的原创角度来讲，朱丹溪在二妙散后，就写入了药物的增减，他说"有气加气药，血虚者加补药，痛甚者加生姜汁"。即有气虚的加补气药，如黄芪、党参等；有血虚的加补血药，如当归、熟地黄等；痛甚者，可以加入生姜汁以促进湿热的消退。朱丹溪认为，苍术、黄柏二物，"皆有雄壮之气"。由此可知，二妙散、三妙散及四妙散，药力都是比较"雄壮"的，都是针对实证而言的，虚证是不可乱投的。这种湿热型筋骨疼痛，多见于风湿性关节炎的进行期，或类风湿关节炎的活动期。

二妙散、三妙散、四妙散，都是我所喜用的。但在选用牛膝一味时，要看一看证候的性质，如是肝肾虚弱体质，怀牛膝与川牛膝一并使用；若肝肾不甚虚弱的，仅用川牛膝一味即可，用量不宜太大，一般用 15 克或 30 克，若用到 60 克就有破血之虞。

2. 牛膝散（《圣济总录》）

组成：怀牛膝 15 克，桂枝 10 克，山萸肉 30 克。共研细末，每服 5 克，每日 3 次。

功效：补益肝肾，强腰舒筋。

主治：腰膝酸痛，下肢冷痹，痉挛。

体会：这张方子仅三味药，其中怀牛膝补益肝肾，强腰壮膝；桂枝祛其寒湿；山萸肉补肾益肝，充髓强筋。药虽三味，但功力专一，对于那些肝肾虚弱，筋骨无力，酸困懒动者，不乏为一首速效方药。若下肢怕冷，可加生黄芪 30 克或 60 克，水煎服用，见效比较快，药力也比较持久。

3. 清眩平肝汤（《刘奉五妇科经验》）

组成：怀牛膝、当归、霜桑叶、怀菊花、黄芩、女贞子、墨旱莲、红花各 9 克，生怀地黄、生白芍各 12 克，川芎 4.5 克。水煎服。

功效：滋肾养肝，清热平肝，活血调经。

主治：围绝经期综合征，泛指肝肾阴虚、肝阳上亢者，特别是围绝经期高血压者。

体会：刘奉五是已故中医妇科专家，在中医妇科界影响很广。其实，刘老在其他学科领域也有丰富的治疗经验。这首方是刘老治疗围绝经期高血压的常用方。方以四物汤与二至丸加味而成，四物汤为妇科养血之祖方，二至丸乃妇科养阴之要方，二方合力补益肝肾，使阴血充足，以便于纳阳归位；另外配有红花活血通络，霜桑叶、怀菊花、黄芩三味，清其上亢之阳与火。但这首方好像缺少一味药，那就是"引血下行"与"引火下行"的药，在这种情况下，怀牛膝就显得重要了，它的引导作用，可以使上亢之阳与火归位于下，也使下焦阴血充足，如此阴阳和谐了，不平衡的血压就会恢复正常。

第八讲 杏林采撷

相传三国时，吴国董奉为人治病，不收报酬，对治愈的人，只要求种几棵杏树，数年后杏树蔚然成林。后人常用"杏林满园""誉满杏林"等语来称颂医家。在中医界，有才能的人很多，"人有一百，各有一得""江山代有人才出，各领风骚数百年"。考历代名医之所以成名，与其虚怀若谷、从不满足、不耻下问、取长补短、"活到老，学到老"的精神有着密切关系。人生短暂，日月长流，要在有限的时光里，为更多的人送去健康与快乐，仅有自己的见识是很不够的，那就要学习、学习、再学习。我在年轻时，就有做笔记的习惯，每有新的方药，就随手记录。这样临证治病，如同临阵对敌，就会多"一支箭，一支枪"，开起处方就会思路宽广，有的放矢。时至今日，我仍然有随手记录的习惯。本章节的用药所谈，就是我的学习心得。

一、民间验方，不可小觑

验方，或出自一人笔下，或出于众人之口，多数难以明确渊源，但它在民间流传着，有着很强的生命力。它虽无经方那样规范严谨、方证合拍，但却有简、便、验、廉的特点，所以颇受医家与病人的喜爱，有的流传数百年且被载入医籍。但验方也不是包治百病（或证）的良方，亦需要在辨证的前提下选用。以下所选四方，虽为偶得，但都是我历验多例的，故书于此，供同道参考。

1.治荨麻疹方

灵仙甘草石菖蒲，苦参胡麻何首乌，

药末二钱酒一碗，浑身瘙痒一时无。

此方出自明代董宿的《奇效良方》，主治"遍身瘙痒"，能"明目爽神"。

我初识此方，用其治男性荨麻疹一例。该病人 30 余岁，患病 10 余年，所用药多为西药抗过敏剂与中药消风散、荆防败毒散等，时有好转，但每至心烦、紧张时，仍不时发作。我予以此方散剂（威灵仙 30 克，石菖蒲 30 克，黑芝麻 30 克，苦参 30 克，何首乌 30 克，生甘草 15 克，共为细末），嘱其发作时服，每次 6 克，每日 3 次，白开水送服。经用半月，瘙痒皮疹消失，追访 10 余年未发。后用此方治疗数十例皮肤瘙痒（包括荨麻疹、风疹、不明原因皮肤瘙痒等），均获良效。

由于散剂服用不便，起效较慢，我多以汤剂治疗。汤剂处方为：威灵仙 30 克，石菖蒲 10 克，黑芝麻 30 克，苦参 10 克，何首乌 15 克，生甘草 10 克。一般加用地肤子 15 克，白鲜皮 15 克，穿山龙 15 克，这样止痒见效快，且疗效比较稳定。

此方所含药物，具滋阴润燥、祛风除湿的功效。所治应是阴虚生风、夹杂湿热的证候，症如素体阴虚，五心烦热，舌质红赤，上浮腻苔。若是风寒证候则不适宜。但在应用时，最好不要用酒为引，以免酒精过敏。

2. 治腰疼方

茴香杜仲巴戟天，苁蓉故纸加青盐，

猪羊腰子用一个，腰腿不疼似少年。

此方出自清代鲍相璈的《验方新编》，原方名为"壮本丹"。原文言："凡肾虚腰痛，久则寒冷，此药壮精骨，补元阳，利大小便，养丹田，功效甚大。"原方为散剂，装入猪腰（或羊腰），外用面包，煨熟，去面与药，仅食用腰子，黄酒送下。此法太繁杂，我改用猪腰（或羊腰）一个，切片，煮汤代水煎药，喝药汤，吃腰子，每日一剂，方药分量为：炒小茴香 10 克，炒杜仲 10 克，巴戟天 10 克，肉苁蓉 15 克，补骨脂 10 克，生甘草 10 克。一般加川续断 15 克，桑寄生 15 克。用治腰肌劳损，甚或腰椎病引起的腰腿疼痛、转腰困难，具有壮腰健肾、除湿散寒的功效。本方的药物多具温肾散寒性能，故对肾阳亏虚、寒湿浸淫的腰腿疼痛，是对证之方。凡腰腿痛困，遇寒加剧者，可斟酌使用。

3. 治泄泻（及痢疾）方

> 山楂薏苡仁，乌梅白头翁，
>
> 扁豆马齿苋，泻痢无影踪。

此方得于老医生之手，但据闻为数位中医的多年经验方，用此治泄泻与痢疾，取效的关键在于药量。20世纪80年代中期，我曾用此方治本院一位放射科医生。其患细菌性痢疾，发热，腹痛，里急后重，脓血便，时用呋喃唑酮（痢特灵）、盐酸小檗碱（黄连素）、诺氟沙星（氟哌酸）等无效。改用此方，服一剂仍无改善。邀我会诊，见所拟方药剂量太轻，遂改为生山楂100克，生薏苡仁100克，乌梅15克，白头翁30克，马齿苋30克，白扁豆30克，加木香10克，黄连10克。水煎2次，取药液600毫升，分两次服用。一剂后，热退痢止，三剂后告愈。此方为湿热急性泻痢者所宜，辨证要点在于发热，泄泻，舌苔黄腻。

4. 治气管炎方

> 青皮陈皮桑白皮，当归白芍北五味，
>
> 川贝茯苓光杏仁，半夏冰糖服之宜。

此方为20世纪50年代流传于社会的一帖验方，且散见于某些医学著作中（如杨作楳的《临证录》中载有此方，但与我所见原方药物稍有出入）。原方十一味，各二钱，水煎服用。服用方法与杨氏所述一致，即第一天晚上煎服第一剂头煎药液（药渣存留），第二天早上煎服第二剂头煎药液（药渣存留），第二天中午煎服第三剂头煎药液（药渣存留），第二天晚上，将所留三剂药渣同煎取液，一次顿服。服药期间，禁止吸烟、饮酒、食辛辣物，并禁止夫妻同房。一周服用九剂药（休息一天）为一个疗程。本方以二陈汤为基础，加入桑白皮、杏仁、川贝母、五味子止咳平喘，当归、白芍养阴活血，青皮行肝理气、消食化积，有利于肺气的肃降与痰浊的运化。该方具有祛痰止咳、肃肺平喘的作用。个人体会，此方对慢性喘息性支气管炎效果尤佳，至于证候却无明显特征，似以痰浊内蕴、阻塞肺气、寒热征象等不明显者为宜。或者以"中和"二字言其作用更恰当。我常用药量为：青皮10克，桑白皮 15~30 克，陈皮 10 克，当归 10 克，炒白芍 10 克，五味子 10 克，川贝母 10 克，茯苓 20 克，光杏仁 10 克，清半夏 10 克，冰糖 30 克。还可用于早期肺气肿与哮喘的病人。随证可加入炒葶苈子、山萸肉、徐长卿、穿山龙等。

二、老中医话说桉树叶

我用桉树叶治病，也只是这几年的功夫。前几年，中医界都在探讨清代黄元御的学术特点，他的著作我也大略翻阅了几遍，对其学术思想有所了解。由于我所看的是麻瑞亭先生所整理的《黄元御医学十一种》，所以对麻瑞亭先生也有大概了解。

麻瑞亭先生生前是西安市中医院的主任医师，他的老师是黄元御再传弟子李鼎臣，而李鼎臣是三代世医，均宗黄氏之学。麻瑞亭先生用毕生精力研究黄元御的著作，尽得其学术精蕴。

后来，我专门买来麻瑞亭先生的著作《麻瑞亭医疗经验》与《杏林五十年》，细细研读了几遍，对其所用之方"下气汤"与桉树叶体验尤深。

麻瑞亭先生在其所著的《杏林五十年》一书中，叙述到"淋证"时，专门谈及自己用药的经验。他认为，淋证包括膀胱炎、肾盂肾炎等，治疗应当清利下焦湿热。他开始用白檀香、半枝莲治疗急慢性肾盂肾炎，效果甚佳。急症时，用药十余剂即可收效；慢性者，二十余剂即可收效。但此二味对金黄色葡萄球菌感染者无效。经过几年的摸索，麻先生将桉树叶用于临床，证明其对肾盂肾炎"有卓效"，为白檀香、半枝莲所不及。

桉树叶，又名桉叶，为桉树的老叶，阴干或鲜用。桉树在我国南部及西南各地均有栽培。据《中华本草》记载，桉树叶味苦、辛，性凉，归肺、肝、脾、胃诸经。主要功效为疏风解表、清热解毒、化痰理气、杀虫止痒等。主要用于治疗感冒、百日咳、痢疾、腹泻、丝虫病、湿疹、疟疾、烧伤、疥疮、风湿痛等。本品内服以 10 克左右为宜，外用适量。

麻瑞亭先生发挥桉树叶的应用，创新性地使用于尿路感染，可以说是对中医药学的贡献。我对于麻先生的经验既喜悦，又不知所措。因为当时我们医院没有桉树叶，问及年轻的及年老的朋友，都说从未见过，更不要说用过了。后来经过努力，从南方购进了一批桉树叶，用之于临床，效果如期。我主要将本品用于治疗尿路感染，如见尿频、尿急、尿道灼热或尿道酸困等。有的病人取桉树叶与绞股蓝泡茶饮之，其尿路感染症状亦有改善。

三、巧用乌梅治杂病

大约在 1986 年的春季，地区卫生处送来一本石印书稿，名为《医门八法》，问其有无实用价值。粗略披阅，感到颇具特色，文字简明，条理清晰，内容充实，贴切临床。

作者刘鸿恩，河南尉氏县人，生于 1820 年，卒于 1887 年。弱冠举进士，官至陕西布政司。不惑之年，辞官返里，留心医道，博览群书，勤于实践，于光绪六年（1880 年）著成《医门八法》。书成之后，曾石印 2000 册，公诸同好，"争抄者纸贵洛阳"。后因兵荒马乱，流失几尽。尉氏县卫生局搜集手抄本八册，几经对照补漏，重印成书，十分可贵。

刘氏认为，五脏之病，以肝为贼。而治疗肝虚，以敛肝为先。何物最能敛肝？乌梅也。刘氏依据《素问·脏气法时论》之说，并受张仲景肝病"补用酸"的启发，特选酸味之品为重任，而酸味之中，以乌梅为最，认为乌梅"最能补肝且敛肝，用于阴分药中，功效最大"。全书 62 种杂病，有 52 种病选用乌梅，称乌梅为"排难解纷之佳士，肝木脾土之救星"。

书中以乌梅为主药的方剂如下。

1.乌梅汤　仅一味乌梅 5 枚（去核），煎汤，用白糖 15 克，冲服。凡肝阴不足，肝气躁动者，如痢疾、泄泻、咳嗽、噎膈、肿胀、霍乱、吐血等，皆可选用。

2.参梅汤　乌梅 5 枚，人参 3 克，水煎，用冰糖 30 克，冲服。有阴阳相济之功。用于元气将脱之虚喘、厥逆，或大病大劳之后的虚馁之候。

3.乌梅甘草汤　乌梅 5 枚，甘草 15 克，仿芍药甘草汤义，有敛肝和脾之功效。

4.乌梅六君子汤　由六君子汤加乌梅、柿蒂而成。党参 15 克，炒白术

10克，茯苓10克，陈皮6克，法半夏6克，甘草3克，乌梅5枚，柿蒂10克，水煎服。常用于脾胃气虚之呃逆。

5.乌梅四物汤　这是刘氏最常用的乌梅用方。他恐四物汤之川芎燥热动血，而以乌梅代之，增强补肝敛肝的作用，特取名"乌梅四物汤"。方药：大乌梅5枚，当归身15克，醋白芍10克，怀熟地黄15克，生地黄10克。水煎服。凡痢疾、怔忡、吐血、汗证、胁痛、遗精、脚气、月经不调、子肿、子痫、小儿风气及小儿阴虚诸证，均可选用乌梅四物汤治疗。他说乌梅四物汤有敛肝阴、顺肝气、养肝血的功效。

他对乌梅四物汤的加减，也颇有特色，如补阴而不忘补气的参芪乌梅四物汤，温经养血的桂附乌梅四物汤，清血热的丹地（即牡丹皮与生地黄）乌梅四物汤，活血强筋的牛膝乌梅四物汤，治疗消渴的花粉乌梅四物汤。另外，还有加减补中益气汤、加减十全大补汤、加味当归补血汤，都是增入乌梅的变方。刘氏在肯定乌梅功效的同时，也指出非乌梅所宜之证。如经期之前不宜用乌梅。新产之后亦不宜用乌梅，这是因为此时气血亏虚，恶露未尽，虚而兼滞，治宜补而兼行，不宜酸敛之品。后人称刘氏"发挥乌梅功用详尽，其他所立新义，亦甚精卓，亦医家所不可废之书也"。（见郭霭春《中国分省医籍考》）

自称为"知梅学究"的刘鸿恩，运用乌梅得心应手，被人称为"乌梅先生"，且名噪中原。

我曾思忖，一味乌梅何以有如此功效呢？乌梅味酸能补肝敛肝，山楂味酸，其不也可以补肝敛肝吗？刘氏认为："山楂耗血，不同于乌梅生血。"这里所说的"耗血"，可能就是今天所说的"活血"。山楂酸温，既是消食的主药，也是活血化瘀的良品。乌梅之酸，却有健胃作用。

早在《神农本草经》中就有乌梅的记载，原名为"梅实"，历代医家对它功效的认识大致有以下几种：涩肠止泻、敛肺止咳、收敛脾精、生津止渴、安蛔止痛、酸敛止血等。研究认为，乌梅对变态反应性疾病、免疫功能紊乱引起的疾病、自主神经功能紊乱引起的消化系统疾病等，均有确切疗效，为医家必用之品。

我过去总认为它仅仅是酸敛药、制蛔药，但《医门八法》一书打破了这种视野的拘泥，使我对乌梅的看法自此有了变化，且将乌梅的应用范围扩大了，如对荨麻疹、过敏性哮喘、过敏性鼻炎、过敏性咽喉炎等，均在辨证论治的基础上加用乌梅一味，少则 10 克，多则 30 克。但对胃酸多的消化性溃疡等疾患，一般不宜用乌梅。对急性肠炎的腹泻，则要大剂量用，可用至 30 克、40 克，甚至 50 克、60 克。

近几年，有读者来函询问刘鸿恩《医门八法》的再版事宜，请读者注意，这本书已列为《近代名医著作丛书·河南卷》之一，并于 2017 年 3 月与读者见面。我们可以细细品味刘鸿恩先生应用乌梅的经验，这样可体会更深，更贴切。

四、解郁舒心的香蜜膏

香蜜膏是郑州市名老中医郭绍汾先生的经验方。他善于治疗疑难杂病，对《本草纲目》中的方药及民间验方知之甚多。我曾随他侍诊抄方，亲眼见他用此方治愈数例神经失调的病人，效果出乎意外的好。郭先生用的香蜜膏成分多是食用之物，极易购得，且香甜可口，小儿亦可接受。

组成：核桃仁 50 克，黑芝麻 50 克，小茴香 15 克，冰糖 30 克，蜂蜜适量，香油适量，牛奶适量。

如失眠，可加酸枣仁粉 30 克；心烦，加朱砂 10 克；郁闷不语，加石菖蒲 30 克；语无伦次，加羚羊角粉 30 克。

制作方法：先将原方前三味药压碎，与后四味和合，再加适量水，搅匀，放在瓷盆内，上笼蒸之，用文火蒸一小时左右，状如膏滋剂即可。

用法：每次食用 10 克（一小汤匙），每日 3 次，直接食用，或用白开水化开服，上药量可服用 15 天左右（为一个疗程）。

功效：养心安神，补肾健脑，解郁润燥。

主治：脏躁，神经衰弱，抑郁症等。

方解：方中核桃仁滋补肝肾、润燥利脉；黑芝麻补肾健脑、清利血脉；小茴香顺气解郁、调理气血。其他几味为滋补营养品，香甜可口。本方对女性病人更为适宜。举例如下。

柴某，女，23岁，患神经衰弱一年余，于1986年11月就诊。刻诊：慢性病容，精神不振，语言低怯，叙述病情不清，其母代曰：该女因工作受挫，受到批评而闷闷不乐，已休息半年余，曾到医院进行心理治疗，略有好转，也用过中西药物治疗，效果均不明显。心肺听诊均无异常。舌质略暗，苔薄白，脉弦细数。辨为肝气郁结，耗伤心血，心神失养。法当疏肝解郁、养心安神。取香蜜膏原方，另加酸枣仁、石菖蒲二味，按上方配制一料，服用半月，其母言：有好转，愿意说话，但有头晕，故加枸杞子30克，杭菊花30克（加水煎取药液50毫升，兑入药内，同蒸），配制一料，服之。三诊：明显好转，可自述病情变化，已露出笑容，后又服用两料，基本痊愈，已能上班工作。

香蜜膏香甜可口，易于解郁缓急。此例显系抑郁症，法当疏肝解郁，方中小茴香芳香气浓，疏肝达郁，温经活血。病人原有神经衰弱症，方中核桃仁、黑芝麻滋阴润燥、健脑益智，亦是不可或缺的。其他几味，均有润燥、滋润血脉的作用。此方常用于年轻女性精神受到刺激所引发之病证，如便秘烦躁者，我常加入承气汤类方，如大黄、厚朴、枳实等，通腑泄实；狂躁不安者，则加入珍珠母、生磁石、生赭石、生石决明等，镇肝潜阳。

五、却瘀导滞茺蔚子

1965年初春，接到地区卫生处通知，让我到登封县卢店镇卫生院跟随老中医耿彝斋先生学习。当时耿先生74岁，身体已不那么硬朗了，但他思维清晰，用药简练，在当地颇具声望。他开方用药，少则二三味，多则七八味，例如他开的安胎方，仅有四味，即杜仲、续断、桑寄生、菟丝子。小儿口疮，他认为是吃生冷伤及脾阳所致，他开出的方是：白术、山药、白扁豆、干姜、白豆蔻、大枣，痛甚者，可加黄连少许。他善治杂病，常用茺蔚子治疗头痛、头晕（高血压），问其作用，他仅言四字：却瘀导滞。后在临床实践中逐渐体会到此言凿凿。后又读朱师墨先生所编著的《施今墨医案验方合编注笺》一书，发现其中亦有用茺蔚子治疗高血压头痛的案例，更使我深信茺蔚子的"却瘀导滞"之功。此功用具体到临床功效，以活血降压尤为突出。

茺蔚子，即益母草之子，味辛、甘，性凉，无毒，入心、肝二经。明代李时珍《本草纲目》说此物"顺气活血，养肝益心，安魂定魄""行血甚捷"。清代何本立的《务中药性》明确指出，本品"祛瘀生新"。施今墨先生善用茺蔚子治疗高血压，他所拟制的"高血压速效丸"，主药即是茺蔚子。施氏治疗高血压主一"通"字，认为茺蔚子、牛膝之类药物，"顺而导之，使血液不致上窜，则脉络贯通，上下之血液均衡，血压自然恢复正常"。余受前辈经验启发，也常用茺蔚子治疗高血压。凡高血压出现心肝火旺、脑络不和之兆，见头痛目胀，视物昏花，心烦失眠，可采用之。头痛者，配夏枯草、川芎；目胀者，配野菊花、昆布；眼生翳膜者，配青葙子、石决明；心烦失眠者，配栀子、酸枣仁。并拟茺蔚子汤（茺蔚子 15~30 克，夏枯草 15~30 克，怀牛膝 10 克，赤芍 15 克，炒川芎 5 克）用于高血压，每获良效。今举例说明之。

谢某，女，44 岁，于 1996 年 7 月就诊。有高血压病史 8 年。头痛目胀，面部烘热，失眠，脉弦细紧，舌质暗红，舌苔薄白偏干，血压 148/98 毫米汞柱。属心肝血热、脉络瘀阻。治宜清心凉肝、通络降压。处方：茺蔚子 25 克，夏枯草 25 克，怀牛膝 10 克，赤芍 15 克，炒川白芍 5 克，女贞子 30 克，墨旱莲 30 克，丝瓜络 30 克。服 3 剂后，头痛目胀明显减轻，血压 130/90 毫米汞柱。于上方加野菊花 30 克，焦栀子 5 克，酸枣仁 15 克，又服 8 剂，症状基本消失，血压 125/83 毫米汞柱。前人认为，茺蔚子于瞳孔散大者不宜服用，妊娠期亦应慎用。

第九讲　用药抉微

用药之道，在于抉微。所谓抉微者，即精心、细致，不可有毫毛之差。药品众多，各有利弊，取其利而避其弊，乃是医家之心计。配伍得当，以一当十；配伍失调，十不当一。李东垣云："看方犹看律，意在精详。用药如用兵，机毋轻发。"用药的目的，是挽救生命，绝无"轻发"之由。而当今"轻发"者，并不少见。有人曰，人越老，用药越"胆小"。这不是胆小，是谨慎，是胆大而"心细"，是敬畏生命。即使疗效轻微，也比那些鲁莽辈用药轻率好得多。年纪越老，越感到用药精细之重要。几篇体会，叙述如下，或可从中有所启发。

一、咳喘用药杂谈

咳嗽（包括哮喘）虽是小恙，但治疗起来并不容易。俗话说："进门闻咳嗽，医生皱眉头。"前人说咳嗽有"十八般"，还有的说咳嗽有"七十二种"，有的书还把咳嗽作为"虚劳"病的一种，可见前人对咳嗽之重视。清代陈修园在《医学三字经》中说："肺如钟，撞则鸣，风寒入，外撞鸣；虚劳损，内撞鸣。"你看，外感、内伤都可以致人咳嗽。怎样掌握治疗咳嗽的窍门，我想首先要明白咳嗽的病机，然后才能有治疗的对策。

咳嗽可以见于许多疾病，是呼吸道疾病的共有症状。西医将咳嗽仅仅看作是一种呼吸道的反应，而中医却将咳嗽看作是脏腑整体性疾病的表现，正如《素问·咳论》云："五脏六腑皆令人咳，非独肺也。"《诸病源候论·咳嗽候》云："五脏与六腑为表里，皆禀气于肺，以四时更王，五脏六腑皆有咳嗽。"张三锡《医学准绳六要》云："五脏六腑，一有浊气，郁而为火，炎上熏肺，则令人咳，是肺乃总司尔。"由上可知，凡五脏六腑之浊气及外感六淫之邪气，皆可上熏于肺，因肺为华盖，居五脏六腑之上，故极易受内外邪之侵。

《素问·咳论》还描述了五脏六腑咳的各种症状，如心咳之状，咳则心痛，喉中介介如梗状，甚则咽肿喉痹；肝咳之状，咳则两胁下痛；大肠咳状，咳而遗失；膀胱咳状，咳而遗溺等。但与咳嗽关系最为密切的是肺、脾、肾三脏，如《嵩崖尊生》云："五脏六腑皆有咳，肺不伤不咳，脾不伤不久咳，肾不伤火不炽咳不甚。"又有说，肺伤则咳，脾伤则痰，肾伤则喘。总之，咳嗽外与六淫侵袭相关，内与肺损、脾湿、肾虚及肝火等有关。切不可单单视为肺系疾患去治疗。

至于咳嗽的治疗，急则以宣肺气、降痰浊、清肝火为主；缓则以健脾、益肾、养肺为主。外感咳嗽常用方如：治疗寒痰型的小青龙汤，治疗肺热型的麻杏石甘汤，治疗风热型的桑菊饮，治疗风痰型的止嗽散，治疗肺燥型的清燥救肺汤。而内伤咳嗽常用方如：治疗湿痰型的苓桂术甘汤、苓甘五味姜辛夏仁汤、桂枝加厚朴杏子汤等，治疗痰饮壅肺的葶苈大枣泻肺汤，治疗肺气失肃的三子养亲汤和苏子降气汤，治疗阴虚肺燥的沙参麦冬饮、麦门冬汤等，治疗肾水上犯的金水六君煎，治疗肝火犯肺的黛蛤散等。

虽然我们掌握了一些治疗咳喘的方法，但在临床上还会遇到许多非常棘手的咳嗽与哮喘，按照辨证论治的思路去治疗，还往往达不到如期效果。为此，我查阅了许多经验方书，特别是名医的治疗医案，正是这些历经临床实践的方药，使我摆脱了治疗上的困境，收到了事半功倍的疗效。今介绍如下，供同道参考。

☞ 方剂

1. 麻杏二三汤　由麻黄、杏仁、二陈汤、三子养亲汤组成。药物组成为：炙麻黄10克，炒杏仁10克，陈皮10克，茯苓10克，姜半夏10克，炒紫苏子10克，炒白芥子10克，炒莱菔子10克，生甘草10克。主治慢性支气管炎痰湿上涌、肺气不降者。这个方子有许多名家使用，其宣肺、肃肺、降逆、祛痰的作用比较突出，起效比较快。缺点是药性比较燥，容易伤肺阴，中病即止，不可久用。

2. 麻黄九味汤　炙麻黄10克，五味子5克，杏仁10克，姜半夏10克，桔梗 10 克，炙款冬花 10 克，炙前胡 10 克，葶苈子 10 克，橘红 10 克。主治痰气壅盛，肺胃失降，咳嗽气喘，夜不能卧者。这个方子是余近年来常用的方子，止咳、平喘、祛痰作用都比较显著，对慢性咳喘病证有良效。名医工作室的其他学员也常用此方，病人反映极好。余编一首小歌诀，记忆起来比较容易，歌诀为：麻味杏，半桔梗，冬前葶苈化橘红，一遇咳喘便显功。

3. 清燥止咳汤　北沙参 30 克，南沙参 15 克，麦冬 30 克，天冬 15 克，炙桑白皮 15 克，炙瓜蒌皮 15 克，桔梗 10 克，橘红 10 克，炙麻黄 5 克，杏仁 10 克，甘草 10 克。主治素体阴虚、肺燥咳嗽。此方集滋阴润燥与止咳平喘于一方，标本并治，内外兼顾，滋阴而不留邪，止咳而不伤阴。近几年，肺燥咳嗽增多，这与大气污染有关，虽然是社会问题，但也需医者努力。

4. 二麻四仁汤　麻黄 4.5 克，麻黄根 4.5 克，桃仁 9 克，杏仁 9 克，白果仁 9 克，郁李仁 9 克，炙百部 9 克，款冬花 9 克，车前草 24 克，甘草 4.5 克。此方适宜于肺与大肠闭结者，肺闭则咳喘，大肠闭则便结，方以麻黄、麻黄根开达肺气，桃仁、杏仁、白果仁、郁李仁润肠降逆通便。肺气开达，有利于大肠通畅；大肠通畅，则有利于肺气之宣降。另有款冬花温肺平喘，甘草止咳和中。方义明确，各达病所，自然收效如期。

5. 六安煎　此方出于《景岳全书》，由半夏 10 克，陈皮 10 克，茯苓 10 克，甘草 10 克，杏仁 10 克，白芥子 10 克组成。加生姜 3 片，水煎服。寒甚加细辛。陈修园喜加五味子、干姜、细辛三味，显然是宗《伤寒论》小青龙汤治疗咳嗽方义。这张方子比较平淡，许多人认为不起眼的方子用处不大，所以就把它忽略了。虽然这张方子的药性是平和了点，但有针对性，外感咳嗽，无论四时，凡寒气入肺，需治以辛温者，投之必效。岳美中先生常用本方加减治疗四时咳嗽，其效立验。

☞ 药物

1. 麻黄　对于咳喘，麻黄是必用之品。麻黄作用有四：一是发汗解表，二是止咳平喘，三是利尿消肿，四是开窍通络。其止咳平喘作用不容置疑，但开窍通络的作用常常被人忽视，其实古代医籍上多有记载，如清代汪昂《本草备要》谈到麻黄时，说其可以"调血脉，通九窍，开毛孔"。这"通、调、开"三个字很恰当地说明了麻黄的作用机制。它不但可以使气道通，还可以使血脉通，这样的理解，就会使视野展开，使我们深入地认知麻黄的功效。20世纪五六十年代，患慢性支气管炎的农民非常多，那时农村有什么药？就是麻黄素，赤脚医生的卫生室都有麻黄素，患咳喘的，人人离不了，到处都可以买到。到了20世纪七八十年代，农村治疗咳嗽哮喘仍然离不开麻黄素。说明这类药物止咳平喘的作用快，至于它有什么副作用和毒性反应，没有人去注意，也无人去讲解。这些回忆，只是说明麻黄的止咳平喘作用早已被人们所认知。所以无论是咳嗽或哮喘，也不论是什么证候，麻黄作为急救性起效快的药，是当之无愧的。但它毕竟是辛温药，辛温会动血伤阴，所以用量不宜太大，老人与小儿从3克开始，成人从5克开始，多则10克或15克，只要用了，就会有效，用与不用，是两种效果。我的老师张文甫先生曾用"四两麻黄"治疗支气管哮喘急性发作。据说开封名医连介一先生也曾用过"二两麻黄"治哮喘。我在登封卢店卫生院跟随耿彝斋先生学习时，曾用"一两麻黄"治疗哮喘。大剂量的麻黄对于急性发作的哮喘，是非常有效的。但麻黄用量大了，会引起心率加快，血压升高，那怎么办？那个时候西医也没有什么抢救措施，中医、西医都是束手无策。怎样防止大剂量麻黄引起的副作用？我的老师是用"酸枣仁一两"，连介一老师用的可能是小麦。哮喘发作时，含有麻黄的方剂用上一两剂就可以了，绝不可以连续服用，以免大汗不止，引起休克或心衰。上海名医陈苏生创立了一个方，即二麻四仁汤，用相反作用的麻黄与麻黄根，一开一合，宣畅肺气，又有桃仁、杏仁，一气一血，润肺镇咳，这样就安全多了。

麻黄是辛苦温药，辛温的作用就是发汗解表，苦温的作用就是燥湿化痰，或者可以说，辛温的作用是"宣肺"，而苦温的作用是"肃肺"，宣发与肃降并行。但它宣肺的力量大于肃降的力量。肺气宣发了，肺气才能肃降，宣肺为主，肃降为次。只有肺气宣发了，肃降了，才能与天地之气相接，不然，肺气郁闭，外不能宣发，内不能肃降，肺的开阖功能自然丧失，何能不咳嗽哮喘？但由于麻黄是辛温药，所以对于风热咳嗽或痰热咳嗽，就要配石膏或芦根、黄芩等药物，如著名经方麻杏石甘汤等。据统计，在古代治疗哮喘方中，麻黄的使用频率约为58.6%。关于麻黄的配伍，张仲景最为娴熟，在

《伤寒论》与《金匮要略》两书中，用麻黄的方剂有 32 首，而有关治疗咳喘的方剂有麻杏石甘汤、厚朴麻黄汤、小青龙汤、射干麻黄汤等，其主要配伍为麻黄配石膏（麻杏石甘汤）。麻黄开泄肺气，得石膏则清热而不伤阴；石膏清解肺热，得麻黄则肃肺而无郁闭，是治疗热性咳喘的最佳配伍。还有麻黄配杏仁，二者均为辛温走肺经之药，麻黄之宣发与杏仁之肃降，相行而不悖，是治疗寒湿性咳喘的首选药对。他如麻黄与生姜、细辛、五味子三药的配伍，有利于肺气之开泄与肃降，是治疗寒湿性咳喘的有力组合。

著名中医学家李培生教授通晓温热论之说，有"咳喘之疾，首选麻黄剂"的经验，他所拟定的经验方麻黄连翘清肺剂（热壅喘咳）、麻黄葶苈泽仁剂（痰瘀喘肿）、麻黄术附泽豆剂（阳虚水肿），均以麻黄为主药，取其宣肺气、开腠理之功能，配伍有关药物，治疗顽固性咳喘病。依此也可以说明麻黄的止咳平喘作用主要是取其辛散、辛开之功，不可以太顾及其温热之性而弃用之，只要配伍得当，就会有效。

钟南山院士在中国中医药报（2014-02-26）上发表谈话，题目为《我有个小组专门研究中医药》。文章说："对慢性气管堵塞，有不少传统的很好的中药，即使到现在，许多（针对气管阻塞的）西药基本上都提取自两个中药。"他介绍，其中一个是麻黄，另外一个是曼陀罗，也叫洋金花，目前已发展出很多化合药物。由此可见，麻黄在治疗慢性咳嗽方面，是必不可少的有效药物。现代药理研究结论谓：麻黄的挥发油有发汗、解热作用，而麻黄碱和伪麻黄碱有缓解支气管痉挛的作用，伪麻黄碱有明显的利水作用。看来张仲景用麻黄止咳平喘、发汗利尿是具有科学内涵的。

2. 百部　百部出于《本草经集注》，别名为"嗽药""药虱药"等，说明它既能止咳化痰，又可以杀灭头虱。提起百部，我想起来一种中成药，名字叫百芩片，由百部、黄芩二味组成，为有效的止咳药，是上海中药厂生产的，在 20 世纪七八十年代非常畅销，专为慢性支气管炎而设，不论外感、内伤、寒热、虚实都可以用。《医学心悟》的止嗽散用百部治疗各种咳嗽。《备急千金要方》记载百部一味能治三十年久咳，且能杀虫。百部有很强的止咳作用，古书云："用于新久咳嗽。"是治疗百日咳的专用药物。百部实际是抗痨药，对结核性咳嗽尤效，对结核杆菌有抑制作用，或者说与阴虚咳嗽对证。以前书上说，百部是润肺药，实际上，百部没有润肺作用，只是因为它的质地柔软，且多用蜂蜜炮制，而蜂蜜本身是可润肺的，所以说它是润肺药。我用百部，少则 10 克，多则 30 克，未见有不良反应。

3. 桔梗　桔梗的性质偏于寒，但寒性不强，祛痰作用比较明显，咳嗽痰多者，不管寒热虚实，也不管外感内伤，都可以配伍使用。由于它的宣肺之力比较突出，所以多用于外感咳嗽，但它不适宜于干咳者。《金匮要略》有一个方子，叫桔梗散，治疗肺痈，即肺脓肿，有排脓作用。由此可知，桔梗是祛痰剂，用于痰多壅塞者。近代著名中医大家陆渊雷，他在谈到桔梗时说："张仲景用桔梗的方子，桔梗白散与桔梗汤，皆主'浊唾腥臭，久久吐脓。'"《金匮要略》中的排脓汤与排脓散，皆有桔梗，皆列入"疮痈篇"，方名既为排脓，自然是专用排脓了。方中的甘草、生姜、大枣没有排脓作用，这是公认的道理。由此可知，排脓是桔梗的主要功效。对于慢性气管炎，痰液黏稠，是运用桔梗的主要指征。桔梗开肺利气的作用不容忽视，根据这个特点，中医治疗痢疾与癃闭，也少不了它。治疗痢疾配伍桔梗，是基于肺与大肠相表里，散肺气之郁而通大肠之气，以缓解腹痛与里急后重之苦；而治疗癃闭配桔梗，是利肺气通小便，这是中医"提壶揭盖"之佳例。

在张仲景方剂中，用桔梗者有七方九处，以开提肺气、止咳排脓、清利咽喉、导邪外出为其主功。有关止咳、开提肺气、清利咽喉的配伍有桔梗配甘草（桔梗汤），其中桔梗不独宣开肺气，且有排脓除痰作用，而甘草之甘，可使正气无伤；还有桔梗配贝母（三物白散），其中桔梗开提肺气为君，贝母清化痰结为臣，加之巴豆峻泻沉寒之结，是治疗寒痰内结之良方。

桔梗夙有"载药上浮"之说，如船上之舟楫，可作为导引者，使药力直达上焦。但如上所述，桔梗又可下行于腹部，使其化脓的产物排出体外。如此功效，不可仅用止咳平喘来概括。

4. 贝母　有川贝母、浙贝母之分，古代均称贝母，到了明代才有区分。川贝母一般个头可能就 1 厘米左右，尖尖的，所以叫尖贝；而浙贝母的个头比川贝母要大，最小也在 1 厘米以上，大的有 2 厘米甚至更大，所以叫大贝，因浙江象山地区比较多，所以又叫象贝母，象贝母是"浙八味"之一。贝母的作用是清化热痰，止咳散结。但其不同点是：川贝母药性偏于甘润，所以适宜于阴虚肺燥性咳嗽，痰液比较稠，或者说适宜于内伤咳嗽，正如蒲辅周先生所说："川贝母偏于补，虚咳为宜"；浙贝母药性偏于苦寒，长于清泄，所以适宜于痰热郁肺，或者说适宜于外感咳嗽。在张仲景方剂中有二方以贝母为主药，即当归贝母苦参丸与桔梗白散。当归贝母苦参丸出自《金匮要略·妇人妊娠病脉证并治》篇："妊娠小便难，饮食如故，当归贝母苦参丸主之。"这里贝母与当归、苦参配伍，当归温润，苦参清利，贝母开结，三物协力，共奏养血、清热、开肺、利尿之功。当今当归贝母苦参丸已用于慢性肾盂肾炎、前列腺肥大、尿路感染，还用于慢性支气管炎、慢性胃炎等。

　　清代龚廷贤的《寿世保元》记载用二母丸治疗哮喘，其中二母就是川贝母与知母。知母苦寒，有清泻肺火、滋阴润燥之效；贝母苦寒，能清肺化痰而止咳。二药同用，既清火润肺，又化痰止咳，适宜于肺热咳嗽或阴虚燥咳者。大家不要忘记，贝母还有一个作用，那就是散结消肿，如乳痈、疮痈、瘰疬、肺痈，不论是内痈、外痈，贝母都可以使其消散。这一功效浙贝母优于川贝母，这可能与浙贝母的药性比较寒，容易使痰热内结的疮痈消散有关。

　　5.黄芩　黄芩是清心、肺、肝、大肠经热毒的药，尤以清肺热见长。中医将"三黄"的作用部位是这样分配的：上焦用黄芩，中焦用黄连，下焦用黄柏；但依据归经特点，则是黄芩清肺火，黄连清心火，黄柏清肾火（虚火）。它们都有清热燥湿的特点，是治疗湿温病的主要药物。在张仲景的方剂中，用黄芩的方以小柴胡汤及其类方最多，其他还有黄芩汤、干姜黄芩黄连人参汤、麻黄升麻汤、泽漆汤等，仲景用黄芩以清泄肺经之热为目的，肺热如火燎，气阴伤最重。所以对于肺热证，黄芩是第一良药。后世医家在仲景经验基础上组合了许多方剂，如清金散，组成药物就是一味黄芩。

　　《本草纲目》记载李时珍患病的一则治验，言其二十几岁患病，症状比较复杂，咳嗽发热，骨蒸如火燎，每日吐痰碗许，暑月烦渴，寝食俱废，六脉浮洪，遍服柴胡、麦冬、荆沥、竹沥诸药，月余反剧，家人及众邻都以为必死无疑。后来他父亲李言闻，遍查医书，偶然看到金元时期名医李东垣治疗咳嗽的经验，恍然大悟，原来此类咳嗽属气分之热，用一味黄芩汤以泻肺经之火，即可治愈。遂取黄芩一两，煎取顿服，次日身热尽退，咳嗽皆愈，李时珍颇有感叹："药中肯綮，如鼓应桴，医中之妙，有如此哉！"由此可知，黄芩清肺经之热，为独具之良能。《笔花医镜》中将它列为"凉肺猛将"之第二名，居于石膏之后。现代研究表明，黄芩具有广谱抗菌作用，对肺炎链球菌、溶血性链球菌、葡萄球菌、痢疾杆菌、百日咳杆菌、大肠埃希菌等，均有较强的抗菌作用，对甲型流感病毒也有杀灭效果。

6. 橘红　说到橘红，就要说一说陈皮。陈皮就是橘子皮，那为什么不叫橘子皮，而叫陈皮呢？大约在唐代以前，就有人认为新鲜的橘子皮燥性比较明显，不如放一放，让它性能缓和一点再用，"陈久者良"，故叫陈皮。但是放多久算"陈"，没有人说得清楚，一般就是放干后再用。陈皮的功效就是八个字：行气调中、燥湿化痰。行气调中，就是降胃气，健脾气；而燥湿化痰，是针对湿阻中焦而言。"脾为生痰之源""湿为生痰之本"，只有通过健脾燥湿，使湿邪不停滞于中焦，不去阻碍脾胃的升清降浊功能，痰才能消散。所以对于湿痰，陈皮是必需之品。最好的陈皮是广东新会出的"新会皮"。新会皮有放置十年、二十年、三十年之不同，价格自然也不一样。十年的新会皮价格与西洋参同价。其性味比较浓烈，健脾化痰的作用也比较突出。

橘红则是把陈皮里面白的部分用刀刮掉，只留外边红的一层，它的功效类似于陈皮，就是比较温燥一点，现在很少去加工这种药材了，而是用化州柚子皮代替古代的橘红，但功效是一致的。橘红对过敏性疾病比较有效，例如过敏性鼻炎、过敏性咽炎、过敏性气管炎等，用之有抗过敏的作用。临床常见的咽痒、咳嗽，用橘红配蝉蜕，有祛痰、止咳、止痒的特殊功效。我们可以看国医大师岳美中先生的经验，《岳美中医疗经验集》中有两张方子，一个是"锄云止咳汤"，一个是"锄云利肺汤"，方中都有橘红，文中还说"橘红，咳而喉痒者必用""咽痒者有风，宜加橘红"等。后来我在治疗咳嗽咽痒时，加入了蝉蜕，效果更好，这是因为蝉蜕有祛风、抗过敏的作用。

最好的橘红是广东化州橘红，俗称"化橘红"。早在明清时期化州橘红就有了名气，曾作为贡品上贡于朝廷。据说1966年李宗仁故地重游，亲自来到化州，购买化州橘红。这是因为1921年两广军阀混战时，李带兵路过化州，当时天气炎热，又下了几场大雨，暑湿绵绵，部队中许多人患了感冒、胃肠炎、咳嗽，李也患了急性胃炎，反复呕吐，一时间部队人心惶惶，以为中了邪气。有这么一天，两名士兵闯进了化州城下的赖家橘红园，从橘红树上摘了十几个橘红果，回去后煮茶给大家喝，谁知大家喝了以后，病体渐愈，元气恢复，李宗仁喝了也恢复了健康，后来荣升为边防司令。李说，他的荣升也有化州橘红的一份功劳。现在我们用的橘红颗粒、橘红咳煎膏、橘红痰咳液、橘红冲剂等，均为化州橘红之制品。据中山大学临床鉴定，橘红对急慢性支气管炎、感冒、咽喉炎等引起的咳嗽痰多，总有效率达90%，其产品广销海内外二十多个国家与地区。

7. 葶苈子　葶苈子是一种泻肺药，这是人人皆知的，也都知道它有小毒，但至于它在咳喘病中起到什么样的作用，很多人却不太清楚。谈起"泻肺"，有的人会说，肺为五脏之一，为什么会用泻法呢？"五脏者，藏精气而不泻；六腑者，传化物而不藏"。五脏无泻法，六腑无补法，这好像是天经地义的。其实六腑无补法，所补者，补其相表里之脏也；五脏无泻法，所泻者，泻其相表里之腑也。这里所说的泻肺，就是使肺气下降，通过大肠排出痰浊。葶苈子所泻，主要是痰水，当然也包括肺热。

葶苈子是苦寒药，且是大寒药，泻肺热作用比较强，而且以痰热壅盛的证候为指征，对水湿内停所引起的面目浮肿，效果也比较明显。研究发现，葶苈子含有强心苷，作用类似西药的强心剂，具有强心、利尿、抗感染的综合功效，以治疗肺心病见长。这种病按中医辨证而言，属于虚证，以阳虚为主，但葶苈子是苦寒药，药性与病情不符合，那怎么办？就要加上甘温补气温阳药，如黄芪、党参、附子、干姜、桂枝等，例如近年来创新的芪苈强心胶囊，就有黄芪、红参、葶苈子等。它的适应证包括肺气肿、肺心病、老年慢性支气管炎等。葶苈子比较小，有苦味，在煎煮的时候，容易飘起来，也使病人口苦明显，所以在煎煮的时候，用布包煎为好。我治疗呼吸道疾病，若出现咳喘日久不愈者，葶苈子是必选的药物，其证候特点是：痰浊壅盛，胸闷不透，好像有什么东西塞着似的，听诊肺部有明显的干湿啰音，不容易消退，这正是葶苈大枣泻肺汤的应用指征。

8. 鱼腥草　鱼腥草因"其叶腥气，故名鱼腥草"，又简称为"蕺菜"，早在元代，张元素就用鱼腥草治愈了当时名医刘完素的伤寒病，医名大振，历代医家用它治疗肺脓肿、肺炎、痢疾、水肿、脱肛、痈肿等，但主要是用其治肺痈。日本人说它有十种药之功效，故取名为"十药"。鱼腥草是清热解毒药，白白的颜色，看起来很像白茅根，吃到嘴里，有一点涩涩的、苦苦的味道，新鲜的可以当下酒菜吃。用开水漂后，可去腥味，可菜、可汤、可腌。第二次世界大战中，日本广岛原子弹爆炸中心，2.1万人中幸存56人，其中有两位被认为不可救的放射病病人，经用鱼腥草治疗后，挽回了生命。在20世纪70年代，鱼腥草是治疗慢性支气管炎的"十八匹马"之一。我记得这是华东地区从民间挖掘出来的验方。传统文献记载，鱼腥草是治疗疮痈的良药，如肺痈等。用千金苇茎汤治疗肺痈，加上鱼腥草效果更好。

　　鱼腥草除了清热解毒外，也是清泻肺火的佳品，还有很好的祛痰作用，所以对于肺热咳嗽它是必不可少的药物。《中华内科杂志》早在1963年就有报道：取鱼腥草30克，桔梗15克，煎至200毫升，每次30毫升，日服3~4次，治肺炎28例，结果26例痊愈，阴影平均9天吸收。如果加上鱼腥草煎剂喷雾吸入，效果更好。20世纪90年代市场上有鱼腥草注射液，但因为是静脉注射，且由于化学基础研究不够，杂质多，副作用大，所以很快就停止使用了。鱼腥草含挥发性成分多，不宜久煎，如果用新鲜的更好。这个药既是药物，又可食用，口服非常安全，所以用量比较大，即使应用五六十克，也不会有什么不良反应。鱼腥草还可以用于治疗阴囊湿疹、鼻窦炎、尿路感染、胃炎、口臭等。

　　9. 杏仁　杏仁始载于《神农本草经》，味苦，性温，有小毒，归肺、大肠两经。古人称杏仁为"杏金丹""草金丹"，说明古人把它看得比较贵重。杏仁是中医最常用的止咳化痰药之一，两千多年来历用不衰，似有"止咳必用"之势。杏仁既有宣肺止咳的功能，又有肃降化痰的功效，但其肃降之力甚于宣肺之能。又肺与大肠相表里，因肺气郁闭而导致的大肠燥结，杏仁既可开阖肺气，又润肠通便。治疗胸痹，有茯苓杏仁甘草汤。余认为，杏仁以肃肺降气为主要功效。黄元御《四圣心源》有一张方子，名叫"下气汤"，其君药就是半夏与杏仁二味。这个方子在黄元御心中，占有非常重要的位置。黄元御是从祛邪、降气的角度去治疗慢性脾胃病的，脾胃病主要是升降失序，虚中夹实，但黄元御不从"补虚泻实"入手，不像李东垣那样，从补中益气着眼；不像叶天士那样，从益胃阴立方；也不像半夏泻心汤那样，还要放一味人参，以防邪气的传入；而是从降气，即下气着手，浊气降了，正气自然归位，清气自然上升。我的老师说过，小人离位，君子才能复位。"不破不立"，这是治疗学的辩证法。引证黄元御的用药经验，只是说明杏仁在治疗咳喘病中的作用，主要是降气肃肺，所以它的适应证应当是有痰的咳喘，痰比较多，而不是无痰或少痰不易咳出者。

杏仁又是一味养生保肺药，《杨氏家藏方》里有一张名方，即杏仁煎，或叫蜜饯杏仁，制法是：取炒甜杏仁与核桃仁各250克，蜂蜜500克，先将二仁研细放一锅中，加入蜂蜜，搅拌至沸即可，有补肾益肺、止咳平喘的作用，经常食用，可以缓解肺肾两虚之久咳气喘。

10. 白芥子　提起白芥子，大家都会想起吃海鲜时，蘸用的芥末汁，吃到口里，鼻子里边痒痒的、酸酸的、辣辣的，非常通气，可能会打喷嚏，那就是白芥子的效应。由此说明，白芥子是辛温药，是祛痰的，是通窍的，是散结的。由于它是辛温的，所以对寒痰有效。寒痰在肺，可能比热痰还要顽固，寒性收敛，容易凝结，容易阻肺，引起胸闷胸痛，一般抗生素难以奏效。这个时候，就是白芥子大显身手的时候了。最具代表性的就是三子养亲汤，其药物组成包括白芥子、紫苏子、莱菔子，其中白芥子除痰，紫苏子降气，莱菔子消食，把痰除了，把气降了，食积消了，如子之尽孝，故云"三子养亲"，说明它适合老年咳喘病，凡老年咳喘，痰液壅盛，食积不消，胸闷脘痞，就是选用三子养亲汤的时机了。

最后，还要谈一点体会。许多患慢性咳喘的人，都有过敏状态，对冷空气过敏，对粉尘过敏，对海鲜过敏等。而祛风化湿的中药多具有抗过敏作用，如防风、防己、穿山龙、徐长卿、蝉蜕、玉蝴蝶、苍耳子、藿香、地肤子、白鲜皮、橘红、苦参、木瓜等。

二、生麦芽为何有疏肝作用

麦芽疏肝，早闻于我的老师张文甫先生。那是20世纪60年代，有位年轻医生给病人开了一张回乳的处方，是一味生麦芽二两，水煎服。张老师马上纠正说：应当是炒麦芽，不应当是生麦芽。问其原因，他说：生麦芽疏肝通乳，炒麦芽健脾回乳。还引证《医宗金鉴·妇科心法要诀》云："无儿食乳乳欲断，炒麦芽汤频服宜。"张师对生麦芽、炒麦芽功效的甄别，至今令我记忆深刻。

《素问·金匮真言论》云："东方色青，入通于肝，开窍于目，藏精于肝，其病发惊骇。其味酸，其类草木，其畜鸡，其谷麦。"由此可知，五谷之中，麦是入肝胆经的。张师还指出，麦芽，包括谷芽、稻芽，从出芽到成芽，其生长过程犹如甲、乙二字，甲像草木破土而萌，阳在内而欲出；乙像草木初生，枝叶柔软舒展之状。肝为乙木，胆为甲木，木喜条达，麦芽入于肝（胆）经，其生发之气自可疏解肝郁，条达肝气。

后来看到张锡纯在《医学衷中参西录》中云："大麦芽性平，味微酸，虽为脾胃之药，而实善疏肝气（疏肝宜生用，炒用之则无效）。盖肝于时为春，于五行为木，原为人身气化之萌芽（气化之本在肾，气化之上达由肝，故肝为气化之萌芽），麦芽与肝为同气相求，故善疏之。"由此，我对生麦芽疏肝有了更为明确的认识，凡由肝郁引起的各种病证，如肝炎、胆囊炎、胆结石、脂肪肝、肝硬化、肝肿瘤、慢性胃肠炎、神经症、乳腺病、月经不调及前阴疾患等，均可用生麦芽疏解肝胆之气。而炒麦芽为健脾消食的药物，疏肝作用较弱，但回乳作用不容忽视，这一点在《丹溪纂要》和《薛立斋医案》中也得到证实。上述疾病，凡见病变部位出现痞、满、闷、胀、下坠、疼痛及口苦、纳差、情绪郁闷等自觉症状，舌苔白而不缺津者，均是生麦芽的适应证，不必犹豫。生麦芽一般用量为10~30克；乳络不通，可用60~100克。而炒麦芽回乳用量，只有在100克以上方可起效。当然，上边所述的经验，并不是用一味生麦芽就可以了，还要依据证候性质，加用一些对证的药物，以臻完善。

三、附子的临床应用与中毒解救

近几年，随着"扶阳学派"的兴起，附子类药物的应用率有所提高，应用量也大了。但乌头碱中毒的现象也不断出现。我的学生及其校友就有几位因附子中毒的，个别还丢掉了宝贵的生命。对此，我常常掩卷叹息，叹息个别年轻人不懂得药性，叹息作为老师没有给学生补上这一课。

附子是一味治病的药，是一味救命的药，但它的毒性也是致病、致命的。它的两面性必须让年轻人有所了解，不知药性，怎能治病！为此我们有必要复习一下有关附子性能的知识。

附子，为草本植物乌头块根上所附生的块状子根，如子附母，故曰附子。其味辛、甘，性大热，纯阳无阴，燥烈有毒。具有温补脾肾、助阳制水、逐寒祛湿、温经止痛的功效。为救治元阳衰微、阴寒内盛、风寒湿痹、水湿肿满之要药。

1. 古代医家应用附子的经验　东汉张仲景为应用附子的大家。在其所著的《伤寒论》《金匮要略》中，用附子之方达30余首，如四逆汤、真武汤、麻黄细辛附子汤、桂枝附子汤、附子泻心汤、附子粳米汤、大黄附子汤、肾气丸、九痛丸等。张仲景用附子胆大而心细，生附子用于回阳救逆，炮附子用于温经扶阳、散寒除湿。一般用一枚或一两，多则用三枚或六两。常与干姜、人参、白术、茯苓、甘草等药配伍，树立了应用附子的典范。至清代，陈修园总结张仲景用附子的经验，乃为"杂于苓、芍、甘草中，杂于地黄、泽泻中，如冬日可爱，补虚法也；佐以姜、桂之热，佐以麻、辛之热，如夏日可畏，救阳法也"（陈修园《神农本草经读·卷四》）。陈修园还在《时方妙用》中立消水圣愈汤，此方由仲景桂甘姜枣麻辛附子汤加知母组成，陈氏标为"治水第一方"。后人用于脾肾阳虚、阴寒内盛、痰饮泛滥、湿浊凝聚的咳喘、阴水、寒疝等，多有良效。唐代孙思邈在《备急千金要方》中创温脾汤，将附子、大黄、人参、干姜、甘草熔于一炉，功在温补脾阳、攻下冷积，这是对张仲景大黄附子汤的发挥。近人用于急性菌痢、慢性肾炎，疗效很好。宋代有关附子的创新方增多，如陈自明《妇人大全良方》中的参附汤，为回阳固脱的代表方剂，是抢救心力衰竭的主方。又如《太平惠民和剂局方》的三生饮，由生附子、生川乌、生南星、木香等组成，为治疗中风偏瘫语謇之名方。还有魏岘《魏氏家藏方》中的芪附汤，被后世立为益气温阳、回阳救逆的主方。至明代陶华在《伤寒六书》中立回阳救逆汤，方中既有回阳救逆的附子、干姜、肉桂，又有益气生脉的人参、五味子、炙甘草，特别是方中有麝香，增强了附子的温通开窍作用。伟大医学家李时珍在《本草纲目》

附子"附方"下记录了其可以治疗的 104 种病证，并含有配方。还记述了三位常服用附子年至耄耋仍"康健倍常"的老者。李氏认为："他人服一粒即为害，若此数人，皆其脏腑禀赋之偏，服之有益无害，不可以常规概论也。"这种从实践经验中悟出的论断，诚实可信。张景岳将附子与人参、熟地黄、大黄列为"药中四维"（明代著名政治家、思想家顾炎武云："礼义廉耻，国之四维，四维不张，国乃灭亡。"国之四维，为立国安邦之要；药中四维，乃治病保命之要），并依所言"善补阳者，必于阴中求阳，则阳得阴助，而生化无穷"，创右归饮、右归丸，将附子、肉桂与熟地黄、山药、枸杞子、山萸肉等相伍，被医家推崇为调节肾阴阳平衡的代表方剂。特别要提的是王清任所创的急救回阳汤，将附子、干姜与桃仁、红花配伍，诚为回阳救逆法与活血化瘀法组方的典范，为治疗心衰、挽救生命开拓了一条新路。

2. 近现代医家经验　近现代医家在继承前人经验的基础上，对附子的应用，具有独到的见解与体会。唐容川（1846—1897 年）创天魂汤，将附子、干姜等温里药用于出血证，为治疗虚寒性吐血另设温阳摄血法。张锡纯（1860—1933 年）善将附子与人参、山萸肉并用，挽救亡阳证，并创敦复汤补相火、运脾胃。上海的祝味菊（1884—1951 年）针对当时医界"投凉见害迟，投温见害速，投凉之害在日后，投温之害在日前"之偏见，放胆用附子治疗危重病证。观其医案，附子用量超出常用量，少则 12~15 克，多则 30 克，故有"祝附子"之名盛传于沪滨。他在处方中，将温阳药附子与潜阳药（灵磁石、生龙齿）或与安神药（酸枣仁、朱茯神）并用，能使阳气振作而潜藏，神气安然而勿浮，深得附子配伍之妙。云南吴佩衡（1886—1971 年）对附子的应用十分尊崇《伤寒论》的温扶阳气法，擅长用四逆汤、通脉四逆汤、白通汤、麻黄细辛附子汤等扶阳散寒剂，并自立寒证标准，即"身重恶寒，目瞑嗜卧，声低气短，少气懒言"，治愈许多阳虚病证。他用附子之量更是惊人，一般在 30 克以上，多至 100 克、200 克、300 克，最多用至 450 克。他常将附子加入辛温发散剂、温里和胃剂、补气剂、滋润剂等方药中。他用附子之法有三：一是用炮附子，二是与干姜、肉桂（研末泡水冲入）配伍使用，三是久煎（大剂量煎 3 小时以上），显示出娴熟的临证用药经验。其用附子之量，确有过人之胆识，至今在云南等地仍有一定影响。蒲辅周

（1888—1975年）对附子有着精到的配伍经验。李兴培曾总结蒲氏附子配伍二十三法（见《上海中医药杂志》1986年第11期第26~28页）。其配伍的主要功效为回阳、温阳、温经、温通、温补、温化、温寒等，他如引火归原、平复厥热、反佐纯寒等亦是不可忽视的配伍。但蒲氏恪守"温而无燥"之规则，认为"药既要对症，用也必须适中，药过病所，温热药的刚燥之性就难免有伤阴之弊"（见《蒲辅周医疗经验》，人民卫生出版社，1976年11月版，第25页）。他还举《伤寒论》附子配伍之例，如附子汤中配白芍、四逆汤中配甘草及肾气丸中水中取火等，认为皆取温而不燥之义，其见解委系公允。上海名老中医方行维先生擅长将附子与羚羊角配伍使用。方氏指出：附子为回阳救逆之妙品，羚羊角为镇肝息风之要药，一动一静，一温一寒，一阳一阴，药性迥异，相反相成。其作用有二：一则交济阴阳，二则扶阳生阴。对于肝旺于上、肾亏于下，母子相离之证，具有平衡阴阳之殊功。赵锡武（1902—1980年）运用君药为附子的真武汤治疗心衰、肾衰，配合"开鬼门""洁净府""去菀陈莝"三法，疗效理想，被同行称赞。我受其启发，曾治一例慢性肾炎高度浮肿的病人，原每日用呋塞米（速尿）800毫克，尿量仅有1000毫升，我用真武汤合用五皮饮（炮附子用至45克，先煎3小时），服用3剂，尿量增至3000毫升，水肿明显消退。焦树德（1922—2008年）则善用附子治疗尪痹（指类风湿关节炎、强直性脊柱炎等），取其"大补肾命真火，祛在里之寒邪"，常配熟地黄、川续断以补肾精，配羌活、独活入太阳、少阴、督脉三经，以散在上在下、在表在里之寒湿（见焦树德《方剂心得十讲》，人民卫生出版社，1997年7月版，第229~234页）。他还创制尪痹冲剂，解关节之痛，深受病家青睐。近年来中药新剂型不断涌现。全国中医医院急诊必备中成药中以附子为主的新制剂就有参附注射液（红参、附子）、参附青注射液（红参、附子、青皮）、四逆汤注射液（附子、干姜、炙甘草）、芪附注射液（黄芪、附子）等。以参附注射液为例，经300例厥脱证（包括感染性休克、低血容量性休克、心源性休克、过敏性休克）临床观察，阳气衰脱证189证，总有效率81.48%；气阴耗伤证92例，总有效率86.96%；真阴衰竭证19例，总有效率31.58%。临床应用证明，本药对血液系统、心、肝、肾等主要脏器和系统无明显副作用和毒性反应（见《全国中医医院急诊必备中成药应用指南》，国家中医药管理局医政司，1997 年 11 月版，第 7 页）。

3. **附子中毒的解救方法**　研究已知，附子含有乌头碱、次乌头碱等六种生物碱。这些物质有显著的强心、利尿、兴奋迷走神经中枢及消炎镇痛作用，但其毒性甚大。其毒性主要机制是对神经与心脏的损害。中毒时间一般在服药 30 分钟后出现，长者 1~2 小时。开始见口唇、舌及肢体发麻，继之恶心呕吐，烦躁不安，进而昏迷，四肢及颈部肌肉痉挛，呼吸急促，肢冷脉弱，血压及体温下降，心律失常，心电图示多发性室性期前收缩，严重者可突然死亡。中毒的直接原因是生用、过量服用及饮用附子（包括乌头）酒制剂等。其解救方法为：①用高锰酸钾或浓茶反复洗胃；②以迷走神经兴奋为主要表现者（心动过缓、传导阻滞）用阿托品，对异位心律失常（室早、室速）明显者则应用利多卡因，如两者皆有，可同用之；③电击转复；④相应对症治疗；⑤中药解救方为：金银花 30 克，绿豆 100 克，生甘草 60 克，水煎内服，或蜂蜜内服，每次 120 克，必要时可服至 500 克。

4. **怎样避免附子中毒**　①必须用炮制过的附子，禁用生品。②严格掌握适应证，不可随意使用含有附子的单验方（特别是含有乌头的中成药）。③严防超量用药（张仲景用附子约分三等用量：取附子温经散寒止痛时，用 18~27 克；作温补脾肾阳气时，用 9~18 克；用于寒热夹杂、虫积寒聚时，用 6~9 克）。④大剂量用附子，必须先水煎 1~3 小时，再入他药同煎。实验证明，附子经长时间煎煮后，乌头碱水解为乌头原碱，其毒性显著降低。有资料表明，附子经加热处理后，毒性仅为原来的 1/200，但其强心成分经煎煮后不被破坏（见吕兰薰等《常用中药药理》，陕西科学技术出版社，1979 年 12 月版，第 179 页）。⑤附子与干姜、甘草同煎，其生物碱发生化学变化，而其毒性大大减低（见周凤梧《古今药方纵横》，人民卫生出版社，1987 年 1 月版，第 135 页）。此三味配伍恰为《伤寒论》中的四逆汤，故又称"张仲景附子配伍法"。

5. **十禁三问**　根据历代医家经验，有人提出附子应用要坚持十禁三问。什么是十禁呢？①面赤不用。②舌质红、苔黄不用。③谵语烦躁不用。④尿少色赤不用。⑤脉数有力不用。这 5 种临床表现为阳热实证，绝对不能用附子。但临证要与假热证区别，如面红如妆，语言重复而低微，脉浮大无根等，这些是虚阳上越证，是可以用附子引火归原的。⑥有严重肝肾疾患及心肌疾患的病人勿用。⑦体质衰弱、阴虚内热者勿用。⑧妊娠期勿用。⑨房室传导阻滞者勿用。⑩不能与半夏、瓜蒌、贝母、白蔹同用。什么是三问呢？即问服附子后，①睡眠如何，②尿量多少，③动静状态。简言之，病人服用附子后，睡眠安然，尿量增多，活动自如而无躁动不安状，为附子用后的正常反应。反之，则应考虑为附子的禁用病证。

6. 怎样看待某些医生用大剂量的附子　某些医生用大剂量附子救治疑难危症，这是不争的事实，其剂型包括汤剂、丸剂、膏剂、散剂、丹剂等。但我认为必须具备三个条件方可大剂量应用：一是阳气虚弱，阴寒证确切；二是必须用如法炮制的附子，先煎煮2小时以上；三是必须亲自过问病情，并密切观察病人服药后的反应。或问，有的医生用附子达百十克左右，怎么未见中毒反应呢？这个问题不是一句话可以回答的。这不但与上述三个条件有关，而且与当地的地理、气候、生活习惯、用药习性及人的体质状况等诸多因素有关。中国民间有一句俗话，"五里不通俗，十里改规矩"。不能拿一个地方的用药习惯及气候、地理标尺，来衡量每一位病人的病情。对于毒性较大的药物，应当从正反两个角度去认识它、使用它。正如前辈所言："附子是心脏之圣药，又是心脏之毒药。"这句格言是在重视附子正能量的同时，也注意到了附子的负效应，这是辩证的，是符合客观事实的。而一味地强调附子的正能量，忽略它的负效应，是不正确的。余有两位学生是信服大剂量附子能大起沉疴的，不但给病人服用，自己也暗暗地尝试着，结果一位中毒后被抢救了过来，另一位就不那么幸运了，他不相信多服用附子会中毒，结果服用后出现心律失常，经抢救无效而亡。真使人痛惜呀！

四、葶苈子治疗呼吸四病

葶苈子最早见于《神农本草经》，其性大寒，味苦、辛，归肺与膀胱经。为泻肺平喘、利水消肿的要药，多用于痰涎壅盛、喘息不得平卧、小便不利、水肿、胸腹积水等。既然它是苦寒药，它的清肺热的作用就比较强。研究发现，葶苈子所含的强心苷，作用类似于西药的强心药，所以它治疗的水肿主要是心源性水肿，即心功能衰竭导致的水肿。葶苈子的泻肺平喘，主要是针对有浮肿的咳喘证，这种咳喘证，临床主要见于肺心病。这种病是由慢性支气管炎引起慢性阻塞性肺病，导致心脏负担加重，最后肺与心同时发病。由此可知，这里所说的"呼吸四病"，是指上呼吸道感染、慢性支气管炎、肺气肿、肺心病。

呼吸四病，主要表现为咳嗽、喘息、咳痰、水肿等，葶苈子当为首选之药。汉代张仲景《金匮要略》有葶苈大枣泻肺汤、己椒苈黄丸等方，为葶苈子治疗痰饮、水气之名方。药理研究证实，以葶苈子为主药加味治疗呼吸四病，疗效确切，现介绍如下。

急性上呼吸道感染，拟葶苈银花汤：炒葶苈子10克，金银花30克，芦根15克，射干10克，鱼腥草30克，生甘草5克。日1剂，水煎，共取汁500毫升，分早晚2次服。临睡前再于药渣中加水300毫升，煎沸后，离火稍候，熏吸鼻腔数分钟。

慢性支气管炎，拟葶苈百部汤：炒葶苈子15克，百部15克，黄芩6克，双钩藤12克（后下），桔梗10克，炒杏仁10克，炙甘草10克，生姜5克。主治慢性气管炎痉挛性咳嗽者。

肺气肿，拟葶苈子膏：炒葶苈子100克，炒杏仁60克，橘红60克，白果60克，麻黄10克，五味子30克，山萸肉60克，穿山龙60克，炙甘草60克，仙人头（结籽后的白萝卜种）150克，大枣30枚（切）。先用清水浸泡诸药一宿，煎取三汁混合，加蜂蜜500克，趁热收膏。每服1匙，开水冲服，每日3次。

肺心病，拟化裁己椒苈黄汤：炒葶苈子15克，川椒5克，防己10克，炮附子5克，桂枝10克，赤芍30克，益母草15克。葶苈子、川椒隔纸焙干，研末冲服，每次服6克，分3次服完。余药水煎服。以上为1日剂量。

以下为一典型病例。

秦某，男，69岁。患肺心病6年余，1999年春节后因受风寒病情增剧，咳嗽痰多，呼吸短促，口唇紫红，颈静脉怒张，心律失常。两下肺可闻及中量小水泡音，下肢凹陷性水肿。舌质紫暗，苔黄白腻。应用化裁己椒苈黄汤，并加用川芎嗪 20 毫克，加入 10% 葡萄糖 500 毫升静脉滴注，治疗 5 天后，症状明显改善，尿量增加，继治 5 天，两下肺小水泡音几近消失，下肢水肿消退，达到临床控制。

另外，葶苈子还可用于治疗淋巴结核、胃炎、闭经等。历代医学家多有发挥，但该药苦寒力峻，只宜于实证，对肺虚喘促，脾虚肿满等证，则非所宜。

五、伏牛山里说萸肉

伏牛山，是河南省西南部的山脉，东南与桐柏山相接，为秦岭东段的支脉，长约 400 千米，为淮河之源，是淮河与汉江的分水岭。西峡县位于伏牛山南缘，境内资源丰富，景色秀丽，有"天然药库"之称，明代李时珍《本草纲目》所涉及的药物有 1800 多种，而目前在西峡发现的药物就有 1300 多种。

2013 年夏末，河南省宛西制药股份有限公司邀请省城几位中医专家到宛西制药厂参观学习。走近张仲景的故乡，有种特别的亲切感。当我们走进伏牛山腹地时，被满山遍野的山茱萸吸引住了，灌木丛中，一颗颗微红的果实，好像是在向游人招手。只见半山坡上横立一块大木牌，上写着"山茱萸基地"五个大字，非常醒目。沿着山路向上走，路的两旁由近向远望去，尽是山茱萸树，满树枝挂的都是红色的山茱萸肉果。厂里的技术员说，到了 10 月份收获的季节，这些山茱萸被采摘加工后，就成了六味地黄丸中的一味中药成分。它将销售到国内外市场，成为人们喜爱的养生保健药品。为此，我写了一首诗，以作纪念："伏牛深山好美景，满山茱萸透眼红；圣药走入千万家，养生驻颜传美名"。

山萸肉为落叶乔木山茱萸的果实，处方常写山萸肉，别名枣皮、肉枣、药枣等。主产于河南、陕西、浙江、安徽等地。其味甘、酸，性微温，入肝、肾二经，主要功效为补肝肾、强筋骨、益阴精、固元气，适用于肝肾不足引起的头晕、目眩、耳鸣、腰酸、遗尿、小便频数、虚汗不止、男子不育、妇女月经不调等。因为它是一味平补阴阳的药物，所以不论阴虚或阳虚均可使用。但现代教科书上将它列为收涩药、固精药，这一点不太公正。山萸肉首先是补肾生精，然后才是收涩固精，它不像有些药物单纯是收涩的。它在地黄丸中的作用主要是补益的，俗话说"六味地黄丸三补三泻"，即熟地黄补肾、山药补脾、山萸肉补肝。后来许多医家在补肝时，常常想到山萸肉。张锡纯将它的功效归纳为"补肝救脱之要品"。这样理解，才能正确展示山萸肉的功效。

说起山萸肉，还有一段故事。说的是春秋战国时期，诸侯纷争，战乱频繁。当时太行山一带隶属赵国，山上村民大都以采药为生，但必须将采来的名贵中药向赵王进贡。有一天，一位村民向赵王进贡中药"山萸肉"，当时名叫"山萸"，谁知赵王见了大怒，说道："小小山民竟将此物当作贡品，岂不小看了本王，退回去！"这时一位姓朱的御医急忙走了过去，对赵王说："山萸是良药，这位村民听说大王有腰痛病，特意送来，请大王品尝。"赵王却说："寡人用不着山萸。"进贡的村民听后只得退出。朱御医见状赶忙追出来说："请把山萸交给我吧，赵王终会用上它的。"村民将山萸交给朱御医。3年后，山萸在朱御医家长得非常茂盛。有一天，赵王旧病复发，腰痛难忍，坐卧不起。朱御医见状，忙用山萸汤给赵王治疗。赵王服后，症状大减，3日后逐渐痊愈。赵王问朱御医："你给我服的什么药？"朱御医回答："此药就是当年村民进贡的山萸。"赵王听后大喜，遂下令大种山萸。有一年，赵王的王妃得了崩漏证，赵王命朱御医救治。朱御医当即以山萸为主配制一方，治好了王妃的病。赵王为表彰朱御医的功绩，将山萸更名为"山朱萸"。后人为了表明这是一种草药，又将"山朱萸"写成现在的"山茱萸"。

在历代医家中，最善于用山萸肉的是张景岳与张锡纯。张景岳所创的新方有186首，其代表方即为左归丸、右归丸、左归饮、右归饮、大补阴丸等，这些方剂中都有山萸肉。张景岳认为山萸肉是阴中阳药也，主入肝、肾二经，"能固阴补精，暖腰膝，壮阴气，涩带浊，节小便，益髓兴阳，调经收血"。如果脾气太弱，畏酸者，可与甘草、煨姜合用。所谓阴中阳药，就是既可补阴，又可扶阳。其味甘、酸，性温，按照中药学理论，甘酸化阴，滋补阴分，而甘温补气，扶助阳气。一味药既可补阴，又可扶阳，这在中药里是不多见的。所以张景岳在左归丸、右归丸、左归饮、右归饮中均用到山萸肉这味药。

而张锡纯也是善用山萸肉的医家，山萸肉在他手里可以说是"大放异彩"，他不仅仅将山萸肉用于补益肝肾、收敛元气，还用于肝脉郁滞、风寒湿痹之证，他说山萸肉"木气最厚，收涩之中兼具条畅之性，故又通利九窍，流通血脉，治肝虚自汗，肝虚内风萌动"。他引用《神农本草经》原文，谓山萸肉"逐寒湿痹，久服轻身"，认定山萸肉是治疗寒湿痹的良药。他有两个含山萸肉的代表方剂，一个是来复汤，一个是曲直汤。前者治疗的是大病之后，元气外脱，气虚不足以息，方由山萸肉 60 克，生龙骨 30 克，生牡蛎 30 克，生白芍 18 克，野党参 12 克，甘草 6 克组成。张锡纯云："凡元气之脱，皆脱在肝。故如虚极者，其肝风必先动，肝风动，即元气欲脱之兆也。"而山萸肉既能敛汗，又善补肝，是以肝虚极而元气将脱者，服之最效。他的经验是"最善救脱敛汗，则山萸肉功用之妙，真令人不可思议矣"。

后者曲直汤，组成：山萸肉 30 克，知母 18 克，生乳香 10 克，生没药 10 克，当归 10 克，丹参 10 克。用于治疗肝虚腿疼，左脉微弱者。张氏认为，肝主疏泄，中藏相火，肝虚不能疏泄，相火亦不能逍遥流行于全身，以致郁于经络之间，使气血凝滞，作热作痛，所以这种腿疼有郁热之感。所制曲直汤，取山萸肉补肝，知母泄热，更以当归、丹参、乳香、没药流通气血，如此补而通之，其痛自愈。张氏还说："山萸肉得木气最厚，酸性中大具开通之力。"我认为，所谓"开通之力"，与山萸肉的温性是分不开的。我在临床上，凡遇到下肢酸痛、酸困，脉象虚弱者，均要加入山萸肉一味，且量大，一般为 30 克，甚则 60 克，目的是补肝、温肝、敛肝，补肝是补其不足，温肝是驱逐寒湿，敛肝是固涩精气。如果遇到应该用左归丸、右归丸治疗的病证时，山萸肉是绝对不能少的。

《太平圣惠方》里有一张养生方，名为山萸肉散，组成为：山萸肉 30 克，桂心 30 克，牛膝 120 克。共为细末，每服 6 克，食前温酒调服。此方补肾散寒，主治肾虚，腰脚酸痛，下肢怕冷等。

我曾用山萸肉治疗一例精脱者。

学生王某，21 岁。考试前夕，伏案苦读，时或通宵达旦。试毕，忽感精神困顿，频发遗精，甚则一夜两次，继而虚汗浸衣。舌淡苔少，六脉细数。血压 80/50 毫米汞柱，心率 90 次 / 分，诊为精脱。急以涩精固脱方治之，方药：山萸肉 60 克，五味子 10 克，炙甘草 10 克。水煎服。经用 1 剂，面色红润，精神振作。嘱每日取山萸肉 60 克，煎煮当茶饮之，5 日后随访，遗精、虚汗俱止，病告初愈。

我依据诸医家经验，近年来每至冬季，都要饮用一种汤剂，组成为：山萸肉 30 克，枸杞子 10 克，何首乌 10 克，熟地黄 10 克，鹿角片 5 克，黑豆 30 克。每天一剂，煎取两次服用。其义在于补益肝肾，壮腰强筋，固涩精气。服用后，效果良好，虽有腰椎病，但腰膝无酸痛之感，身体也感到暖和、有力。

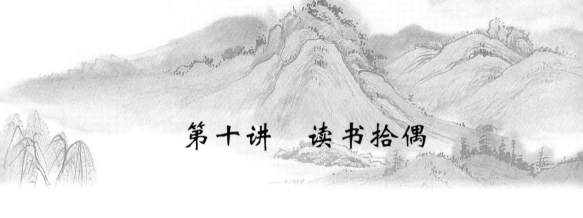

第十讲　读书拾偶

读书是获得知识的主要方法，"读万卷书，行万里路"，是古代文人取得成就的真实写照。作为医生，读书也是不可或缺的知识来源。综观古代名医的成长过程，都是与书籍分不开的。中医学者，不但要读医学书籍，还要读一些文学、哲学书籍，以及地理、自然等类的科普书籍。读书可以增长知识，可以开阔思路，可以使人有更多的办法去解决疑难问题。以下几篇是我在读书中所引发出来的想法，它使我跳出了原来的思维圈子，遇到疑难病证时，有了正确的思路，从而使病人获得了更好的疗效。

一、补肾当分左右归

谈到补肾，人们自然会想到金匮肾气丸和六味地黄丸。前者温阳补肾，后者滋阴补肾。"壮水之主，以制阳光"者，六味地黄丸；"益火之源，以消阴翳"者，金匮肾气丸。但是，到了明代，张景岳对于补肾有了更富于哲理的思考。他认为，两肾之间为命门，命门主宰着两肾的水火阴阳。张景岳在《景岳全书》中说，阴阳原来是一种元气，火（阳）为水（阴）之主，水为火之源，水与火是不能相离的。因此，对于补肾，他倡导阴阳配补，即补阳配以滋阴，不使补阳过于温燥；补阴配以扶阳，不使阴液过于寒凉。他说："善补阳者，必于阴中求阳，则阳得阴助而生化无穷。善补阴者，必于阳中求阴，则阴得阳升而泉源不竭。"（《景岳全书·新方八阵》）这段话是唯物的、辩证的，被后世中医学家奉为补益阴阳之大纲。

张景岳依据《内经》中的阴阳互根学说，提出了补阳、补阴之法，并以左归丸、右归丸为其代表方剂。左归补阴配阳，右归补阳配阴。为什么取名为左归丸、右归丸呢？这是根据脉象的左右分候而定的。左尺脉候肾中之元阴，右尺脉候肾中之元阳。故将补肾阴之药名曰左归，补肾阳之药名曰右归，但阴阳是互根的，所以在补肾阳时，要配以滋阴；补肾阴时，要配以扶阳，以使阴阳互生，连绵不断，生生不已。

左归丸系从《小儿药证直诀》的地黄丸化裁而来，右归丸乃从《金匮要略》的肾气丸化裁而来。两药的组成均有熟地黄、山药、山萸肉、枸杞子、菟丝子、鹿角胶。这六味药以甘温为主，且多汁味厚，是填精补肾之佳品。

加入龟甲胶、川牛膝，为左归丸，全方滋阴补肾、填精益髓，但也含有益肾温阳的作用，即"善补阴者，必于阳中求阴"之意。比起六味地黄丸，无泽泻、茯苓之淡渗利水，其滋阴补肾的功用更为突出。

加入肉桂、附子、当归、杜仲，为右归丸。全方系温肾壮阳、填精止遗之剂，与肾气丸相比，均有温补肾阳的作用，但右归丸兼养精血，纯补无泻，且温补肾阳之中兼有滋补肾精的作用，即"善补阳者，必于阴中求阳"。

秦伯未先生在《命门的初步探讨》一文中云："张景岳的左归、右归四个方剂（包括左归饮、右归饮），是在六味、八味的基础上，适当地加入了养阴扶阳的龟甲胶、鹿角胶、枸杞子、菟丝子、当归、杜仲、牛膝等制成的。我们应当承认，左归、右归治疗命门真阴或真阳衰微是比较恰当的方剂，在药力上比六味、八味推进了一步，用药法则也更周密地提高了一步。特别是在扶阳中不离滋阴，相对地滋阴中也处处照顾扶阳，对于偏用辛热补火或苦寒泻火者，有很大启发。"这是对左归与右归方剂公允而科学的评价。

近年来，有关左归丸、右归丸的报道日渐增多。例如左归丸在治疗多发性神经炎、腰肌劳损、再生障碍性贫血、萎缩性外阴炎、脑萎缩、骨质疏松症、腰背痛等方面，都有很好的效果。右归丸治疗坐骨神经痛、人工流产后月经过多、乳腺增生、慢性胃炎、白细胞减少症等，亦取得了良好效果。

二、头痛用药心得

在各类常见病中，头痛的发生率仅次于感冒，成为当今"第一疼痛"。中医将头痛分为外感头痛与内伤头痛。明代著名医家张景岳说："凡诊头痛者，当先审久暂，次解表里。"这里所说的"久暂""表里"，就是指外感与内伤而言。因五脏六腑的气血皆上会于头部，若脏腑经络发生病变，均可直接或间接发生头痛，因此，在辨证论治头痛时，不仅要明确致病因素，还要分析脏腑经络的虚实寒热，如此方能有的放矢地遣方用药。

1. **外感头痛**　与季节交替和气候变化有密切关系，治疗以解表祛邪为主，邪去痛自除。

风寒头痛，痛连项背，遇寒辄发，苔白脉浮。当用疏风散寒法，方选川芎茶调散。方中川芎为君药，常用量为 10~30 克，有报道用 100 克者，但此物辛香走窜，易伤阴动血，故剂量不宜过大。

风热头痛，头痛如劈，面红目赤，苔黄脉数。当用清泄风热法，方选《罗止园医话》方，药物组成为连翘、菊花、桑叶、薄荷、苦丁茶、夏枯草、藁本、白芷、荷叶、鲜芦根。该方对肝热上炎之头痛，亦有良效。

风湿头痛，头痛如裹，肢体困倦，舌苔薄白，脉濡缓。当用祛风胜湿法，方选羌活胜湿汤，方中蔓荆子体轻而浮，上升而散，既止头痛，又善治目赤肿痛。

暑湿头痛，发于夏季，头痛而郁闷，面有湿垢，苔白腻。当用芳香化湿法，方选新加香薷饮。方中白扁豆芳香化湿，于夏季暑湿感冒，伴有不饥不食、消化不良者有良效，被视为上品。

2. **内伤头痛**　与七情郁结有密切关系，治疗时应明确致病因素，"治病必求其本"，知道了致病因素，遣方用药就有了方向。

肝阳上亢头痛，以头部左侧为主，常见怒气，多有高血压，舌质紫暗，脉象弦紧。当用平肝潜阳法，方选天麻钩藤饮。我常加入杜仲叶、罗布麻叶、怀菊花等，以加强平肝泄热的作用。

热极生风的头痛，高热伴头痛，并常见抽搐、痉厥，舌质红赤或紫红，脉象细数。当用清热息风止痛法，方选羚角钩藤汤加减。对于此证，我常加入"三石"，即寒水石、生石膏、生磁石，以加重镇静之力。

气滞血瘀的头痛，多由思郁不解而得，痛处固定，发如锥刺，舌质紫暗，脉象弦细。当用活血化瘀法，方选通窍活血汤。方中麝香昂贵，可用白芷合九香虫代之。

痰浊头痛，见于形体肥胖之人，头痛如裹，身重如捆，舌苔白腻。当用祛痰化湿法，方选《医学心悟》的半夏天麻白术汤。此方由半夏、天麻、白术、茯苓、橘红、蔓荆子、生甘草组成，我常加入"三仁"，即薏苡仁、白蔻仁、杏仁，以加强化湿理气作用。

风入脑络的头痛，多为外感风寒头痛之遗患，每遇秋冬季天气突变时发作，痛无定处，病人常用布紧裹头部，或不时拍打以止痛。当用辛温通络法，方选麻黄细辛附子汤。用生麻黄 5~10 克，细辛 3~5 克，炮附子 5~10 克，此方入络搜风，止痛效果快。

肾虚头痛，多见于读书劳心之人，用脑则头痛，休息则缓解，伴有健忘，疲劳感明显，脉象沉细。当用补肾填精法，可选用张景岳之左归丸、右归丸。主要药物为熟地黄、山萸肉、山药、枸杞子、菟丝子、鹿角胶。肾阳虚者，伴见畏寒肢冷，自汗，腰酸，上药加入当归、杜仲、附子、肉桂，名为右归丸，扶阳之中兼有填精作用。肾阴虚者，伴见五心烦热，盗汗，脉象细数，上药加入龟甲胶、牛膝，名为左归丸，滋阴之中有扶阳作用。方中鹿角胶、龟甲胶，以烊化入药。

诊治头痛，还要分清头痛的部位，选用相应的引经药物。如太阳经头痛，上至巅顶、颈项，引经药为川芎、羌活；阳明经头痛，发于前额及眉骨处，引经药为葛根、白芷；少阳经头痛，发于头角，伴有目眩、口干，引经药为柴胡、黄芩；厥阴经头痛，痛在巅顶，引经药为川芎、藁本。太阴经、少阴经虽不上头，然痰气壅塞，清阳不升，头亦作痛。太阴经头痛，头痛如裹，肢体沉重，用苍术、半夏治之；少阴经头痛，痛而欲寐，用细辛、独活治之。个别头痛久不愈者，可选用活血通络的药物，如桃仁、红花、全蝎、蜈蚣、地龙等。

诊治头痛，还要借助科学仪器的检查，这样可以发现导致头痛的隐匿因素，特别是潜在的危险病灶。选用中药时，一定要遵循中医脏腑经络的辨证论治原则，不可"头痛医头"，随意用止痛药，如乳香、没药、延胡索、五灵脂等。还要注意病人的体质状况，体质虚弱者，可以对证加入补益之品，以免出现祛邪而伤正之弊端。

三、三合汤的变通

提起三合汤，我想起了两位著名中医专家，一位是焦树德先生，一位是步玉如先生。

认知焦树德先生，是从一本书开始的，这本书就是焦树德先生编著的《用药心得十讲》。现在大家很容易就可以买到这本书，但在 20 世纪 70 年代，要买到这本书是非常不容易的。《用药心得十讲》第一版是人民卫生出版社于 1977 年 6 月出版的，为了得到这本书，余几次跑新华书店，终于于出版后的第二个月（1977 年 8 月 16 日）购得此书。在反复阅读过程中，看到该书"丹参"条下，有这么一段文字："对于病程长久的（久病入血分）胃脘痛（包括溃疡病在内），往往虚实证并见、寒热证交错出现，我常用丹参饮（丹参一两，檀香二钱后下，砂仁一钱）活瘀调气，配合良附丸（高良姜三钱，香附三钱），百合汤（百合一两，乌药三钱），瘀血明显者，还可加失笑散（五灵脂、蒲黄），再结合具体病情加减二三味药，大部分取得良好效果，为了容易记忆，取名三合汤或四合汤。"由此，我记住了三合汤与四合汤，并且在临床上对证使用，取得了预期的疗效。

20 世纪 80 年代初，我到中国中医研究院西苑医院进修学习，见到了一位脾胃病专家步玉如先生。步玉如先生身体消瘦，但精神矍铄。他治学严谨，诊治精细，求治者盈门。他给我们这些年轻人讲述经验时，也常常谈到"三合汤"和"四合汤"。两位中医大家的经验重合，使余更加青睐三合汤了。在几十年的临床应用中，我对三合汤进行了变通，使之更能适应病情的需要。

我所应用的三合汤基本组成：丹参 15~30 克，檀香 10~15 克，砂仁 5~10 克（后下），川楝子 10 克，延胡索 10 克，百合 30 克，乌药 10 克。

三合汤的适应证：慢性胃炎、慢性消化性溃疡、慢性胆囊炎、慢性食管炎、消化道功能障碍、冠心病等。

所见症状：胃脘胀痛，痞满，逆气，呃逆，干呕，食欲不振，吞酸，胃灼热，心胸闷痛等。

所见证候：脾胃气机不和、气滞血瘀、寒气凝滞等。

变通方药：加良附丸（高良姜、香附），主治胃寒性胃脘痛；加左金丸（黄连、吴茱萸），主治溃疡性病变，舌苔黄腻者；加乌贝散［海螵蛸（乌贼骨）、贝母］，主治溃疡性病变，舌苔白滑者；加交泰丸（黄连、肉桂），主治慢性胃炎兼失眠者；加香连丸（木香、黄连），主治慢性胃肠炎兼有腹泻者；加瓜蒌薤白半夏汤（瓜蒌、薤白、半夏），主治慢性胃炎合并冠心病者。

功效：活血化瘀，理气止痛，升清降浊。

用法：水煎服。

方解：三合汤由丹参饮（《时方歌括》）、金铃子散（《素问病机气宜保命集》）、百合汤（《时方歌括》）组成。三方合用见于陈修园的《时方歌括》，陈氏曰："以上三方皆治心胃诸痛，服热药而不效，宜之。古人治痛，俱用通法，然通之之法，各有不同：通气以和血，调血以和气，通也；上逆者使之下行，中结者使之旁达，亦通也；虚者助之使通，寒者温之使通，无非通之之法也。"三方之中，丹参饮功在"调血以和气"，金铃子散功在"上逆者使之下行"，而百合乌药汤的作用为"中结者使之旁达"。凡气滞血瘀所致之心胃疼痛、痞满、憋胀等疾，皆可考虑应用三合汤治疗。焦树德、步玉如两位先生都善于用三合汤治疗心胃诸疾。焦树德教授用丹参饮、百合汤、良附丸或加失笑散组成三合汤或四合汤，治疗胃脘痛（包括胃溃疡）之虚实并见、寒热错杂证，大部分效果良好。步玉如教授治疗胃脘痛的经验是有所侧重，气痛用百合汤，血痛用丹参饮，热痛用金铃子散，寒痛用良附丸。我在前辈经验的基础上，将三合汤扩大应用于胸痹心痛，效果也非常明显。

三合汤还可以分开、重组，如丹参饮合生脉饮，治疗不稳定型心绞痛；百合乌药汤合甘麦大枣汤，治疗抑郁症；金铃子散合二神散（海金沙、滑石），治疗尿路结石等。

为了记忆方便，特将清代汪昂的《汤头歌诀》所载三合汤歌诀录于文后：丹参饮里用檀砂，心胃诸痛效验赊。百合汤中乌药佐，专除郁气不须夸。圣惠更有金铃子，酒下延胡均可嘉。

四、读《医医小草》，谈用药的辩证法

清代医学家宝辉（生卒年不详），荆州（今湖北江陵）人，自幼酷爱医学，熟读医经，著《医医小草》一书。全书文字不多，意在救偏。其自序中曰："医学之难，难于无偏，无偏者仲景一人也。"又曰："天下多一明医，而所全者众，少一庸医，而所全者更众，兹编其欲化庸医为明医。"其中第一篇"精义汇通"，就是讲治法之偏的。明了治偏之害，就可以知道怎样预防治法之偏，不致成庸医而害人。

"精义汇通"篇全文如下。

> 滋腻妨中运，刚烈动内风；辛热耗营液，温补实隧络；
> 苦寒伤生气，咸润蔽太阳；外感忌酸收，内症戒消导；
> 二妙不尽妙，四神亦非神；白虎固金佳，青龙驱水捷；
> 理中伤胃脂，逍遥劫肝阴；牛黄损离火，黑锡夺坎水；
> 温寒须行气，清热要活血；命方良有以，制剂岂徒然。

析义如下。

1. 滋腻妨中运，刚烈动内风　滋腻药如生地黄、熟地黄、龟甲胶、鹿角胶、阿胶、何首乌、肉苁蓉等，虽有滋阴填髓之功，但易增脾湿，不易运化；刚烈之品如肉桂、附子、干姜、川椒、苍术、吴茱萸等，有温阳化燥之力，但易耗阴而生内风。"妨中运"，是土喜燥而恶湿；"动内风"，是木喜水而憎火。

2. 辛热耗营液，温补实隧络　发表之药多辛温（热），如麻黄、桂枝、紫苏、羌活等，用过了就会耗伤阴液；而温补之药多甘温，如党参、白术、黄芪、补骨脂等，适量而止，不当温补而用之，则易壅塞经络，助邪益疾。

3. 苦寒伤生气，咸润蔽太阳　苦寒之药，如黄连、黄芩、黄柏、大黄、栀子等，有清热败火之功，但一旦过量，就易伤及人的生发之气；咸润之药，如鳖甲、海藻、玄参、牡蛎、芒硝等，有软坚清燥之效，但用量有过，则"心阳蒙蔽，神明为之不灵，精血为之日削"。

4. 外感忌酸收，内症戒消导　酸收之药，如酸枣仁、五味子、乌梅、木瓜、山萸肉等，具有"涩可固脱"之效，适用于失眠、精脱、久痢、汗出等，但外感病证却不可妄用之，易闭门留寇故也；内症者，内伤之病证也，如伤阴、伤阳、伤气、伤血等，且不可乱投通利之品，如利尿的茯苓、滑石、石韦等，通便的大黄、槟榔、牵牛等，用之反成劳伤。

5. 二妙不尽妙，四神亦非神　二妙指二妙散，由苍术、黄柏二味组成，有清热燥湿之功效，若热重湿轻，加入知母、地榆较妥，而治风湿、寒湿，非所宜也；四神指四神丸，由补骨脂、吴茱萸、肉豆蔻、五味子四味和合为丸，有补肾健脾之功效，是治疗五更肾泻、食后脾泻之名方，但有肝火炽而泻者，有协热下利者，均非四神丸所宜。

6. 白虎固金佳，青龙驱水捷　白虎汤为清阳明经胃火之方，亦清肺火，若是肝肾之火，则非白虎所宜；小青龙汤为发汗散水之剂，寒饮咳喘为对证之举，若是温邪客肺之咳喘，误投必毙。

7. 理中伤胃脂，逍遥劫肝阴　理中汤为温胃醒脾之剂，对脾胃虚寒之证，具有温中健脾、和胃驱寒之效，但对血分之疾，却不适宜，否则会伤及胃之脂膜；逍遥散为理脾清肝之剂，但方内有柴胡，故有"劫肝阴"之说。此说起于清代。

8. 牛黄损离火，黑锡夺坎水　凡牛黄制剂，乃清痰火之用，多用于热性闭证，或仓猝之疾，若用于脱证，或久用不止，则会伤害离火（心火）；黑锡丹为纯阳香燥之药，用于阴火逆冲，气喘痰鸣之急症，用之不当，则会耗夺坎水（肾水）。二药性能迥别，用之不准，各有伤害。

9. 温寒须行气，清热要活血　气滞而后寒生，血壅而后热生。将行气之药如香附、陈皮、薤白等加入温药队伍中，则散寒之力倍增；同样，将活血之药如桃仁、牡丹皮、泽兰、三七等加入寒凉药队伍中，则无冰伏之虞。

10. 命方良有以，制剂岂徒然　方药制剂有膏、丹、丸、散、煎、饮、渍等，各有其义。膏取其润，丹取其灵，丸取其缓，散取其急，煎取其下达，饮取其中和，汤取其荡涤，渍取其气而留于病所。如果不明这些道理，随意制剂，其效亦是徒然。当然，随着科学技术的进步，新的中药制剂不断出现，如中药注射剂、气雾剂、贴敷剂等，这是对中药制剂的发挥，也是中药学发展的必然趋势。

以上关于用药的警语，是经验，也是法则，颇具辩证思维。凡药物皆利弊相因，用其利而避其弊，或知其弊而反用之，这是中医学顺应自然、利用自然的思维模式，这种思维模式是符合客观规律的，所以它必将继续应用下去，成为中药防病治病的法则而被传承。

五、用药必知

"用药必知"这个题目，应当是讲用药常识的。好像中医界的同仁在年轻时都学习过，不必赘述。但如果我们重新去复习一下这方面的知识，别有"温故而知新"的感觉。我是间断温习的，现将温习的笔记与心得（以"注"示之）择录如下，供同仁参考。

1. 用药之度　是讲用药之法则，前人说：用药如用兵。是讲用兵要有法度，用药也要有法度。要知道这个法度，首先要明白药物的性能，包括药物的气味、归经、升降浮沉、配伍等，还要与天时、地理相参应。不能以药物的化学成分来认知中药，这一点应当遵守。

（1）春气生而升，夏气长而散，长夏之气化而软，秋气收而敛，冬气藏而沉。人身之气，自然流通，是故生者顺之，长者敷之，化者坚之，收者肃之，藏者固之。此药之顺乎天者也。春温夏热，元气外泄，阴精不足，药宜养阴；秋凉冬寒，阳气潜藏，勿轻开通，药宜养阳。此药之因时制用，补不足以和其气者也。（缪希雍《神农本草经疏》）

注：用药应顺应春生、夏长、秋收、冬藏的自然规律，这是中医学天人合一思维的体现，《内经》所说"春夏养阳，秋冬养阴"，也是这个道理。李东垣在《脾胃论》中说："夫诸病四时用药之法，不问所病，或温或凉，或热或寒，如春时有疾，于所用药内加清凉风药；夏月有疾，加大寒之药；秋月有疾，加温气药；冬月有疾，加大热药。"前人还认为，春夏阳气上升，可用气厚之药，如柴胡、升麻、党参、白术、陈皮等，有利于阳气的升发；秋冬阴精收藏，可用味重之品，如熟地黄、山萸肉、枸杞子、五味子等，有利于阴精的归藏。春夏少用发散之类的药，以免阳气之外泄；秋冬少用泻下的药，以防阴精之下夺。这些都是顺应四时用药的法则。

（2）间者并行，甚者独行。（《素问·标本病传论》）

注：张景岳说："间者言病之浅，甚者言病之重也。病浅者，可以兼治，故曰并行；病甚者，难容杂乱，故曰独行。"如兼患咳嗽、胃痞者，则一并治之，如半夏泻心汤合二陈汤，此为并行；若腹泻急迫，虽患有咳嗽，亦不可兼顾，唯治腹泻为主，用葛根黄芩黄连汤，此为独行。

（3）张景岳："善补阳者，必于阴中求阳，则阳得阴助而生化无穷；善补阴者，必于阳中求阴，则阴得阳助而泉源不竭。"（张景岳《景岳全书·新方八阵》）

注：这是张景岳对阴阳互根学说的补充与发挥，也是对经方金匮肾气丸及其衍生方六味地黄丸的再认识。阴虚者补阴，阳虚者补阳，这好像是天经地义的理念，但根据阴阳互根之理，阴中有阳，阳中有阴，坎水之中有阳爻，离火之中有阴爻，一派阴药若无阳药之鼓动，则成一潭死水；一派阳药若无阴药之筑基，则成无制之火。张氏就是依据这样的道理，对金匮肾气丸与六味地黄丸进行了创新性地改进，拟定出左归丸、左归饮与右归丸、右归饮等方。一派阴药中加入阳药，其阴精如泉，涓涓不竭；一派阳药中加入阴药，其少火生气，延绵不绝。

（4）药补不如食补，食补不如精补，精补不如神补。节饮食，惜精神，用药得宜，病有不痊焉者，寡矣。（程钟龄《医学心悟》）

注：当前社会上用补药的人不少，如吃人参的，吃枸杞子的，吃冬虫夏草的，还有吃海参的，吃鲍鱼的，吃鳖肉的。但很少有报道说，吃这些吃出健康了，吃得病消失了，吃得身体健美了。这不是说这些东西不可以吃，而是说若把它们当成保健神品那就不对了。中医强调精神调养，"恬淡虚无，真气从之，精神内守，病安从来"。现代医学提倡"心理平衡"，有了心理平衡，加上节制饮食，医生用药得当，疾病就会向好的方面发展。否则，精神调养不好，吃的食物再好，用的药再好，也是无济于事的。所以有的专家说，疾病有一半是心理因素引起的，而治疗的效果也有一半是心理因素在起作用的。

（5）精不足，而以厚味投补；气不足，而以轻清投补。（黄宫绣《本草求真》）

注：古云，形不足者，温之以气；精不足者，补之以味。黄氏进一步说，

阴精不足者，以厚味投之，如熟地黄、枸杞子、山萸肉、何首乌、肉苁蓉等；阳气不足者，以轻清之气为主的药投之，如黄芪、党参、白术、干姜、附子等；若是阴阳气血俱虚者，则气轻、味厚之品当俱用之。

（6）帝曰：方制君臣，何谓也？岐伯曰：主病之为君，佐君之为臣，应臣之为使，非上中下三品之谓也。

岐伯曰：有毒无毒，所治为主，适大小为制也？帝曰：请言其制？岐伯曰：君一臣二，制之小也；君一臣三佐五，制之中也；君一臣三佐九，制之大也。（《素问·至真要大论》）

注：方剂的拟定是非常有规矩的，首先应当明白什么是君药？什么是臣药？主导治疗疾病的药是君药，帮助君药祛除主要病证的药是臣药，而与臣药相应的药是佐药。还有使药，一是引经药，即引方中诸药以达病所的药物；二是调和药，即具有调和诸药作用的药物。这里所说的君、臣、佐、使药，并非《神农本草经》所说的上、中、下三品之药。

有毒的药与无毒的药于临床使用时，均应以治疗疾病为主，然后再根据疾病的轻重，来制定剂量的大小。君药一味，臣药二味，这是小方的组成；君药一味，臣药三味，佐药五味，这是中剂量方的组成；君药一味，臣药三味，佐药九味，这是大剂量方的组成。

我们温习经文的目的是为了纠正当前中医处方的异化现象，给那些一提笔就是几十味药的人提个醒。提笔开方，是为了解除病人的痛苦，特别是为了"救贫贱之厄"（张仲景语），而不是获取名利。如果照某些人的大处方、贵重方开下去，要不了多久，不但病治不好，中药资源也会很快枯竭，中医就会面临无药可用的局面。

2. 用药之常　常字的古义，是指人穿的下衣；后引申为常法、常规，普通的规则。用药是有一定规则的，"没有规矩，不能成方圆"。用药的规则应当是"中和"，祛病而不伤正，扶正而不留邪。张仲景用药的宗旨是"保胃气，存津液"，即使用三承气汤，也是"急下存阴"。当前在中医界有一股风气，就是讲大剂量用药，他人用姜、桂、附各30克，某某也跟随之，结果是可想而知的。为此，我们有必要复习一下前人的用药法度，以便纠正自己的偏颇。

（1）杯水车薪，是谓不及；玉石俱焚，是谓太过。（戴思恭《推求师意》）

注：这里所说的"不及"与"太过"，不仅指药量，而且指药味。攻邪之药若不及，则邪未出而乱正；扶正之药若不及，则小恙亦会成大患。张仲景书中有"汗后""吐后""下后"等诸多变症，就是用药"太过"之虞。但亦有药量不及而致邪留不去者，王清任的补阳还五汤主治中风后遗症，其中"四两黄芪为主药"，临床上黄芪是否用到这个剂量关系到药效的成败，这是诸多医家的临床实践所证明了的。所以说，用药之道，杯水车薪不行，但剂量过大也会"玉石俱焚"，过与不及，皆为偏废，然太过尤甚于不及，当前是用大剂量的多，而用小剂量的少，还是应以"中和"为常道。

（2）无虚者，急在邪气，去之不速，留则生变也；多虚者，急在正气，培之不早，临期无济也。（张景岳《类经》）

注：无虚证，而用补法，是为"无虚虚"；无实证，而用泻法，是为"无实实"。大家都知道这个道理，但在临床上，误用补法和泻法者，并不少见，如本无虚证，却用参芪；本无实证，却用硝黄。"滥用人参综合征"，就是误用参芪的结果；天天在那服用排毒胶囊，身体一天一天垮下来，是误用硝黄的恶果；还有些女孩子热衷于减肥，不吃五谷杂粮，减来减去，体重减下来了，而卵巢萎缩了，失去了生育能力，后悔莫及。如果无虚证，当用祛邪法；多虚者，则用扶正培元法。反之，都会贻误病情。

（3）益阴宜远苦寒，益阳宜防泄气，祛风勿过燥散，消暑毋轻下通。（张三锡《医学六要》）

注：这一条讲的是用药要注意其两面性，益阴药多甘寒，但要远离苦寒，以免伤胃；益阳药多甘温，但不可辛燥，以免汗出泄气；祛风药多辛温，但不可温燥太过，以免伤其营卫；消暑药多芳香淡薄，宜清热化湿为主，但不可通下，以免伤其气阴，使暑邪内侵。

（4）凡年高之人，最忌剥削，设投承气，以一当十；设用参术，十不抵一。（吴又可《温疫论》）

注：老年人营卫枯涩，气血虚弱，元阳之气渐微，易耗而难复，故不宜用夺气耗血之品。若投承气之类，以小剂量为宜；若用补剂，则可以少量多服。这里所说的"十不抵一"，并非说该用一两的用十两，而是说老人消化

吸收能力差，用十两也不一定能起到一两的效果，可以改为大剂量分次服用，如此其药效才能渐渐凸显。

（5）天地之理，有合必有开，用药之机，有补必有泻。如补中汤用参芪，必用陈皮以开之；六味汤用熟地，即用泽泻以导之。古人用药，补正必兼泻邪，邪去则补自得力。（程钟龄《医学心悟》）

注：在补气药中，加入理气之品，合中有开，乃补而不滞之法，如补中益气汤，在用人参、黄芪的时候，用一点陈皮，补而不滞；在滋阴药中，加入泄浊之品，不使阴药凝滞，乃补而不腻，如六味地黄丸，有"三补"，就有"三泻"，这是补益治则的辩证法。程钟龄说得好："补正必兼泻邪，邪去则补自得力。"

（6）方不在多，心契则灵；证不在难，意会则明。（陈实功《外科正宗》）

注：方不在大小，药不在多少，只要符合病情就会灵验；但遣方用药的前提是辨证准确，前人有"用药容易认证难"之说，这在一定程度上反映了辨证的重要性。所谓"意会"，就是思路要明确，没有整体观念，没有辨证思路，其所用方药就是无的放矢。

3.用药之变　张仲景在《伤寒论》中说道："观其脉证，知犯何逆，随证治之。"这是说辨证的灵活性。用药之变，是谈用药的灵活性。证候是变化不拘的，所以用药也是变化不拘的，没有一个病是用一个方治到底的。这里边包括方剂的变化，药物的更替，反佐药的应用，剂量的加减，还有药引的选择等。我们复习古人在这方面的论述，是继承，也是传播，只有细细地去掌握用药之变，才能很好地发挥方药的作用。

（1）热性上行，不肯下降，则不得不于热剂中佐沉寒之品，以引热药下行，此反佐之义也。（何梦瑶《医碥》）

注：反佐一词，见于《素问·至真要大论》，在谈及方之大小时说："偶之不去，则反佐以取之，所谓寒热温凉，反从其病也。"李时珍的《本草纲目》解释道："反佐即从治也。谓热在下而上有寒邪拒格，则寒药中入热药为佐；寒在下而上有浮火拒格，则热药中入寒药为佐，此寒因热用，热因寒用之妙，温凉仿此。"李时珍所说的"从治"一词，乃从其标也。如本为寒证，但上有浮火，用热药姜附治其本，浮火拒之，故取猪胆汁之寒凉以祛其浮火，

乃从其标，即"从治"也。而何氏所说的"反佐"，是以凉药下沉之性引热药下行，以从其本。

（2）大实有羸状，误补益疾；至虚有盛候，反泻含冤。（李中梓《医宗必读》）

注：李中梓在《医宗必读》中有一篇文章，题目为"疑似之症须辨论"，所谈的虚实误治，是临床真实之写照，也说明证候是复杂的、动态的。第一句话"大实有羸状"，"大实"是本候，"羸状"是标象，而医者却给予补益之法，犯"实实"之虞，结果使病情越治越重。第二句话"至虚有盛候"，"至虚"是本候，"盛候"是标象，但标象往往遮人耳目，使人误判，给予泻法，结果使病情延误，乃至丧命。李氏还说道："阴证似乎阳，清之必毙；阳证似乎阴，温之转伤。"这里有个真假的问题，凡真证皆在里，假证皆在表；真证隐伏在里，假证浮露在表。李氏所说，提醒人们不但要重视辨证，也要审慎用药。

（3）富贵之病多从本，贫贱之病每从标。（冯兆张《冯氏锦囊秘录》）

注：任何社会，都有富贵与贫贱之分，富贵人与贫贱人患病用药不一。同是外感，富贵人用的是扶正祛邪，而贫贱人用的是祛邪扶正。李中梓在《医宗必读》中有一篇"富贵贫贱治病有别论"，他认为富贵之人多劳心，贫贱之人多劳力，"劳心则中虚，而筋弱骨脆；劳力则中实，而骨劲筋强……故富贵之疾，宜于补正；贫贱之疾，利于攻邪"。我在临床实践中体会到，富贵人病难治，贫贱人病易疗；富贵人喜用补益药，贫贱人喜用治病药；富贵人轻疾即疗，贫贱人非重不治。是否如此，请于临床中体验。

（4）千金或曰，古人用药至少，分两亦轻，瘥病极多。观君处方，非不烦重，分两亦多，而瘥病不及古，何也？答曰：古者日月长远，药在土中，自养经久，气味真实，百姓少欲，禀气中和，感病轻微，易为医疗。（王焘《外台秘要》）

注：为什么古人用药分量那么轻？这与药物的质量有关，也与百姓七情六欲较少有关。古人秉性醇厚，饮食清淡，日出而作，日落而息，人与人之间，"鸡犬之声相闻，老死不相往来"，所以患病真实，医生诊断比较容易，用起药来也就容易直达病所，容易达到"一剂知，二剂已"的境地。如今病

人，患病比较复杂，有七情六欲之患、有贪食膏粱肥厚之患、有空气污染之患、有嗜食烟酒之患等，非单一因素可以解释得清楚，故治疗起来比较棘手，而病人却往往忽略其中之根蒂，只求于药物治疗，放松了自我保护，这是医患都应明白的问题。

（5）气味之升降，升者浮而降，降者沉而利，宜升者勿降，宜降者勿升。气味之动静，静者守，而动者走，走者可行，守者可安。气味之刚柔，柔者纯而缓，刚者燥而急，纯者可和，躁者可劫，非刚不足以去暴，非柔者不足以济刚。气味之勇怯，勇者直达病所，可赖出奇，怯者用以周全，藉其平妥。（张景岳《景岳全书》）

注：此段文字是讲药物气味与升降的性能与趋势。药物之气厚者多升，药物之味重者多降；药物之气味决定着性能之趋向，气厚者其性动，味重者其性静；另外，气厚者性刚烈，气薄者性和缓；味重者性刚烈，味薄者性柔和。例如黄芪气厚，故主升；熟地黄味重，故主降。气厚者其性动，故黄芪补气温阳；甘草气薄，故其性和缓。味重者刚烈，故熟地黄补精力猛；味薄者柔和，故白芍滋阴柔和。有的药物具有阴阳两性，如山萸肉，味甘酸而性温，甘酸可以化阴，甘温可以温阳，所以山萸肉既可补阴，又可壮阳；还有枸杞子，亦是如此。总之，对于药物的性味、趋势，要有一个全面的了解，否则就会"只知其一，不知其二"，在应用上陷入误区。

（6）酒入药为引者，取其活血行经；姜入药为引者，取其发表注凝；小枣入药为引者，取其消散开胃；大枣入药为引者，取其补血健脾；龙眼入药为引者，取其宁心利水；灯心入药为引者，取其得睡神归；葱白入药为引者，取其发散诸邪勿住；莲实入药为引者，取其清心养胃和脾。（张介石《资蒙医经》）

注：这里所说皆是引经药。引经药虽然不起眼，但一张处方缺了它就不完整。元代张元素及其弟子李东垣是引经药的完善者。王好古的《此事难知》中，有一节名叫"东垣报使"，说的就是各经的引经药，书中还有一首引经报使歌诀，抄写如下，供同道参考。

小肠膀胱属太阳，藁本羌活是本方。

三焦胆与肝包络，少阳厥阴柴胡强。

阳明大肠兼足胃，葛根白芷升麻当。

太阴肺脉中焦起，白芷升麻葱白乡。

脾经少与肺经异，升麻芍药白者详。

少阴心经独活主，肾经独活加桂良。

通经用此药为使，更有何病到膏肓。

在民间流传着常用的引经报使药，龙之章《蠢子医》有一段歌诀可以说明之，原文如下。

治病引子最为先，引子便是先锋官；

先锋如硬实，他自打敌前。

我尝治伤寒，大葱一把煮水煎；

我尝治吐衄，茅根一把煮水煎；

我尝治腹痛，黑豆一碗煮水煎；

我尝治尿血，蓟根一束煮水煎；

我尝治疮肿，忍冬一掐煮水煎；

我尝治风症，艾叶一团煮水煎；

我尝治眼红，薄荷一襟煮水煎；

我尝治滑泻，五倍一两煮水煎；

我尝治虚热，童便一罐当水煎。

又尝姜汁一大盏，对药治顽痰；

又尝韭汁一大杯，入药治血鲜；

又尝酪酊一大壶，炒药（炒大黄半斤）治喉干；

又尝治半边，外用醋麸裹腿缠；

又尝治项强，外用热砖枕藉眠；

又尝治瘰疬，外用神针把火燃。

诸如此类症，引子最为先。

好似乌骓马，全在霸王去著鞭。

又如青龙刀，全在关帝去传宣。

4.用药之巧　巧，是指技巧与技艺，或者说是用药的艺术。用药之巧，更多的是指个人的经验和悟性。中医学术的特点是整体观念、辨证论治、天人合一。但在具体用药上，每个人都有各自的习惯与悟性，例如治疗咳嗽，有的人喜欢用二陈汤，有的人喜欢用麻杏石甘汤，还有的人喜欢用止嗽散。这些经验散在于民间，每见于老中医之手。如果我们细心地去留意这些点滴经验，就会获得难以在书本上所见到的知识，让我们共同去关注这些经验吧！

（1）如小草将枯，若大加浸润，速其毙耳。须用小水渐沾润之，庶有回生之机。（顾元交《本草汇笺》）

注：对于虚劳疾患，或老年人与婴幼儿童之疾，不可随意用大补之剂，即使应用，也要缓缓使之，正如民间一句俚语："老太太纺花，慢慢上劲"。犹如小草将枯，欲其得生，须用小水渐渐浸润；若猛水浇灌，必然使其阳气顿消，难以有回阳之机。

（2）下证具备，当行大承气汤，必先以小承气汤试之；合用大柴胡，必先以小柴胡试之。合用四逆汤，必先以理中汤、真武汤之属试之。此皆大贤得重敌之要，学者岂可不审乎！（丹波元坚《药治通义》）

注：下证具备，应用大承气汤治之，这是无可非议的，但上工却用小承气汤试之，以免苦寒药伤胃；当用大柴胡汤时，先用小柴胡汤试治之，以免未治肝胆而先败胃；若用四逆汤，先以理中汤、真武汤试之，以防姜附辛温耗气伤阴。这些用药经验都是医学大家积累下来的，后人岂能不谨慎对待之。

（3）古人制方之法，分经别脏，有神明之道焉。如疟疾之小柴胡汤，疟之寒热往来，乃邪在少阳，木邪侮土，中宫无主，故寒热无定。于是用柴胡以祛少阳之邪，柴胡必不犯脾胃；用人参以健中宫之气，人参必不入肝胆，则少阳之邪自去，而中土之气自旺，二药各归本经也。如桂枝汤，桂枝走卫以祛风，白芍走营以止汗，亦各归本经也。（徐灵胎《医学源流论》）

注：此条以小柴胡汤与桂枝汤为例，来说明用药之巧。小柴胡汤为和解少阳剂，方中人参补中气，以防邪入中宫脾胃；桂枝汤调和营卫。辛散之桂枝与酸收之白芍相伍，使营卫各司其职，不偏不倚。取其"中和"之道，为仲景制方之宗旨。

（4）夫按病用药，药虽切中，而立方无法，谓之有药无方；或守一方以治病，方虽良善，而其药有一二味与病不相关者，谓之有方无药。（徐灵胎《医学源流论》）

注：岳美中先生曾说道，医生分五等，其中有一等就是有药无方或有方无药。今天这样的医生不是少了，而是多了。还是那句老话，离开辨证论治的处方，就是有药无方或有方无药。时代进步了，科技发展了，但中医的精髓不能丢。

（5）仲景、东垣，共称医圣，而用多、用寡，两不相侔。故得其要者，多亦不杂；不得其要，少亦不专。（丹波元坚《药治通义》）

注：仲景之方，药味少而义明；东垣之方，药味多而规范。二者皆为医中之大家。一张方子药味多与少，并不能完全说明药效的优与劣，只要与疾病证候相符合，就是有效的方子。如果多而庞杂，少而不精，与疾病的证候若即若离，那就不是好方子。而当今的方子，大方多了，贵重方多了，惠民的经方少了，价廉高效的方更少了。这是值得同仁思考的问题。

（6）凡药之用，或取其气，或取其味，或取其色，或取其形，或取其质，或取其性情，或取其所生之时，或取其所生之地，各以其所偏胜而即资之疗疾，故能补偏救弊，调和脏腑。深求其理，可自得之。（徐灵胎《神农本草经百种录》）

注："阴平阳秘，精神乃治"。健康人阴阳平衡，何病之有？凡病之人，病在阴阳之偏。故遣方用药，也是取药物性能之偏，以救形体阴阳之偏，"补偏救弊"，就是这个意思。药物各有其偏，欲知其偏，一要看书，二要临证，缺一不可。药物之书，最可读的是李时珍的《本草纲目》、邹澍的《本经疏证》、周岩的《本草思辨录》等；而临证则是终生不可间断的，只有验证于病人，才会知道药物的性能和它的灵巧处。"熟能生巧"这句话，用来说明用药之巧，最为得当。

（7）大都发散之药及芳香之药，不宜多煎，取其生而疏荡。补益滋腻之药，宜多煎，取其熟而停蓄。（徐灵胎《医学源流论》）

注：凡发散与芳香类药，多是叶、花、枝、藤，取其气，久煎则易挥发，故取其轻煎；而补益之剂，多为果实、根茎，取其味，故应多煎，以使其有效成分释放。但观现在临床上煎药，不分药物性能，皆以30分钟为准，如此煎药，凡花类药已无药效；而金石类药物，药效未出，其疗效必减，也是一种浪费。所以煎药也是一种学问，不是随便就可以煎的。

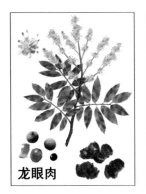
龙眼肉

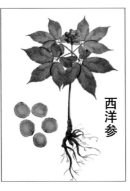
西洋参

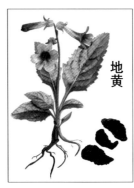
地黄

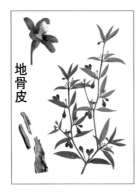
地骨皮

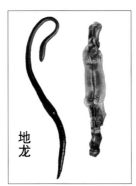
地龙

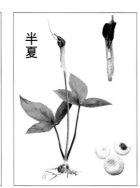
半夏

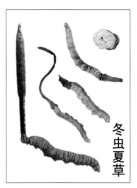
冬虫夏草

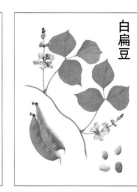
白扁豆

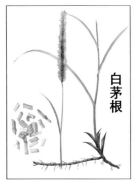
白茅根

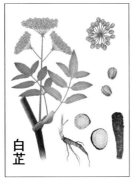
白芷

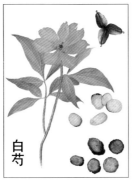
白芍

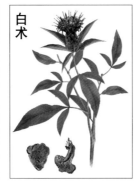
白术

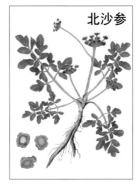
北沙参

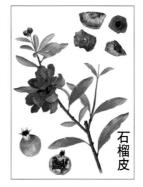
石榴皮

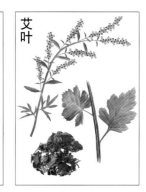
艾叶

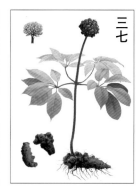
三七

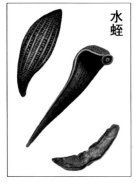
水蛭

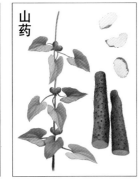
山药

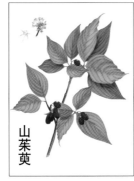
山茱萸

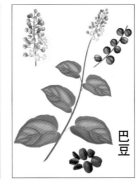
巴豆

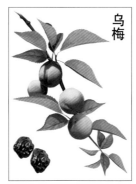
乌梅

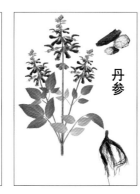
丹参

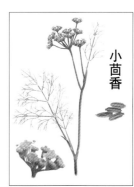
小茴香

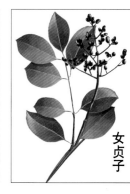
女贞子

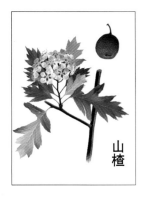
山楂

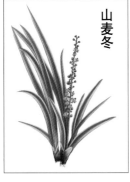
山麦冬

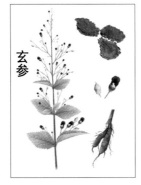
玄参

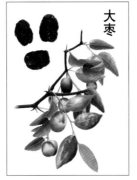
大枣

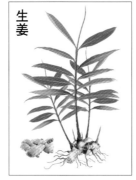
生姜

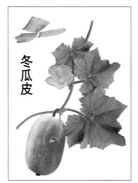
冬瓜皮

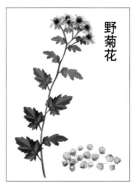
野菊花

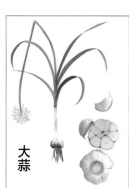
大蒜

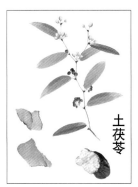 土茯苓

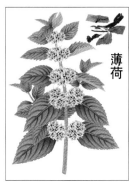 薄荷

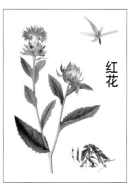 红花

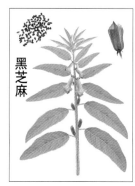 黑芝麻

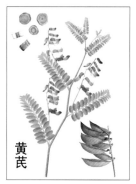 黄芪

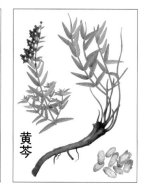 黄芩

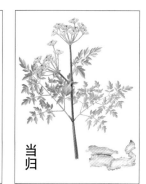 当归

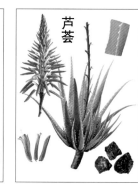 芦荟

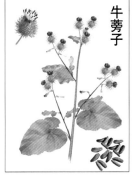 牛蒡子

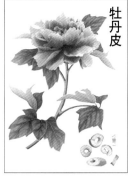 牡丹皮

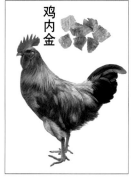 鸡内金

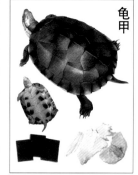 龟甲

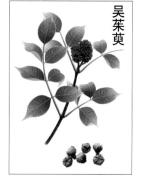 吴茱萸

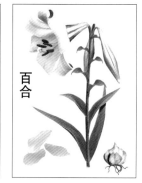 百合

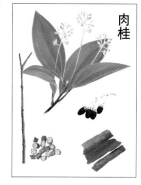 肉桂

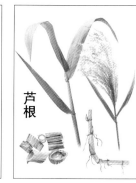 芦根

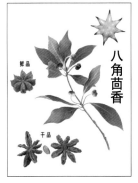 八角茴香

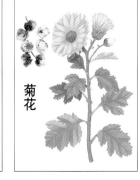 菊花

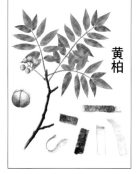 黄柏

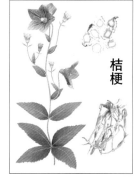 桔梗

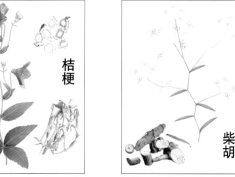 柴胡

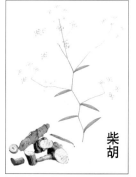 栀子

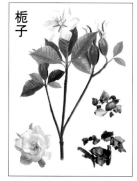 荆芥

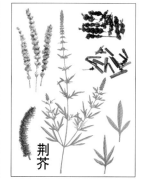 酸枣仁

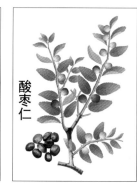

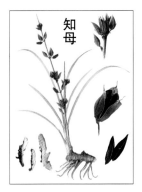 知母

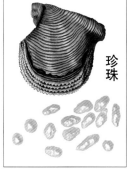 珍珠

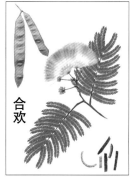 合欢

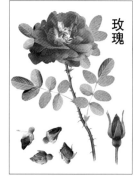 玫瑰

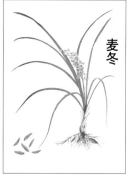 麦冬

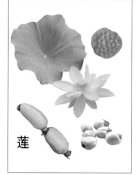 莲

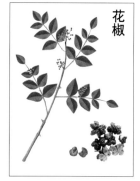 花椒

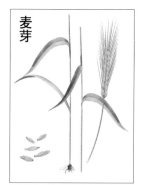 麦芽